2025 国家执业药师职业资格考试

教材精讲

U0746564

药学专业知识（二）

主 编 马 雪

副主编 李明凯 刘振国

编 委 （以姓氏笔画排序）

王 敏 王欣赏 方 超 吴玉梅

陈 周 孟静茹 聂 聃 薛小燕

中国健康传媒集团
中国医药科技出版社

内 容 提 要

　　本书由从事执业药师职业资格考试考前培训的专家根据新版国家执业药师职业资格考试大纲及考试指南的内容要求精心编写而成。书中内容精炼、重点突出，便于考生在有限的时间内抓住考试重点及难点，进行高效复习，掌握考试的主要内容。随书附赠配套数字化资源，包括历年真题、考生手册、思维导图、高频考点、飞升上岸修炼计划等，使考生复习更加高效、便捷；赠2套线上模拟试卷，方便考生系统复习后自查备考。本书是参加2025年国家执业药师职业资格考试考生的辅导用书。

图书在版编目（CIP）数据

　　药学专业知识（二）/ 马雪主编. -- 北京：中国
医药科技出版社, 2025.3（2025.4重印）. --（2025国家执业药师职业
资格考试教材精讲）. -- ISBN 978-7-5214-5023-1

　　I. R9

中国国家版本馆CIP数据核字第2025ZK0702号

美术编辑　陈君杞
责任编辑　翟春艳
版式设计　友全图文

出版　**中国健康传媒集团**｜中国医药科技出版社
地址　北京市海淀区文慧园北路甲22号
邮编　100082
电话　发行：010-62227427　邮购：010-62236938
网址　www.cmstp.com
规格　787×1092mm $\frac{1}{16}$
印张　20
字数　459千字
版次　2025年3月第1版
印次　2025年4月第2次印刷
印刷　河北环京美印刷有限公司
经销　全国各地新华书店
书号　ISBN 978-7-5214-5023-1
定价　**69.00元**

获取新书信息、投稿、
为图书纠错，请扫码
联系我们。

数字资源编委会

主　编　马　雪　董　艳

编　委（以姓氏笔画排序）

王　敏　王欣赏　孙　阳　李旭波

杨铁虹　吴玉梅　陈　晨　孟静茹

胡　玥　聂　聃　贾　敏

出版说明

执业药师职业资格作为药学技术人员的一种职业资格，需要通过职业资格考试才能获得。执业药师职业资格考试实行全国统一大纲、统一命题、统一组织的考试制度，一般每年10月举办一次。

为帮助考生在有限的时间里抓住重点、高效复习，我们组织工作在教学一线、有着丰富考前培训经验的专家教授依据新版考试大纲编写了本套《国家执业药师职业资格考试教材精讲》丛书。

本丛书特点如下：

1.全面覆盖新版大纲的要点内容，用一颗至三颗星标注考点分级，重要考点用双色突出标示。

2.用精准而简洁的文字高度凝练考试指南内容，通过对比记忆、联想记忆和分类记忆为考生理出清晰的记忆思路，在有限的片段时间里掌握考试重点。

3.为使考前复习更加高效、便捷，随书附赠配套数字化资源，包括历年真题、考生手册、思维导图、高频考点、飞升上岸修炼计划等，并赠2套线上模拟试卷，便于考生熟悉题型，模拟考场，自查备考。获取步骤详见图书封底。

国家执业药师职业资格考试从执业药师岗位职责和实践内容出发，以培养具备在药品质量管理和药学服务方面的综合性职业能力、自主学习和终身学习的态度和意识、较好地服务于公众健康素质的人才为目标。希望考生通过对本丛书的学习领会考试重点难点，顺利通过考试。

为不断提升本套考试用书的品质，欢迎广大读者在使用过程中多提宝贵意见和建议，我们将在今后的工作中不断修订完善。

在此，祝愿各位考生复习顺利，考试成功！

中国医药科技出版社

2025 年 3 月

目录

第一章 精神与中枢神经系统用药

第一节 镇静催眠药

考点1 药物分类 ★★★

类别	代表药物
苯二氮䓬类	长效：氟西泮、夸西泮
	中效：艾司唑仑、劳拉西泮、替马西泮
	短效：三唑仑
环吡咯酮类及其他非苯二氮䓬类	佐匹克隆、右佐匹克隆、唑吡坦、扎来普隆
巴比妥类	长效：苯巴比妥、巴比妥
	中效：戊巴比妥、异戊巴比妥
	短效：司可巴比妥
	超短效：硫喷妥钠
醛类	水合氯醛
褪黑素类	雷美替胺

考点2 药理作用与作用机制 ★★★

1. **苯二氮䓬类** 促进中枢神经性神经递质 γ - 氨基丁酸（GABA）的释放或突触的传递。随着用量的加大，临床表现可自轻度的镇静到催眠甚至昏迷。

2. **环吡咯酮类及其他非苯二氮䓬类** 化学结构与苯二氮䓬类没有相关性，但其镇静催眠作用是基于对 γ - 氨基丁酸 A 型（$GABA_A$）受体的苯二氮䓬结合位点的激动效应。与苯二氮䓬类相比，抗惊厥、抗焦虑及肌肉松弛效应更弱，在改善睡眠持续时间和睡眠质量的同时，还缩短了睡眠潜伏期和减少了觉醒次数。

3. **巴比妥类** 引起中枢神经系统非特异性抑制作用，作用于中枢神经的不同部位，使之从兴奋转向抑制，出现镇静、催眠和基础代谢率降低。中等剂量可起麻醉作用，大剂量时出现昏迷，甚至死亡。

4. **醛类（水合氯醛）** 作用机制可能与巴比妥类药相似，引起近似生理性的睡眠节律。

5. **褪黑素类（雷美替胺）** 褪黑素受体激动药，结合视交叉上核表达的褪黑素受体，其亲和力远高于褪黑素本身。

考点3 作用特点 ★★★

1. **苯二氮䓬类**

（1）对焦虑型、夜间醒来次数较多或早醒者可选用氟西泮。地西泮也属于长效药，但目前临床不常用于治疗失眠，因其作用持续时间长并且可以导致活性代谢物蓄积。

（2）**老年患者对苯二氮䓬类药物较敏感**，静脉注射更易出现呼吸抑制、低血压、心动过缓甚至心搏骤停。用药后可致人体的平衡功能失调，尤其是老年人服用后，可产生过度镇静、肌肉松弛作用，觉醒后可发生震颤、思维迟缓、运动障碍、认知功能障碍、步履蹒跚、肌无力等**"宿醉"现象**，极易跌倒并致受伤。

（3）长期使用易产生耐药性及依赖性。

（4）服药期间可降低驾驶员和机械操作者的注意力。

2. 环吡咯酮类及其他非苯二氮䓬类

（1）环吡咯酮类药物如佐匹克隆，其异构体有右佐匹克隆，主要用于镇静催眠，虽然也具有抗焦虑、肌肉松弛和抗惊厥等作用，但较苯二氮䓬类药物弱。

（2）**GABA$_A$受体激动剂**，如含有咪唑并吡啶结构的**唑吡坦，仅具有镇静催眠作用**，而无抗焦虑、肌肉松弛和抗惊厥等作用。

（3）**原发性失眠首选非苯二氮䓬类药物，改善起始睡眠（难以入睡）和维持睡眠质量（夜间觉醒或早间觉醒过早），可选服唑吡坦、佐匹克隆。**

（4）**对入睡困难者首选扎来普隆**，但不适合长期使用。

3. 巴比妥类

（1）可能引起严重的不良反应，不推荐常规应用巴比妥类药物治疗失眠。

（2）药物进入脑组织的快慢取决于药物的脂溶性，**脂溶性高的药物（异戊巴比妥）出现中枢抑制作用快；脂溶性低的药物（苯巴比妥）中枢抑制作用起效慢。**

（3）硫喷妥起效快，作用维持时间短，主要用于静脉麻醉。

4. 醛类（水合氯醛）

（1）催眠作用温和，可缩短睡眠潜伏期，减少夜间觉醒次数，不缩短快动眼睡眠期（REMS）睡眠时间，较大剂量有抗惊厥作用，**可用于小儿高热、破伤风及子痫引起的惊厥。**

（2）大剂量用药可抑制心肌收缩力、缩短心肌不应期，并抑制延髓呼吸及血管运动中枢，引起昏迷和麻醉效应，甚至死亡。

（3）长期用药可产生依赖性及耐受性，突然停药可引起神经质、幻觉、烦躁、异常兴奋、谵妄、震颤等严重的戒断综合征。

5. 褪黑素类（雷美替胺）

（1）能有效治疗以睡眠诱导困难为特征的慢性和一过性失眠症，缩短持续睡眠平均潜伏期。通常**用于失眠的短期治疗**。

（2）副作用较少，没有催眠副作用、戒断反应和反跳性失眠，并且依赖性小。

（3）对入睡困难型失眠比睡眠维持型失眠更有效。

考点4 药物相互作用★★

药物	药物相互作用
苯二氮䓬类	①合用中枢神经系统抑制物质时，都有发生过度镇静和呼吸抑制的风险，故使用时不应饮酒 ②与易成瘾和其他可能成瘾药物合用，成瘾危险性增加 ③与抗高血压药或利尿降压药合用，增强降压效果。例如与钙通道阻滞剂合用，可使体位性低血压加重 ④与西咪替丁合用，可抑制药物代谢，血浆药物浓度升高。但对劳拉西泮无影响 ⑤合用普萘洛尔，可致癫痫发作类型或频率改变
唑吡坦	①与氯丙嗪合用，可延长氯丙嗪的血浆药物清除时间 ②与丙米嗪合用，可增加嗜睡反应和逆行性遗忘的发生，并降低丙米嗪的峰浓度
佐匹克隆	①与肌松药或其他中枢神经抑制剂合用可增强镇静作用 ②与苯二氮䓬类药合用，可增加戒断症状的出现
巴比妥类	①肝药酶诱导剂，长期用药不但能加速自身代谢，还可加速其他药物代谢。与乙酰氨基酚类药、糖皮质激素、洋地黄类、环孢素、奎尼丁、三环类抗抑郁药、抗凝血药合用，会降低药物疗效 ②与氯胺酮同时使用，特别是大剂量静脉给药，有血压降低、呼吸抑制的风险 ③与中枢神经系统抑制剂或单胺氧化酶抑制剂合用，可引起神经系统抑制效应增强
醛类（水合氯醛）	①合用Ⅲ类及Ⅰ类抗心律失常药、抗精神病药、三环类抗抑郁药（阿米替林）、吩噻嗪类药（氯丙嗪）及其他可延长Q-T间期的药物，增加心脏毒性（Q-T间期延长、峰值扭转、心脏停搏）发生的风险 ②中枢神经系统抑制药、中枢抑制性抗高血压药可乐定、三环类抗抑郁药、硫酸镁、单胺氧化酶抑制剂增强本药的中枢抑制作用 ③合用呋塞米可导致出汗、潮热、高血压 ④与乙醇合用可使镇静作用增强
褪黑素类（雷美替胺）	①由CYP1A2代谢，少量通过CYP2C9及CYP3A4代谢。CYP1A2强效抑制剂氟伏沙明和环丙沙星会明显升高本品的血清浓度。CYP2C9或CYP3A4系统的其他抑制剂也可能增加雷美替胺毒性风险 ②CYP450酶诱导剂利福平可能降低雷美替胺的疗效

考点5 典型不良反应和禁忌★★

1. 苯二氮䓬类

（1）常见嗜睡、精神依赖性、步履蹒跚、共济失调。

（2）老年人、体弱者、幼儿、肝病和低蛋白血症患者，对本类药的中枢性抑制作用较为敏感，突然停药后可能发生戒断症状。

（3）过敏者、妊娠期女性、新生儿禁用苯二氮䓬类。

（4）呼吸抑制、显著的呼吸肌无力、严重肝损害者禁用硝西泮、氟西泮。

2. 环吡咯酮类及其他非苯二氮䓬类

（1）与苯二氮䓬类相似，包括残留的日间镇静作用、困倦、头晕、目眩、认知损害、动作不协调和依赖性。

（2）撤药反应以及复杂性睡眠相关行为（睡行、梦游驾驶、进食及其他未完全清醒时所做的行为）。

（3）扎来普隆半衰期非常短，正常睡眠期后出现宿醉性困倦的可能性极低。

（4）唑吡坦最常见不良反应是头痛、头晕和嗜睡，进而可导致跌倒。

3. 巴比妥类

（1）常见嗜睡、精神依赖性、步履蹒跚、肌无力等"宿醉"现象。

（2）长期应用后可发生药物依赖性，表现为强烈要求继续应用或增加剂量，或出现心因性依赖、戒断综合征。

（3）可能导致过敏，患者易出现皮疹，严重者可能发生剥脱性皮疹和史蒂文斯－约翰逊（Stevens-Johnson）综合征，巴比妥类药物有交叉过敏特点，一旦发现应立即停药。

（4）静脉注射特别是快速给药时，容易出现呼吸抑制、暂停，支气管痉挛，瞳孔缩小、心律失常、体温降低甚至昏迷。

4. 醛类（水合氯醛）

（1）常见头晕、笨拙、宿醉、嗜睡、步履不稳、腹痛、腹泻。

（2）可见恶心、呕吐、睡眠障碍、癫痫发作、呼吸停止、肾损害。

（3）严重的不良反应包括尖端扭转型室性心动过速。

5. 褪黑素类（雷美替胺）

（1）常见有嗜睡、头晕、恶心、乏力和头痛。

（2）可能发生泌乳素水平升高和睾酮水平下降。

考点6 代表药品★

药品	适应证	临床应用注意
地西泮	焦虑、镇静催眠、抗癫痫和抗惊厥，缓解炎症引起的反射性肌肉痉挛；治疗惊厥发作、紧张型头痛及家族性、老年性和特发性震颤，或手术麻醉前给药	①妊娠期、分娩期、哺乳期尽量勿用 ②同类药物交叉过敏 ③有药物滥用或依赖史、肝肾功能不全者可延长血浆半衰期；严重的精神抑郁者可使病情加重 ④静脉注射易发生静脉血栓或静脉炎。静注速度过快给药可导致呼吸暂停、低血压、心动过缓或心跳停止 ⑤治疗癫痫时，可能增加癫痫大发作的频度和严重度，需要增加其他抗癫痫药的用量，突然停用也可使癫痫发作的频度和严重度增加。 ⑥可加重伴呼吸困难的重症肌无力患者和伴严重慢性阻塞性肺部病变者的病情 ⑦原则上不应作连续静脉滴注，但在癫痫持续状态时例外 ⑧停药前应渐减量，不要骤然停止 ⑨茶叶、咖啡中均含有咖啡因，与地西泮同服可发生药理性拮抗作用而降效
佐匹克隆	各种失眠症	①禁用于过敏者、失代偿的呼吸功能不全、重症睡眠呼吸暂停综合征、重症肌无力、严重肝功能不全的患者 ②长期服药后骤然停药会出现戒断症状 ③15岁以下儿童不宜使用

续表

药品	适应证	临床应用注意
唑吡坦	偶发性失眠症和暂时性失眠症导致的严重睡眠障碍的短期治疗	①禁用于过敏者、睡眠呼吸暂停综合征、严重呼吸功能不全、肌无力、严重急性或慢性肝功能不全者 ②如存在精神运动能力受损或用药不足8小时，不推荐驾驶、操作机械或从事其他需精神警觉的活动 ③与抗精神病药、催眠药、抗焦虑药、麻醉止痛药、抗癫痫药和有镇静作用的抗组胺药合用，增强中枢抑制作用；麻醉性镇痛药可能会增强欣快症，导致精神依赖性增加；抑制CYP450酶的化合物可能会增强本药的作用；乙醇可能增强镇静效果，影响驾驶或操作

第二节　抗癫痫药

考点1 药物分类★★

（1）传统抗癫痫药（AEDs）：卡马西平、苯二氮䓬类、苯巴比妥、苯妥英钠、扑米酮、丙戊酸

（2）新型AEDs：非氨酯、加巴喷丁、拉莫三嗪、左乙拉西坦、奥卡西平、替加宾、托吡酯、氨己烯酸、唑尼沙胺

类别	代表药物
二苯并氮䓬类	卡马西平、奥卡西平
乙内酰脲类	苯妥英钠
巴比妥类及衍生物	苯巴比妥、扑米酮
苯二氮䓬衍生物	氯硝西泮
脂肪酸衍生物	丙戊酸钠
其他新型AEDs	加巴喷丁、拉莫三嗪、托吡酯、左乙拉西坦、拉考沙胺、唑尼沙胺

考点2 药理作用与作用机制★★★

作用分类	药物	作用机制
钠通道阻滞作用（最常见）	卡马西平、奥卡西平、苯妥英钠、拉莫三嗪	电压依赖性的钠通道阻滞剂，抑制突触后神经元高频动作电位的发放，以及通过阻断突触前Na^+通道与动作电位发放，阻断神经递质释放，从而调节神经兴奋性
γ-氨基丁酸（GABA）调节	丙戊酸钠、苯巴比妥、拉莫三嗪、托吡酯	增加脑内或突触的GABA水平
	苯二氮䓬类、左乙拉西坦、非氨酯	选择性增强$GABA_A$介导的抑制作用
钙通道阻滞作用	乙琥胺	减弱丘脑神经元中的T型钙电流（可有效治疗失神发作，但对全面强直-阵挛性癫痫发作或局灶性癫痫发作无效）
	加巴喷丁、普瑞巴林	与电压依赖性钙通道的α_2-δ亚基结合，抑制钙离子内流并减少神经递质释放，抑制神经元兴奋性

续表

作用分类	药物	作用机制
影响谷氨酸受体	非氨酯、托吡酯	拮抗离子通道型谷氨酸受体 N–甲基–D–天冬氨酸（NMDA）
促进氯离子的内流	苯巴比妥	与 GABA$_A$ 受体结合，延长 GABA 介导的氯离子通道开放的时间，来增强 GABA 的作用。该过程使跨膜的氯离子流增加，引起神经元超极化

考点3 作用特点 ★★★

1. 卡马西平 肝药酶诱导剂。抗癫痫作用由于自身诱导代谢的差异，起效时间也存在差异。

2. 苯妥英钠

（1）产生抗癫痫作用时，不引起中枢神经系统全面抑制。

（2）肝药酶诱导剂，加速相关药物代谢。

（3）体内代谢过程存在限速或饱和现象，小剂量时呈一级动力学过程，大剂量、血药浓度较高时为零级动力学过程。半衰期随剂量与血药浓度的变化而改变，当剂量增大、血药浓度较高时，半衰期延长，容易蓄积中毒，因此强调进行血药浓度监测。

（4）对局限性发作和全面强直阵挛性发作有效，对失神发作、失张力发作、肌阵挛发作疗效较差。

3. 丙戊酸钠

（1）广谱抗癫痫发作药，可单用或与其他药物联用治疗全面性和局灶性癫痫发作。

（2）作用机制多：增加脑内GABA浓度；通过阻断电压依赖性钠通道来抑制神经元高频率重复放电。

4. 苯巴比妥 治疗全面性和局灶性癫痫发作。由于具有镇静作用，临床应用有限。

5. 左乙拉西坦 广谱抗癫痫发作药，在以下情况作为辅助治疗：儿童及成人癫痫患者的局灶性发作、12 岁及 12 岁以上青少年肌阵挛性癫痫患者的肌阵挛性癫痫发作，6 岁及 6 岁以上特发性全面性癫痫患者的原发性全面强直 – 阵挛性癫痫发作。

6. 拉莫三嗪

（1）电压依赖性钠通道阻滞药，通过减少钠内流而稳定神经细胞膜。

（2）可对抗超强电刺激引起的强直性发作，此作用比苯妥英钠强。

考点4 药物相互作用 ★★

药物	合用药物	药物相互作用
卡马西平	对乙酰氨基酚	肝毒性增加，降低对乙酰氨基酚疗效
	香豆素类抗凝血药	诱导肝药酶，减弱抗凝作用
	单胺氧化酶抑制剂	引起高热或高血压危象、严重惊厥甚至死亡，两药应用至少间隔14日
	丙戊酸钠	抑制丙戊酸钠代谢，延长半衰期，剂量应减半

药物	合用药物	药物相互作用
奥卡西平	卡马西平、苯妥英钠	诱导肝药酶，缩短卡马西平、苯妥英钠的半衰期
苯妥英钠	糖皮质激素、含雌激素的口服避孕药、促皮质素、环孢素、左旋多巴	诱导肝药酶，加速药物代谢，降低疗效
	香豆素类抗凝血药、氯霉素、异烟肼	增加苯妥英钠的血药浓度，增强疗效或引起不良反应
	卡马西平	诱导肝药酶，降低卡马西平血药浓度
	大量抗精神病药或三环类抗抑郁药	诱发癫痫发作
丙戊酸钠	乙醇	加重丙戊酸钠的中枢抑制作用
	麻醉药或其他中枢抑制药	中枢抑制作用增强
	亚胺培南、美罗培南、厄他培南、多立培南	降低本品血药浓度，癫痫失控风险增加
	拉莫三嗪	拉莫三嗪的代谢下降，消除半衰期延长，导致出现毒性以及增加严重皮肤反应的风险
	华法林或肝素等抗凝药、溶血栓药	出血
	阿司匹林、双嘧达莫	抑制血小板聚集使出血时间延长
加巴喷丁	吗啡	血药浓度升高
	含氢氧化铝和氢氧化镁的抗酸药	降低本药生物利用度。推荐给予抗酸药至少2小时后再使用本药
	乙醇	加重嗜睡、头晕，用药期间不应饮酒
拉莫三嗪	丙戊酸钠	代谢减慢，出现不良反应的风险增加
	苯妥英钠、卡马西平、苯巴比妥、扑米酮	代谢加快，血药浓度降低
左乙拉西坦	治疗剂量范围内不易产生药物相互作用	

考点5 典型不良反应和禁忌★★

药物	典型不良反应	禁忌
卡马西平	①常见视物模糊、复视、眼球震颤、头痛 ②少见变态反应、Stevens-Johnson综合征或中毒性表皮坏死松解症、皮疹、严重腹泻、稀释性低钠血症或水中毒、红斑狼疮样综合征。亚裔患者治疗前筛查是否携带HLA-B*1502等位基因 ③可致再生障碍性贫血和粒细胞缺乏，治疗期间出现明显骨髓抑制应考虑停药	过敏者、房室传导阻滞、血清铁严重异常、骨髓抑制史、肝卟啉病、严重肝功能不全

续表

药物	典型不良反应	禁忌
苯妥英钠	①常见行为改变、笨拙或步态不稳、思维混乱、共济失调、眼球震颤、肌力减弱、嗜睡、发音不清、手抖、齿龈增生、出血及昏迷 ②不良反应与血浆药物浓度密切相关，血浆药物浓度超过20μg/ml时出现眼球震颤，超过30μg/ml时出现共济失调，超过40μg/ml会出现严重不良反应，如嗜睡、昏迷	过敏者、阿斯综合征、二度至三度房室传导阻滞、窦房传导阻滞、窦性心动过缓等心功能损害者
丙戊酸钠	①常见食欲减退、腹泻、消化不良、恶心或呕吐、月经周期改变、视物模糊、情绪反复无常 ②罕见食欲增加、便秘、脱发、眩晕、疲乏、健忘、头痛、共济失调、眼球震颤、异常兴奋、不安和烦躁 ③应注意：过敏性皮疹；血小板减少症或血小板聚集抑制以致异常出血或瘀斑；肝毒性可致黄疸；致死性肝功能障碍；胰腺炎；月经不规则及多囊卵巢；体重增加	过敏者；肝病或明显肝功能损害（包括急慢性肝炎、肝卟啉病）；严重肝炎（尤其药源性）史或家族史；药源性黄疸个人史或家族史
加巴喷丁	①最常见嗜睡、疲劳、眩晕、头痛、恶心、呕吐、体重增加、血糖波动、共济失调、眼球震颤、感觉异常 ②偶有抑郁及情绪化倾向 ③可引发过敏反应，严重的Stevens-Johnson综合征、罕见的癫痫大发作、昏迷	过敏者、急性胰腺炎
左乙拉西坦	①常见呕吐、食欲不振、感染、虚弱困倦、头痛、头晕、行为异常、抑郁、紧张、情感障碍、心境不稳、敌意行为 ②严重的有血细胞减少、肝衰竭等	对本药或其他吡咯烷酮衍生物过敏者
拉莫三嗪	①常见高血压、心悸、体位性低血压、晕厥、心动过速、血管舒张、热潮红 ②严重的有面部皮肤水肿、肢体坏死、腹胀、光敏性皮炎等 ③注意多形红斑、Stevens-Johnson综合征、中毒性表皮坏死、贫血等	过敏者

考点 6 特殊人群用药 ★

1. 驾驶员和机械操作者

（1）癫痫患者在驾驶前需经历一定时间的无发作期（通常为6个月至2年），具体时长依发作类型、用药情况而定。

（2）有晕厥的患者不应驾驶或操作机械。

（3）患者不要在撤用抗癫痫药物期间开车，而应撤药后6个月再驾车。

2. 妊娠期及哺乳期女性

（1）致畸风险：丙戊酸最高，其次是苯巴比妥和苯妥英，卡马西平和托吡酯居中。奥卡西平、拉莫三嗪和左乙拉西坦显示较高安全性。

（2）为降低神经管缺陷的风险，建议使用拮抗叶酸的抗癫痫药（如丙戊酸、苯巴比妥、苯妥英、卡马西平）；既往有流产史、曾生产过神经管畸形儿的癫痫女性，每日补充叶酸剂量为5mg。

（3）血浆药物浓度在妊娠期（尤其在妊娠后期）可发生改变，在妊娠期和分娩后应密切监测。

3.老年人　较敏感，可引起认知功能障碍、精神错乱、激动、不安、焦虑、房室传导阻滞或心动过缓，也可引起再生障碍性贫血。

考点7 代表药品★★

药品	适应证	临床应用注意
丙戊酸钠	①各种类型的癫痫，包括全身性强直-阵挛性发作及部分性发作 ②双相情感障碍相关的躁狂发作	①妊娠期女性应权衡利弊，哺乳期慎用 ②肝病或明显肝功能损害者禁用；3岁以下儿童发生肝功能损害的危险较大，且可蓄积在发育的骨骼内 ③用药前、后及用药时应监测全血细胞计数、出凝血时间、肝肾功能，肝功能在最初半年内宜每1～2个月复查1次 ④出现腹痛、恶心、呕吐时应检查血清淀粉酶 ⑤用药期间禁酒 ⑥停药时应渐减量 ⑦避免与具有肝毒性的药物合用
卡马西平	①癫痫、躁狂症、三叉神经痛、神经源性尿崩症、糖尿病神经病变引起的疼痛 ②预防或治疗躁狂-抑郁症	①妊娠期慎用；哺乳期不宜使用 ②冠状动脉粥样硬化性心脏病、肝脏疾病、肾脏疾病或尿潴留者、糖尿病、青光眼、使用其他药物有血液系统不良反应史者、抗利尿激素分泌异常或有其他内分泌和代谢性紊乱者慎用 ③老年人较敏感，可引起认知功能障碍、精神错乱、激动、不安、焦虑、房室传导滞或心动过缓，也可引起再生障碍性贫血 ④用药前、后及用药时应监测全血细胞计数及进行血清铁检查
苯妥英钠	①强直-阵挛性发作、单纯及复杂部分性发作、继发性全面发作和癫痫持续状态 ②三叉神经痛、隐性营养不良性大疱性表皮松解症、发作性舞蹈手足徐动症、发作性控制障碍、肌强直症及三环类抗抑郁药过量时心脏传导障碍等 ③洋地黄中毒所致的室性及室上性心律失常	①可透过胎盘屏障而致畸；新生儿发生危及生命的出血危险性增高，通常在出生后24小时内；分娩前1个月应预防性补充维生素K，产后立即给新生儿注射维生素K减少出血危险。用药期间应停止哺乳 ②儿童应经常监测血药浓度。小儿长期服用可加速维生素D代谢，造成软骨病或骨质异常 ③用药期间须监测血常规、肝功能、血钙、脑电图和甲状腺功能等，静脉使用应持续监测心电图、血压 ④老年患者慢性低蛋白血症高发，合并用药多且药物相互作用复杂，故老年患者应用时须慎重，用量宜低 ⑤治疗后需观察9～14日，当患者不能耐受或有过敏反应时，须立即停药
拉莫三嗪	治疗癫痫 ①对12岁以上儿童及成人的单药治疗 ②2岁以上儿童及成人的添加疗法 ③也可用于治疗合并有Lennox-Gastaut综合征的癫痫发作	①暂不推荐对12岁以下儿童采用单药治疗 ②需注意皮肤不良反应，一般发生在开始治疗的前8周。大多数皮疹是轻微的和自限性的。但也曾出现罕见的严重的/危及生命的皮疹，包括Stevens-Johnson综合征和毒性上皮坏死溶解（TEN） ③含雌激素的口服避孕药会降低本品的血清浓度 ④肾衰患者、严重肝功能受损患者慎用

第三节　抗抑郁药

考点1 药物分类与药理作用★★★

类别	代表药物	药理作用与作用机制
选择性5-羟色胺（5-HT）再摄取抑制剂（SSRI）	氟西汀、帕罗西汀、舍曲林、西酞普兰、艾司西酞普兰、氟伏沙明	选择性抑制5-HT再摄取，增加突触间隙5-HT浓度，增强中枢5-HT能神经功能
5-HT及去甲肾上腺素（NE）再摄取抑制剂（SNRI）	文拉法辛、度洛西汀	抑制5-HT及NE再摄取，增强中枢5-HT能及NE能神经功能
NE能及特异性5-HT能抗抑郁药	米氮平	拮抗中枢NE能和5-HT能神经末梢突触前α_2受体，增加NE和5-HT的间接释放，增强中枢NE能及5-HT能神经功能，并拮抗$5-HT_2$、$5-HT_3$受体以调节$5-HT_1$功能
三环类（TCAs）	阿米替林、丙米嗪、氯米帕明、多塞平	抑制突触前膜对5-HT及NE的再摄取，使突触间隙的NE和5-HT浓度升高，促进突触传递功能
四环类	马普替林	抑制突触前膜对NE的再摄取，增强中枢NE能神经功能
单胺氧化酶抑制剂类（MAOIs）	吗氯贝胺	抑制A型单胺氧化酶，减少NE、5-HT及多巴胺（DA）的降解，增强NE、5-HT和DA能神经功能
5-HT受体拮抗剂/再摄取抑制剂	曲唑酮	抑制突触前膜5-HT再摄取，拮抗$5-HT_1$受体，也能拮抗中枢α_1受体。拮抗突触前膜α_2受体增加NE释放
选择性NE再摄取抑制剂	瑞波西汀	选择性抑制突触前膜对NE的再摄取，增强中枢NE能神经功能

考点2 作用特点★★★

1. SSRI

（1）除舍曲林口服吸收缓慢外，其他药物口服吸收均较良好。除西酞普兰、艾司西酞普兰外，均存在首关效应。

（2）氟西汀需停药5周才能换用MAOIs，其他SSRI需2周。MAOIs在停用2周后才能换用SSRI。

（3）SSRI如迅速停药，可出现胃肠道紊乱、头晕、感觉障碍、睡眠障碍、恶心、出汗、激惹、震颤、意识模糊等，其中，出汗是突然停药或大剂量减药的最常见症状。建议在停止治疗前逐渐减量。

（4）SSRI与MAOIs合用可引起5-HT综合征，表现为不安、肌阵挛、腱反射亢进、多汗、震颤、腹泻、高热、抽搐和精神错乱，严重者可致死。

2. SNRI　对难治性抑郁症的疗效明显优于SSRI。

3. NE 能及特异性 5-HT 能抗抑郁药（米氮平）

（1）对组胺 H_1 受体亲和力较高，具有特异性的镇静作用，临床广泛用于治疗中性抑郁、广泛焦虑障碍和伴有紧张型头痛的抑郁症。

（2）米氮平并非 CYP450 酶系的强效或中效抑制剂，因此相互作用风险小。

4. TCAs、四环类和 MAOIs 类　此类药物易出现不良反应，药物相互作用多，临床使用逐渐减少。

5. 5-HT 受体拮抗剂 / 再摄取抑制剂（曲唑酮）　口服易吸收，食物可影响吸收，蛋白结合率高，可少量进入乳汁。在肝脏代谢成具有生物活性的代谢产物，并全部以代谢产物经尿液和粪便排泄。

6. 选择性 NE 再摄取抑制剂（瑞波西汀）　口服吸收良好，绝对生物利用度高，血浆蛋白结合率高，可通过胎盘屏障，可进入乳汁。在肝脏内经肝药酶代谢后，大部分经肾脏排泄。

7. 抗抑郁药的个体化治疗

（1）应从小剂量开始，逐增剂量，尽可能采用最小有效量，使不良反应减至最少，以提高服药依从性。

（2）治疗期间应密切观察病情变化和不良反应，若条件允许最好使用每日服用 1 次、不良反应轻微、起效较快的新型抗抑郁药，如 SSRI 类的氟西汀、帕罗西汀、舍曲林等；SNRI 类的文拉法辛，NE 能及特异性 5-HT 能抗抑郁药类的米氮平等。

（3）起效缓慢，一般 4～6 周方显效（起效较快的米氮平和文拉法辛需要 1 周左右），切忌频繁换药。只有在足量、足疗程使用某种抗抑郁药仍无效时，方可考虑换用同类另一种或作用机制不同的另一类药。

考点 3　药物相互作用 ★ ★

药物类别	药物相互作用
SSRI	①与 MAOIs 合用可引起 5-HT 综合征，表现为不安、肌阵挛、多汗、震颤、腹泻、高热、抽搐和精神错乱，严重者可致死亡 ②与增强 5-HT 能神经功能的药物合用可引起 5-HT 综合征 ③帕罗西汀能增强口服抗凝血药（华法林）和强心苷的药效 ④舍曲林与锂盐合用可能出现震颤；与华法林合用可延长凝血酶原时间 ⑤氟伏沙明与苯二氮䓬类药合用可升高氟伏沙明的血浆药物浓度
SNRI	①文拉法辛、米氮平、曲唑酮与 MAOIs 合用可导致严重的不良反应；与乙醇合用可增强中枢抑制作用 ②文拉法辛、曲唑酮与增强 5-HT 能神经功能的药物合用可引起 5-HT 综合征 ③文拉法辛与三环类抗抑郁药合用，两类药的毒性均可增加；文拉法辛与华法林合用，可使凝血酶原时间延长 ④度洛西汀和 CYP1A2 抑制剂（氟伏沙明、西咪替丁、环丙沙星和依诺沙星）合用时，药物浓度增加
NE 能及特异性 5-HT 能抗抑郁药（米氮平）	①可加重苯二氮䓬类药的镇静作用 ②避免与 MAOIs 同时使用或两者使用时间间隔小于 14 日

续表

药物类别	药物相互作用
TCAs	①西咪替丁、哌甲酯、抗精神病药、钙通道阻滞剂等肝药酶抑制剂可降低TCAs代谢，升高血药浓度，引起或加重不良反应；巴比妥类等肝药酶诱导剂可加速本类药代谢，降低血药浓度，减弱抗抑郁作用 ②与MAOIs合用或先后用药，可引起5-HT综合征，如高血压、高热、肌阵挛、意识障碍等 ③与抗惊厥药合用，可降低癫痫阈值，降低抗惊厥药作用 ④氯米帕明、丙米嗪、多塞平等与华法林、双香豆素等抗凝血药合用，可增加出血风险 ⑤氯米帕明与抗组胺药或抗胆碱药合用，可增强抗胆碱作用；与雌激素合用，可降低抗抑郁作用并增加不良反应；与肾上腺素受体激动剂合用，可引起严重的高血压和高热；与5-HT受体激动剂合用，可产生5-HT综合征
四环类 （马普替林）	①与抗组胺药合用可增强抗胆碱作用；与MAOIs合用易引起5-HT综合征；与甲状腺激素合用可增加心律失常的危险 ②与麻醉药、肌松药、巴比妥类和苯二氮䓬类镇静催眠药、吩噻嗪类、三环类抗抑郁药、镇痛药等合用可导致过度嗜睡
MAOIs	①与加强单胺类神经功能药合用，可出现高血压危象或5-HT综合征等严重不良反应 ②与肝药酶诱导剂合用，可加速代谢，降低血药浓度，影响疗效；与肝药酶抑制剂合用，可减慢MAOIs代谢，增高血药浓度，产生不良反应

考点4 典型不良反应和禁忌 ★★

1. SSRI

（1）常见焦虑、震颤、嗜睡、睡眠异常、欣快感等。

（2）生殖系统常见性功能减退或障碍、阴茎勃起功能障碍。

（3）戒断反应：长期服SSRI使脑内5-HT受体敏感性下调，当突然停服就会使突触间隙中5-HT浓度下降，神经信息传递低下引起头晕、过度睡眠、精神错乱、梦境鲜明、神经敏感性增强、抑郁、恶心等（帕罗西汀最易出现）。

（4）过敏及正在服用MAOIs者禁用。

2. SNRI

（1）文拉法辛常见嗜睡、失眠、焦虑、性功能障碍等；严重有粒细胞缺乏、紫癜。

（2）度洛西汀常见嗜睡、眩晕、疲劳、性功能障碍等。

（3）过敏及正在服用MAOIs者禁用。

3. 米氮平

（1）常见体重增加、困倦。

（2）严重不良反应有急性骨髓功能抑制。

（3）过敏及正在服用MAOIs者禁用。

4. TCAs

（1）不良反应：常见口干、出汗、便秘、尿潴留、排尿困难、视物模糊、眼内压升高、心动过速、心律失常、溢乳、嗜睡、体重增加、心电图异常、性功能障碍等。

（1）禁忌：对阿米替林过敏、严重心脏病、高血压、肝肾功能不全、青光眼、排尿困难、尿潴留以及同时服用MAOIs患者禁用阿米替林；对氯米帕明、苯二氮䓬类药和TCAs过敏者及同时服用MAOIs治疗者、心肌梗死急性发作期者禁用氯米帕明；严重心脏病、近期有心肌梗死发作史、癫痫、青光眼、尿潴留、甲状腺功能亢进症、肝功能损害、谵妄、粒细胞减少者及对TCAs过敏者禁用多塞平。

5. 四环类（马普替林）

（1）常见抗胆碱能效应：口干、出汗、便秘、尿潴留、排尿困难、视物模糊、眼内压升高。

（2）过敏者、急性心肌梗死或心脏传导阻滞、癫痫或有惊厥病史、闭角型青光眼、尿潴留、合并使用MAOIs者禁用。

6. MAOIs（吗氯贝胺）

（1）常见多汗、口干、失眠、困倦、心悸等。

（2）过敏者、有意识障碍者、嗜铬细胞瘤患者、儿童及正在服用某些可影响单胺类药物浓度的药物的患者。

考点5 代表药品★

药品	适应证	临床应用注意
氟西汀	抑郁症、强迫症以及神经性贪食症	①妊娠期或哺乳期女性不宜服用 ②轻、中度肝功能不全者应减少初始剂量，根据反应逐渐将剂量加大；明显肝、肾功能不全患者慎用 ③未满18周岁儿童和青少年，用药后容易发生自杀相关行为和敌对行为 ④与TCAs合用时，TCAs的稳态血药浓度会超过两倍；可能增加与血浆蛋白结合药物，或经CYP2D6代谢药物的血药浓度
帕罗西汀	抑郁症、强迫症、伴有或不伴有广场恐怖的惊恐障碍、社交恐怖症/社交焦虑症等	①妊娠女性需停止使用 ②出现转向躁狂发作倾向时应立即停药 ③与色氨酸合用，可造成5-HT综合征，表现为躁动、不安及胃肠道症状 ④与华法林合用，导致出血增加；与TCAs合用，TCAs血药浓度增高；抑制CYP2D6，使甲硫哒嗪血药浓度升高，可导致Q-T间期延长，并伴有严重的室性心律失常
度洛西汀	抑郁症、广泛性焦虑障碍、慢性肌肉骨骼疼痛	①妊娠期女性慎用，哺乳期女性不推荐使用 ②肝功能不全者、严重肾功能不全者不推荐使用 ③治疗开始前应测量血压，治疗后应定期测量 ④既往有癫痫发作史和躁狂史的患者慎用
米氮平	各种抑郁症（用药1~2周后起效）	①妊娠期及哺乳期女性避免使用 ②可引起可逆性的粒细胞缺乏症 ③患精神分裂症及其他精神病的患者服用后，症状可能加重 ④长期服用后突然停药可引起恶心、头疼及不适

第四节　抗记忆障碍及改善神经功能药

考点 1 药物分类与药理作用 ★★

类别	代表药物	药理作用与作用机制
酰胺类中枢兴奋药	吡拉西坦、茴拉西坦、奥拉西坦	①作用于大脑皮质，激活、保护和修复神经细胞，促进大脑对磷脂和氨基酸的利用，增加大脑蛋白质合成，改善各种类型的脑缺氧和脑损伤，提高学习和记忆能力 ②促进突触前膜对胆碱的再吸收，影响胆碱能神经元兴奋传递，促进乙酰胆碱合成
乙酰胆碱酯酶抑制剂	石杉碱甲、多奈哌齐、利斯的明（卡巴拉汀）、加兰他敏	抑制胆碱酯酶活性，阻止乙酰胆碱的水解，提高脑内乙酰胆碱的含量，缓解因胆碱能神经功能缺陷所引起的记忆和认知功能障碍
改善脑循环类药	倍他司汀	新型组胺类药物，能选择性作用于组胺 H_1 受体，具有扩张毛细血管管壁、舒张前毛细血管括约肌、增加前毛细血管微循环血流量的作用，也具有降低内耳静脉压、促进内耳淋巴吸收、增加内耳动脉血流量的作用
	丁苯酞	我国开发的一类新药，能促进中枢神经功能改善和恢复。具有较强的抗脑缺血作用
	尼麦角林	①半合成的麦角衍生物，具有较强的 α 受体拮抗作用和血管扩张作用 ②能加强脑细胞的能量代谢、增加血氧及葡萄糖的利用以及促进神经递质多巴胺的转换、加强脑部蛋白质生物合成，从而增强神经传导、改善慢性脑功能损害
	胞磷胆碱钠	核苷衍生物，可改善脑组织代谢，促进大脑功能恢复
	艾地苯醌	激活脑线粒体呼吸活性，改善脑缺血部位的能量代谢，改善脑内葡萄糖利用率，使脑内 ATP 产生增加，进而改善脑功能
	银杏叶提取物	清除氧自由基生成，抑制细胞脂质过氧化，促进脑血液循环，改善脑细胞代谢，进而改善脑功能
其他改善神经功能类药	神经营养因子类（鼠神经生长因子）	促进神经元的生长和存活，维持神经细胞的功能
	B 族维生素（维生素 B_1、B_6、B_{12}、硫辛酸和叶酸）	促进神经传导和髓鞘的形成
	神经保护剂（神经节苷脂）	保护神经细胞免受损伤，促进神经功能的恢复
	神经营养药物（脑蛋白水解物、谷氨酸）	提供神经细胞所需的营养物质，促进神经功能的修复

考点 2 作用特点 ★★

1.酰胺类中枢兴奋药

（1）吡拉西坦能促进脑内 ATP，促进乙酰胆碱合成并增强神经兴奋的传导，具有促进脑内代谢作用。

（2）可以对抗由物理因素、化学因素所致的脑功能损伤。

（3）对缺氧所致的逆行性健忘有改进作用。

（4）用于脑外伤、脑动脉硬化、脑血管病等多种原因所致的记忆及思维功能减退。

（5）吡拉西坦在体内不代谢，以原型药物从尿液和粪中排泄。茴拉西坦（阿尼西坦）主要经肝脏代谢，主要代谢产物具有促智作用。

2. 乙酰胆碱酯酶抑制剂 剂量依赖性胆碱能效应，应从小剂量用起，并依据其反应和耐受性增加剂量。

（1）多奈哌齐：临床上用于轻、中度老年性痴呆症状。

（2）石杉碱甲：用药期间避免突然停药。

3. 改善脑循环类药

（1）倍他司汀：临床主要用于内耳眩晕症，亦可用于脑动脉硬化、缺血性脑血管疾病及高血压所致的体位性眩晕、耳鸣。

（2）丁苯酞：主要用于治疗轻、中度急性缺血性脑卒中。

（3）尼麦角林：主要用于急、慢性脑血管疾病和代谢性脑供血不足，如脑动脉硬化、脑血栓形成、脑栓塞、短暂性脑缺血发作。也用于动脉高血压、脑卒中后偏瘫患者的辅助治疗等。因扩张血管作用明显，临床也用于急、慢性周围血管障碍，如肢体血管闭塞性疾病、雷诺综合征及其他末梢循环不良症状。也用于血管性痴呆，尤其在早期治疗时对认知、记忆等有改善，并能减轻疾病严重程度。还可用于老年性耳聋、视网膜疾病等。

（4）胞磷胆碱钠：临床可用于头部外伤或脑手术后伴随的意识障碍。该药促进脑卒中偏瘫患者的上肢功能恢复，也可用于急性脑梗出现意识丧失、神经系统的后遗症。

（5）银杏叶提取物：用于脑部、周边等血液循环障碍，改善急、慢性脑功能不全及其后遗症，如脑卒中、注意力不集中、记忆力衰退、痴呆症；改善耳部血流及神经障碍如耳鸣、眩晕、听力减退、耳迷路综合征；用于眼部血流及神经障碍，也用于治疗末梢循环障碍如各种动脉闭塞症、间歇性跛行症、手脚麻痹冰冷、四肢酸痛。

4. 其他改善神经功能类药

（1）硫辛酸：用于糖尿病多发性周围神经病变、重体力劳动期间硫辛酸需求增加、Leigh 综合征（亚急性坏死性脑脊髓病）、链霉素和卡那霉素中毒、噪音引起的（职业性）内耳听力损失。

（2）鼠神经生长因子：从小鼠下颌腺中提取的神经生长因子，能够降低神经髓鞘肿胀的发生率，也可减少变性神经纤维的数目，主要起到促进神经修复的作用。可用于治疗视神经损伤和正己烷中毒性周围神经病。

考点3 药物相互作用★

药物	药物相互作用
吡拉西坦	与华法林合用时，应减少剂量，防止出血

续表

药物	药物相互作用
多奈哌齐	①与肝药酶抑制剂（抑制CYP3A4的伊曲康唑、红霉素等、抑制CYP2D6的氟西汀、奎尼丁等）合用，血药浓度升高 ②与肝药酶诱导剂（利福平、苯妥英钠、卡马西平等）合用，血药浓度降低 ③与洋地黄、华法林合用可改变凝血功能
倍他司汀	①与抗抑郁药同时服用时，建议减少抗抑郁药剂量 ②同时服用MAOIs，有可能增强作用效应
丁苯酞	食物可减少丁苯酞的吸收，延迟药物达峰时间，降低血药浓度峰值
尼麦角林	①增强α肾上腺素受体拮抗药或β肾上腺素受体拮抗药（如普萘洛尔）对心脏的抑制作用，禁止合用 ②与降压药合用，增加降压药的作用 ③通过CYP2D6代谢，不排除与通过相同代谢途径的药物有相互作用 ④餐前服用可以增加药物的吸收，进餐时服用可以减轻该药对胃的刺激
银杏叶提取物	与抗凝血药、抗血小板药合用，出血的风险
硫辛酸	①在体外可与金属络合物（如顺铂）反应，还与糖分子（如果糖溶液）形成难溶性复合物 ②不能与葡萄糖溶液、林格氏溶液及其他已知与巯基或二硫键起反应的溶液配伍使用 ③静脉输注时只能用生理盐水稀释 ④硫辛酸注射液对光敏感，应在使用前即配即用，避光保护后，溶液可以稳定大约6小时。 ⑤食物会影响口服制剂的吸收，因此应将硫辛酸和食物分开服用

考点4　典型不良反应和禁忌★

药物	典型不良反应	禁忌
吡拉西坦	①消化道：恶心、腹部不适、纳差、腹胀、腹痛等，症状的轻重与服药剂量直接相关 ②中枢神经系统：兴奋、易激动、头晕、头痛和失眠等，但症状轻微，且与服用剂量大小无关	锥体外系疾病、亨廷顿病患者、过敏者、妊娠期女性
茴拉西坦	常见口干、嗜睡、全身皮疹	过敏者或对其他吡咯酮类药不能耐受者
奥拉西坦	偶见前胸和腹部发热感、肝肾功能异常	过敏者、严重肾功能损害者
多奈哌齐	①常见幻觉、易激惹、攻击行为、昏厥、失眠、肌肉痉挛、尿失禁、疼痛 ②肝功能不全者对多奈哌齐的清除时间减慢20%，需适当减少剂量	对多奈哌齐、六环吡啶类衍生物过敏者、妊娠期女性
石杉碱甲	偶见乏力、视物模糊。剂量过大时可引起头晕、恶心、胃肠道不适等，可自行消失	癫痫、肾功能不全、机械性肠梗阻、心绞痛患者
利斯的明	常见嗜睡、震颤、意识模糊、出汗、体重减轻	对利斯的明、氨基甲酸衍生物过敏者及严重肝损伤者
倍他司汀	常见有口干、食欲缺乏、恶心、呕吐、胃部不适、心悸等，偶有头晕、头痛、头胀、多汗。偶见出血性膀胱炎，发热，过敏反应如皮疹、皮肤瘙痒等	过敏者、嗜铬细胞瘤患者

续表

药物	典型不良反应	禁忌
丁苯酞	常见不良反应较少，少见肝酶异常，偶见恶心、腹部不适、轻度幻觉和消化道不适	对本药过敏者和对芹菜过敏者以及有严重出血倾向者
尼麦角林	长期安全性好，少数患者有轻微不良反应，一般为恶心、呕吐、食欲缺乏、胃痛、腹泻、面部潮红、潮热、头晕、失眠、低血压、耳鸣、倦怠等	过敏者、急性出血或有出血倾向者、直立性调节功能障碍者、严重心动过缓者、近期发生心肌梗死者
艾地苯醌	—	过敏者
银杏叶提取物	—	过敏者及使用抗血小板药物或抗凝血药者
胞磷胆碱钠	偶见胃肠道反应，轻微，持续时间短	不可与有甲氯芬酯（氯酯醒）的药物合用
硫辛酸	①快速滴注时会出现罕见的头胀和呼吸困难 ②过敏反应包括皮肤荨麻疹、瘙痒、湿疹或全身过敏甚至休克 ③可能增强胰岛素和口服降糖药的降血糖作用，在开始本品治疗时应密切监测患者血糖	—
鼠神经生长因子	①全身性疾病及给药部位各种反应：发热、寒战、注射部位疼痛、皮疹等 ②皮肤及皮下组织类疾病：瘙痒、斑丘疹、荨麻疹等 ③神经精神系统疾病：头晕、头痛、局部麻木、肢体震颤等 ④胃肠系统疾病：恶心、呕吐、腹痛、腹泻等 ⑤各种肌肉骨骼及结缔组织疾病 ⑥免疫系统疾病：过敏样反应、过敏性休克等	—

第五节　中枢镇痛药

考点1 药物分类★★

类别		代表药物
非甾体抗炎镇痛		—
中枢性镇痛药		曲马多
麻醉性镇痛药	阿片生物碱	吗啡、可待因
	半合成吗啡样镇痛药	双氢可待因、丁丙诺啡、氢吗啡酮、羟吗啡酮
	合成阿片类	苯哌啶类：芬太尼、舒芬太尼、阿芬太尼
		二苯甲烷类：美沙酮
		吗啡烷类：左啡诺、布托啡诺
		苯并吗啡烷类：喷他佐辛

考点2 药理作用与作用机制★★

1. 镇痛 阿片类镇痛药通过作用于中枢神经组织内的阿片受体，选择性抑制某些兴奋性神经的冲动传递，发挥竞争性抑制作用，从而解除对疼痛的感受和伴随的心理行为反应。阿片类受体的分类如下。

受体类型		效应
μ受体	μ₁受体	与脊髓水平的中枢镇痛、欣快感和依赖性有关
	μ₂受体	受体激动可引起呼吸抑制、心动过缓、胃肠道运动抑制和恶心呕吐
κ 受体		受体激动可引起脊髓水平镇痛、镇静和轻度呼吸抑制
δ 受体		受体激动可镇痛，引起血压下降、缩瞳、欣快感

2. 止泻 通过局部与中枢作用，改变肠道蠕动功能。

3. 镇咳 直接抑制延髓和脑桥的咳嗽反射中枢。

考点3 临床作用特点★★★

1. 镇痛强度 根据止痛强度分为弱、强阿片类药。阿片类药物在不同患者中的临床效价和效果可能无法预测。

类别	代表药物	临床应用
弱阿片类	可待因、双氢可待因	轻、中度疼痛和癌性疼痛的治疗
强阿片类	吗啡、哌替啶、芬太尼	全身麻醉的诱导和维持、术后止痛以及中到重度癌性疼痛、慢性疼痛的治疗

2. 治疗评估 使用前应充分评估，不应用强阿片类药物长期治疗慢性疼痛。不宜随意调整治疗剂量。

3. 依赖性 可致生理或心理依赖性，突然停药可出现戒断症状。强阿片类包括哌替啶、芬太尼等成瘾性较常见。处理原则是逐渐停药，减少用量或戒毒治疗。

（1）轻度的戒断症状：打哈欠、打喷嚏、流涕、出汗、食欲减退。

（2）中度戒断症状：神经过敏、失眠、恶心、呕吐、腹泻、全身疼痛、低热。

（3）严重戒断症状：激动、震颤、发抖、胃痉挛、心动过速、极度疲乏、虚脱等。

4. 应用注意

（1）使用阿片类镇痛药时，需按患者情况调整用药量。皮下或肌内注射时，患者应卧床休息一段时间，以免出现头痛、恶心、呕吐、晕眩甚至体位性低血压。休克患者血压偏低，外周毛细血管流通不畅，不宜作皮下注射。

（2）硬膜外与蛛网膜下隙给药不得使用含防腐剂的制剂。

（3）门诊患者的镇痛，按需以选用本类药与对乙酰氨基酚等非甾体抗炎药组成的复方制剂为宜。

（4）哌替啶在体内可转变为毒性代谢产物去甲哌替啶，产生神经系统毒性，表现为震颤、抽搐、癫痫大发作。不适于用于癌性疼痛治疗。

考点 4 镇痛药的使用原则 ★ ★ ★

（1）口服给药，尽可能避免创伤性给药。

（2）"按时"给药而不是"按需"给药。

（3）按阶梯给药：轻度疼痛（非甾体抗炎药）；中度疼痛（弱阿片类药）；重度疼痛（强阿片类药）。

（4）用药应个体化，剂量由小到大，直至疼痛消失，不应对药量限制过严。

考点 5 药物相互作用 ★ ★

（1）与抗胆碱药（阿托品）合用，加重便秘，增加麻痹性肠梗阻和尿潴留危险。

（2）广谱抗生素头孢菌素、青霉素或林可霉素、克林霉素等诱发的伪膜性肠炎，出现严重的水泻时，不宜应用阿片类镇痛药。

（3）与硫酸镁合用可增强中枢抑制，增加呼吸抑制和低血压风险。

（4）可引起胃肠道蠕动减缓，括约肌痉挛，使甲氧氯普胺效应减低。

（5）单胺氧化酶抑制剂与阿片类镇痛药尤其是吗啡、哌替啶合用可发生严重甚至致死的不良反应，包括躁狂、多汗、僵直、呼吸抑制、昏迷、惊厥和高热。

考点 6 典型不良反应 ★ ★

（1）常出现便秘、恶心、呕吐、镇静、精神运动功能受损及尿潴留；监测有无呼吸抑制、支气管痉挛。

（2）强阿片类药物注射剂连续应用 3~5 日即可产生身体和精神依赖性；对于晚期中、重度癌痛患者，如治疗适当，少见耐受性或依赖性。

（3）对认知功能的影响可损害患者的驾驶能力；可诱发痛觉过敏；长期用药可导致睡眠呼吸障碍、性腺功能减退、免疫抑制并增加心肌梗死风险。

（4）吗啡还可出现少尿、尿频、尿急、尿潴留和排尿困难等情况，对于有前列腺疾病的老年男性患者风险更高。

（5）给药过程中如发生危象征兆，应先作对症处理，待好转后才能给予足量。

危象征兆	对症处理
心动过缓	肌内注射或静脉注射阿托品
呼吸抑制	给氧，进行人工呼吸
血压下降	按需给予适宜的升压药和补液
肌肉僵直	严重时立即静脉注射适量的肌松药，并进行人工呼吸

（5）成瘾性镇痛药过量，口服给药 4~6 小时内应即洗胃；注射给药后出现危象，可静脉注射纳洛酮。

（6）曲马多胃部不适的发生率更高，还有癫痫发作风险，也与自杀风险增加有关。

考点7 禁忌 ★

药物	禁忌
吗啡	过敏者、婴幼儿、未成熟新生儿、妊娠期及哺乳期女性、临盆产妇以及呼吸抑制已显示发绀、颅内压增高和颅脑损伤、支气管哮喘、肺源性心脏病代偿失调、甲状腺功能减退、皮质功能不全、前列腺增生、排尿困难及严重肝功能不全、休克尚未纠正前、麻痹性肠梗阻等患者
哌替啶 芬太尼	室上性心动过速、颅脑损伤、颅内占位性病变、慢性阻塞性肺疾病、严重肺功能不全患者、气管哮喘、呼吸抑制、呼吸道梗阻、对芬太尼特别敏感的患者及重症肌无力患者
曲马多	过敏者，妊娠期女性，1岁以下儿童，乙醇、镇静剂、镇痛药、阿片类或神经类药物急性中毒患者，正在接受单胺氧化酶抑制剂治疗或过去14日内服用过此类药物的患者
羟考酮	呼吸抑制、颅脑损伤、麻痹性肠梗阻、急腹症、胃排空延迟、慢性阻塞性呼吸道疾病、肺源性心脏病、慢性支气管哮喘、高碳酸血症、中重度肝功能障碍、重度肾功能障碍、慢性便秘、使用单胺氧化酶抑制剂小于2周的患者及妊娠期女性或哺乳期女性、术前或术后24小时内患者

考点8 特殊人群用药 ★

（1）阿片类镇痛药均能透过胎盘屏障，成瘾产妇的新生儿可立即出现戒断症状，甚至发生惊厥、震颤、反射加速、暴躁、哭闹、发热、腹泻等，应立即进行相应的戒断治疗。

（2）儿童及老年患者由于清除缓慢，血浆半衰期长，尤易引起呼吸抑制，应减少镇痛药给药剂量。

考点9 药物相互作用 ★

药物	药物相互作用
吗啡	①与吩噻嗪类、镇静催眠药、单胺氧化酶抑制剂、三环抗抑郁药、抗组胺药等合用，加剧及延长吗啡的抑制作用 ②增强香豆素类药物的抗凝血作用 ③与西咪替丁合用，引起呼吸暂停、精神错乱、肌肉抽搐等
芬太尼	①利托那韦可增加本药的中枢和呼吸抑制 ②与肌松药合用时，肌松药的用量应相应减少 ③不宜与单胺氧化酶抑制药（如呋喃唑酮、丙卡巴肼、反苯环丙胺）合用，否则会发生难以预料的、严重的并发症 ④与M胆碱受体拮抗药（尤其是阿托品）合用时，便秘加重，还有发生麻痹性肠梗阻和尿潴留的危险 ⑤静注硫酸镁后的呼吸抑制和低血压，会因同时使用本药而加剧
羟考酮	①部分羟考酮经CYP2D6酶代谢成为羟氢吗啡酮。抗抑郁剂，胺碘酮和奎尼丁等心血管药物可能阻断该代谢途径 ②西咪替丁、红霉素等CYP3A4酶抑制剂可能抑制羟考酮的代谢
曲马多	①奎尼丁、利托那韦可抑制或减少本药代谢，增加血药浓度和不良反应 ②与苯海拉明合用可增强中枢抑制作用 ③与地高辛合用，可增加地高辛的不良反应 ④卡马西平可降低本药的血药浓度，从而减弱本药的镇痛作用 ⑤与苯丙羟香豆素、华法林合用，增加出血的危险 ⑥与吩噻嗪类或丁酰苯类抗精神病药、抗抑郁药合用，增加癫痫发作的危险 ⑦与单胺氧化酶抑制药合用，可引起躁狂、昏迷、惊厥，甚至严重的呼吸抑制导致死亡

考点 10 代表药品 ★★

药品	适应证	临床应用注意
吗啡	①其他镇痛药无效的急性锐痛，如严重创伤、战伤、烧伤、晚期癌症等疼痛 ②心肌梗死而血压尚正常者（使患者镇静，并减轻患者负担） ③心源性哮喘（可使肺水肿症状暂时有所缓解） ④麻醉和手术前给药（可保持患者镇静进入嗜睡状态） ⑤内脏绞痛（不单独用，应与阿托品等解痉药合用） ⑥重度癌痛患者的镇痛（吗缓、控释片）	急性中毒的主要症状：昏迷，呼吸深度抑制，瞳孔极度缩小、两侧对称或呈针尖样大，血压下降，发绀，尿少，体温下降，皮肤湿冷，肌无力，由于严重缺氧致休克、循环衰竭、瞳孔散大、死亡
芬太尼	麻醉前、中、后的镇静与镇痛（目前复合全麻中常用的药物） ①麻醉前给药和麻醉诱导（作为辅助用药与全麻药、局麻药合用于各种手术） ②手术前、后及术中等各种剧烈疼痛	①老年人首次剂量应适当减量 ②单胺氧化酶抑制剂停用14日以上方可给药，且应先试用小剂量 ③有一定刺激性，不得误入气管、支气管及涂抹于皮肤上 ④快速注射可引起胸壁、腹壁肌肉僵硬而影响通气 ⑤不良反应常见眩晕、视物模糊、恶心、呕吐、低血压、胆道括约肌痉挛、喉痉挛及出汗等
羟考酮	缓解持续的中、重度疼痛	①妊娠期和哺乳期女性禁用 ②甲状腺功能减退者应适当减低用药剂量 ③服药过量可发生呼吸抑制 ④可产生耐受性和依赖性
曲马多	中、重度疼痛	①本品不能用于妊娠期女性。哺乳期女性使用时约0.1%剂量可由乳汁中分泌，故单次应用不必中断哺乳 ②超过推荐的日使用剂量上限时有出现惊厥的危险 ③有药物滥用或依赖性倾向的患者不宜使用；对阿片类有依赖性的患者禁止作为其代替品

第六节 抗帕金森病药

考点 1 药物分类 ★★★

类别		代表药物
拟多巴胺（DA）药	复方左旋多巴	DA的前体药物（左旋多巴）与外周多巴脱羧酶抑制剂（卡比多巴、苄丝肼等）组合
	DA受体激动剂	普拉克索、罗匹尼罗、吡贝地尔、罗替高汀、阿扑吗啡
	单胺氧化酶-B抑制剂（MAO-BI）	司来吉兰（第一代）、雷沙吉兰（第二代）
	儿茶酚胺氧位甲基转移酶（COMT）抑制剂	恩他卡朋、托卡朋

续表

类别	代表药物
抗胆碱药	苯海索
其他	金刚烷胺

考点2 药理作用和作用特点 ★★★

1. 复方左旋多巴

（1）左旋多巴是DA前体，在芳香族L-氨基酸脱羧酶的作用下生成DA。左旋多巴可以通过血-脑屏障，而DA本身则不能，因此左旋多巴被用作前药来增加DA水平。给药后，左旋多巴进入中枢神经系统的药物不到1%，绝大部分均在脑外脱羧成DA。因此，抑制脑外组织中左旋多巴的脱羧反应是十分必要的。左旋多巴与外周脱羧酶抑制剂苄丝肼同时给药即可达到这一效果。

（2）帕金森病（PD）对症治疗最有效的药物是左旋多巴，运动徐缓相关症状显著，首选左旋多巴。

2. DA受体激动剂

（1）在分子构象上同DA相似，能直接作用于DA受体的药物。

（2）普拉克索能够与多巴胺受体D_2亚家族结合有高度选择性和特异性，对其中的D_2受体有优先亲和力；并具有完全的内在活性，通过兴奋纹状体的DA受体来减轻PD患者的运动障碍。

（3）大多有嗜睡和精神不良反应发生的风险，需从小剂量滴定逐渐递增剂量。

（4）在疾病早期左旋多巴和DA受体激动剂均小剂量联合使用，充分利用两种药物的协同效应和延迟剂量依赖性不良反应，临床上现很常用，早期添加DAs可能推迟异动症的发生。

3. MAO-BI

（1）司来吉兰为MAOI，可选择性地抑制脑内的MAO-B，还能抑制突触前膜对DA的再摄取，从而提高DA的活性，改善PD的相关症状。

（2）雷沙吉兰是第二代不可逆MAO-B选择性抑制剂，与司来吉兰相比，效价是司来吉兰的5~10倍，其选择性是剂量依赖性。

（3）对于PD患者的运动症状有改善作用，在目前所有抗帕金森病药物中可能相对有疾病修饰作用的证据，主要推荐用于治疗早期PD患者，特别是早发型或者初治的帕金森病患者，也可用于进展期PD患者的添加治疗。在改善运动并发症方面，雷沙吉兰相较司来吉兰证据更充分。

4. COMT抑制剂

（1）托卡朋和恩他卡朋单用无效，但与左旋多巴联用时可延长和加强左旋多巴的作用，因此用作左旋多巴增效剂。

（2）COMT的抑制可减弱左旋多巴及DA的甲基化作用，从而延长血浆中左旋多巴的半衰期，产生更稳定的左旋多巴血浆浓度，并延长每剂左旋多巴的疗效。

（3）恩他卡朋是COMT的选择性、可逆性抑制药。

5. 抗胆碱药（苯海索）

（1）对于年龄在70岁以下、有震颤问题困扰、不伴明显运动徐缓及步态障碍的PD患者，抗胆碱药作为单一疗法最有用。

（2）苯海索是最常用的抗胆碱能药，对于经左旋多巴或DA治疗后仍有持续性震颤的较晚期PD患者也有用。①可以部分阻滞神经中枢（纹状体）的胆碱受体，抑制乙酰胆碱的兴奋作用，同时抑制突触间隙中DA的再摄取，与使基底核的胆碱和DA的功能获得平衡有关。②用药后可减轻流涎症状，缓解DA症状及药物诱发的锥体外系症状，但迟发性运动障碍不会减轻，反而加重。③抗PD的总疗效不及左旋多巴、金刚烷胺。④小剂量时可抑制中枢神经系统，大剂量则引起中枢神经系统兴奋。

（3）不良反应较普遍，年龄较大患者和认知受损的患者特别容易出现记忆损害、意识模糊和幻觉，因而不应使用这些药物。

6. 金刚烷胺 作用相对较弱的抗帕金森病药物，毒性小，治疗较年轻的早期或轻度PD患者最有用，到后期异动症问题显现时也可能有用。

考点 3 药物相互作用 ★

药物	合用药物	药物相互作用
左旋多巴	非选择性单胺氧化酶抑制剂	急性肾上腺危象
	罂粟碱、维生素 B_6、乙酰螺旋霉素	降低本品药效
	利血平	抑制本品作用，避免合用
	抗精神病药	互相拮抗，避免合用
	甲基多巴	增加本品不良反应并使甲基多巴的抗高血压作用增强
恩他卡朋	氨苄西林、氨苄西林/舒巴坦、氯霉素、考来烯胺、丙磺舒、利福平、红霉素、红霉素/磺胺异噁唑	减少本药的胆汁排泄，使腹泻、运动障碍增强的危险增加
	阿扑吗啡、比托特罗、多巴酚丁胺、多巴胺、甲基多巴、去甲肾上腺素、肾上腺素、异丙肾上腺素、异他林	抑制经COMT代谢的药物，出现心动过速、血压升高和心律失常的危险增加
	多巴胺激动药、司来吉兰、金刚烷胺	多巴胺能不良反应增加
	铁剂	在胃肠道能与铁形成螯合物，服药间隔至少 $2 \sim 3$ 小时
苯海索	乙醇或其他中枢抑制药	中枢抑制作用加强
	金刚烷胺、抗胆碱药、MAOIs帕吉林及丙卡巴肼	加强抗胆碱作用，可发生麻痹性肠梗阻
	MAOIs	高血压
	抗酸药或吸附性止泻剂	减弱本品效应
	氯丙嗪	加快氯丙嗪代谢，降低血药浓度
	强心苷类	增加强心苷吸收，易于中毒

续表

药物	合用药物	药物相互作用
司来吉兰	TCAs	心脏停搏、出汗过多、高血压、昏厥、行为及精神状态改变、意识障碍、高热、癫痫发作、肌强直及震颤等，应在停药至少14日后方可应用TCAs
	SSRIs	类似5-HT综合征，停用文拉法辛、氟西汀至少7日后方可应用
	左旋多巴	加重左旋多巴引起的异动症、恶心、直立性低血压、精神错乱、幻觉、疲劳、头晕
	哌替啶	危及生命的不良反应，用药2~3周内应避免使用哌替啶

考点4 典型不良反应和禁忌★★★

1. 复方左旋多巴　不良反应主要由于用药时间较长、外周产生的多巴胺过多引起。

（1）常见严重或连续的恶心、呕吐，以及食欲缺乏等，多能逐渐耐受；在开始治疗时约30%患者可发生体位性低血压；异常不随意运动，可见于面部、舌、上肢、头部及身体上部，50%~80%患者出现舞蹈样或其他不随意运动；也可能出现精神抑郁、情绪或精神改变；

（2）严重的反应有眼睑痉挛、高血压、极度疲劳或无力、溶血性贫血等。

（3）禁用于过敏者；消化性溃疡患者；严重心律失常及心力衰竭者；严重精神疾患者；有惊厥史者；闭角型青光眼患者。

2. DA受体激动剂

（1）几乎均有上消化道症状（食欲减退、恶心、呕吐等）、循环系统症状和中枢神经症状等。

（2）麦角类衍生物DA特有的副作用是周围（下肢、上肢、面部等）水肿、肺胸膜、后腹膜和心脏瓣膜的纤维化等。麦角碱类DA受体激动剂在临床应用过程中存在对心瓣膜损害而导致其反流增加的不良反应。培高利特服药量多的患者发生三尖瓣返流的危险性高。

（3）宜从小剂量开始，逐渐增大剂量，若不良反应较严重时，可使用DA受体拮抗剂，如多潘立酮。

3. 司来吉兰、雷沙吉兰

（1）较常见口干、恶心、呕吐、腹痛或胃痛、眩晕、身体不自主运动增加、失眠、情绪或其他精神改变。长期应用可出现嗜睡、抑郁、记忆力下降、幻觉、意识混浊。

（2）严重的反应有心绞痛、胸痛、心律不齐、窦性心动过缓、严重高血压、体位性低血压；哮喘、呼吸困难或胸部压迫感。

（3）使用司来吉兰时勿在傍晚或晚上应用，以免引起失眠。

（4）禁用于过敏者；严重的精神病及严重痴呆；迟发性运动障碍；有消化性溃疡病史者。

4. 以恩他卡朋为代表的COMT抑制剂

（1）常见有腹泻、帕金森病症状加重、头晕、腹痛、失眠、口干、疲乏、便秘、肌张力障碍、多汗、运动功能亢进、头痛、腿部疼挛、意识模糊、噩梦、跌倒、体位性低血压、眩晕和震颤。

（2）大剂量可出现中枢神经系统反应，幻觉、谵妄及精神病样反应。

（3）使尿液变成红棕色，但这种现象无害。

（4）禁用于过敏者；嗜铬细胞瘤患者；有精神安定药恶性综合征（NMS）病史者；有非创伤性横纹肌溶解症病史者。

5. 苯海索

（1）常见口干、视物模糊等，偶见心动过速、恶心、呕吐、尿潴留、便秘等。长期应用可出现嗜睡、抑郁、记忆力下降、幻觉、意识模糊。

（2）严重的反应主要是停药后可出现戒断症状，包括焦虑、心动过速、体位性低血压、因睡眠质量差而导致的颓废，还可发 生锥体外系综合征及一过性精神症状恶化。

（3）禁用于青光眼患者；尿潴留者；前列腺增生。

考点5 代表药品★

药品	适应证	临床应用注意
多巴丝肼	帕金森病、症状性帕金森综合征（脑炎后、动脉硬化性或中毒性），但不包括药物引起的帕金森综合征	①对有心肌梗塞、冠状动脉供血不足或心律不齐的患者，应定期进行心电图检查 ②治疗期间可同时服用抗高血压药物，但应定期监测血压。在抗高血压药物中，利血平和 α-甲基多巴可干扰DA的代谢 ③可酌情服用低剂量的维生素B_6 ④开角型青光眼患者应定期测量眼压 ⑤不可骤然停药，否则可能会导致危及生命的神经安定性恶性反应
普拉克索	帕金森病及其综合征（可单用或与左旋多巴合用）	①可引起"睡眠发作"，用药后驾驶和机械操作者应特别注意 ②正在接受DA受体激动剂治疗的帕金森病患者，通常需要密切监测体位性低血压的症状
司来吉兰	单用治疗早期帕金森病，与左旋多巴或左旋多巴联合外周多巴脱羧酶抑制剂合用。与左旋多巴合用特别适用于治疗运动波动（大剂量左旋多巴治疗引起的剂末波动）	①妊娠期及哺乳期女性不推荐使用 ②有胃及十二指肠溃疡、不稳定高血压、心律失常、严重心绞痛或精神病患者服用需特别注意 ③服用大剂量本药及含高酪胺食品可能有引发高血压的危险 ④运动员慎用
恩他卡朋	作为标准药物左旋多巴/苄丝肼或左旋多巴/卡比多巴的辅助用药，用于治疗以上药物不能控制的帕金森病及剂末现象	①妊娠期不建议使用，使用本药应停止哺乳 ②和左旋多巴联用可引起头晕、直立性低血压 ③骤然停药或减量可导致出现帕金森症状和体征，还可出现类似NMS的症状，伴高热和精神紊乱。建议缓慢停药
苯海索	①帕金森病，脑炎后或动脉硬化引起的帕金森综合征（用于轻症及不能耐受左旋多巴的患者） ②药物引起的锥体外系反应 ③肝豆状核变性、痉挛性斜颈和面肌痉挛	①妊娠期、哺乳期慎用 ②应用利尿剂或血容量减少者，可能会引起血压过度下降，故首次剂量宜从2.5mg开始 ③定期做白细胞计数，肾功能及血钾测定 ④老年人长期应用易促发青光眼 ⑤有动脉硬化的老年患者，使用常规剂量也易出现精神错乱、定向障碍、焦虑、幻觉及精神病样症状

第七节　抗精神病药

考点1 药物分类★★

类别		代表药物
第一代抗精神病药（FGAs）	D$_2$受体拮抗剂	吩噻嗪类：氯丙嗪
		硫杂蒽类：氯哌噻吨、三氯噻吨、氯普噻吨
		丁酰苯类：氟哌啶醇、五氟利多
		苯甲酰胺类：舒必利
第二代抗精神病药（SGAs）	多巴胺–5–HT受体拮抗剂	氯氮平、奥氮平、喹硫平、利培酮、齐拉西酮
5–HT–DA系统稳定剂		阿立哌唑

考点2 药理作用和作用特点★★★

1. 第一代抗精神病药（FGAs，典型抗精神病药物）

（1）作用于脑内多巴胺D$_2$受体，为D$_2$受体拮抗剂。

（2）拮抗多巴胺D$_2$受体＞拮抗5–HT$_{2A}$受体。

（3）治疗的靶症状主要局限于阳性症状群，对幻觉、妄想、思维障碍、行为紊乱、兴奋、激越、紧张症候群具有明显疗效。

2. 第二代抗精神病药（SGAs）

（1）具有较高的5–HT$_2$受体拮抗作用，称多巴胺–5–HT受体拮抗剂。

（2）拮抗5–HT$_2$受体＞拮抗多巴胺D$_2$受体。

（3）对中脑边缘系统的作用比对纹状体系统的作用更具有选择性。

（4）对精神分裂症多维症状具有广谱疗效。

（5）较少发生FGAs常见的锥体外系反应（EPS）和泌乳素水平升高，提高了患者的依从性。

（6）鉴于治疗中安全性和严重不良反应等因素，原则上不推荐氯氮平作为首发精神分裂症患者的一线治疗选择。

3. 阿立哌唑　5–HT–DA系统稳定剂

（1）对突触后多巴胺D$_2$受体具有弱激动作用，DA活动过高时可以下调DA的活动，治疗精神分裂症阳性症状。

（2）对突触前膜DA自身受体具有部分激动作用，对DA活动降低的脑区可以上调DA功能，治疗精神分裂症和阴性症状认知功能损害。

（3）对突触后膜5–HT$_{2A}$受体具有阻断作用，有助于5–HT与DA系统功能的协调，提高抗精神病的疗效。

（4）对突触后膜5–HT$_{1A}$受体有部分激动作用。

（5）对D$_3$、D$_4$、毒蕈碱M受体、α肾上腺素能和组胺H$_1$受体有一定的亲和力。

考点 3 药物相互作用 ★

（1）乙醇：增强抗精神病药（尤其是FGAs）的中枢抑制作用；增加锥体外系不良反应发生；可能发生呼吸抑制、低血压和肝脏毒性。治疗时不饮酒。

（2）锂盐：明显降低氯丙嗪、氯氮平的血药浓度，联合治疗时监测血锂浓度。氟哌啶醇与锂盐合用发生意识障碍。氟奋乃静与锂盐合用时发生恶性综合征（NMS）的危险增加。

（3）卡马西平：对CYP450酶有诱导作用，需考虑药物相互作用。

（4）单胺氧化酶抑制剂：合用增加NMS、抗胆碱能样不良反应和锥体外系不良反应的发生。

（5）三环类抗抑郁药：合用会减慢本品代谢，增加药物浓度，易发生不良反应。

（6）苯二氮䓬类：合用可能会增强各自的镇静作用和影响认知功能。

（7）避免合并使用氯氮平和卡马西平，合用后可使二者各自的血药浓度降低，同时也可能会使粒细胞缺乏风险增大。

考点 4 典型不良反应 ★★★

1. **锥体外系不良反应（EPS）**　FGAs（氯丙嗪、氟哌啶醇、奋乃静）最常见的不良反应，包括急性肌张力障碍、震颤、类帕金森综合征、静坐不能及迟发性运动障碍，与拮抗多巴胺D_2受体密切相关。第二代抗精神病药物较少引起。

2. **代谢紊乱**　体重增加及糖脂代谢异常等代谢综合征的症状是SGAs常见的不良反应。

3. **高泌乳素血症**　引起泌乳素升高，进一步导致月经紊乱、性激素水平异常及性功能异常。

4. **心血管系统不良反应**　几乎所有药物均可引起，表现为体位性低血压、心动过速、心动过缓和传导阻滞。

5. **外周抗胆碱能反应**　口干、视物模糊、便秘和尿潴留等。氯丙嗪、硫利达嗪及氯氮平多见。

6. **肝功能损害**　氯丙嗪可能引起胆汁淤积性黄疸，更常见的是无黄疸性肝功能异常，一过性的丙氨酸氨基转移酶升高，多能自行恢复。低效价抗精神病药物及氯氮平、奥氮平常见。

7. **诱发癫痫发作**　氯丙嗪风险最高，氟哌啶醇风险最低。

8. **NMS**　严重的不良反应，几乎所有抗精神病药物均可引起，发生率不明确。

考点 5 代表药品 ★

药品	适应证	临床应用注意
氯氮平	精神分裂症、躁狂症	①治疗开始3个月内应坚持每1~2周检查白细胞计数及分类，以后定期检查 ②定期检查肝功能、心电图、血糖 ③用药期间出现不明原因发热，应停药 ④与抗高血压药合用有增加体位性低血压的危险；与抗胆碱药合用可增加抗胆碱作用；与地高辛、肝素、苯妥英、华法林合用，可加重骨髓抑制；与碳酸锂合用，增加惊厥、NMS、精神错乱与肌张力障碍的危险；与抗抑郁药、大环内酯类合用可升高血浆氯氮平水平 ⑤禁用于严重心、肝、肾疾患、昏迷、谵妄、低血压、癫痫、青光眼、骨髓抑制或白细胞减少者及对本品过敏者 ⑥12岁以下儿童不宜使用

续表

药品	适应证	临床应用注意
碳酸锂	躁狂症（躁狂和抑郁交替发作的双相情感性精神障碍）；对反复发作的抑郁症有预防发作作用；治疗分裂-情感性精神病	①监测血锂浓度，及时发现急性中毒 ②服药期间不可用低盐饮食，需注意体液大量丢失，如持续呕吐、腹泻、大量出汗等情况易引起锂中毒 ③定期检查肾功能和甲状腺功能 ④与抗利尿药、ACEI合用，易出现锂中毒；与肌松药合用，肌松作用增强；与吩噻嗪类合用，后者的胃肠道不良反应会影响对锂中毒先兆的观察；可减弱去甲肾上腺素的升压作用；与碘化物合用，可促使甲状腺功能低下 ⑤禁用于肾功能不全者、严重心脏疾病患者
利培酮	精神分裂症（可减轻与精神分裂症有关的情感障碍），双相情感障碍的躁狂发作	①用药初期和加药速度过快时会发生体位性低血压 ②增强中枢神经系统抑制药的抑制作用；加重MAOI的不良反应；与肝药酶诱导剂合用，血药浓度下降；拮抗左旋多巴和其他多巴胺促效药的作用；与锂剂合用，引起锥体外系症状和运动障碍；与帕罗西汀合用，可出现5-HT综合征 ③由于患者烦渴或抗利尿激素分泌失调（SIADH）引发水中毒
阿立哌唑	精神分裂症（对急性复发者、慢性患者及情感性精神分裂症有效）	①CYP2D6抑制药（如氟西汀、帕罗西汀）可升高本药血药浓度 ②CYP3A4诱导剂卡马西平可降低本药血药浓度

第八节　中枢肌松药

考点1 药物分类★

肌肉松弛药（肌松药）包括中枢性肌松药和骨骼肌松弛药（N_2胆碱受体拮抗药/神经肌肉阻断药）两大类。

类别		代表药物
中枢性肌松药	非苯二氮䓬类	乙哌立松、巴氯芬、氯唑沙宗、美他沙酮
	苯二氮䓬类	

考点2 药理作用与作用特点★★

1. 乙哌立松

（1）作用于脊髓和血管平滑肌，通过抑制脊髓反射，抑制 γ-运动神经元的自发性冲动，减轻肌梭的灵敏度，从而缓解骨骼肌的紧张；并通过扩张血管而改善血液循环，从多方面阻断肌紧张亢进→循环障碍→肌疼痛→肌紧张亢进这种骨骼肌紧张的恶性循环。

（2）可用于改善颈肩臂综合征、肩周炎、腰痛症等疾病的肌紧张状态。还可以用于脑血管障碍、痉挛性脊髓麻痹、颈椎症、手术后遗症（包括脑、脊髓肿瘤）、外伤后遗症（脊髓损伤、头部外伤）、肌萎缩性侧索硬化症、婴儿脑性瘫痪、脊髓小脑变性、脊髓血管障碍、亚急性视神经脊髓病（SMON）及其他脑脊髓疾病等引起的痉挛性麻痹。

（3）治疗的持续时间取决于病情的严重程度和个体对药物的反应。

2. 巴氯芬

（1）作用于脊髓部位的肌肉松弛剂。通过刺激 γ－氨基丁酸B型受体（GABA$_B$），从而抑制兴奋性氨基酸谷氨酸和天门冬氨酸的释放，抑制脊髓内的单突触反射和多突触反射。

（2）对神经－肌肉间的冲动传递没有影响，并具有镇痛作用。

（3）对于与骨骼肌痉挛有关的神经性疾病，该药的临床作用主要表现为缓解反射性肌肉痉挛，以及显著缓解痛性痉挛、自动症和阵挛。间接作用还包括预防和促进褥疮的治愈、改善睡眠状况，以及改善膀胱和肛门括约肌的功能，从而能够显著提高患者的生活质量。此外，还能刺激胃酸的分泌。

（3）可用于多发性硬化症所引起的严重但可逆的肌肉痉挛。也可用于因感染，退行性病变，外伤或肿瘤引起的脊髓痉挛状态。

3. 氯唑沙宗

（1）主要作用于脊髓和大脑皮质下区域而产生肌肉松弛效果。

（2）用于各种急性、慢性软组织（肌肉、韧带、筋膜）扭伤、挫伤、运动后肌肉酸痛，肌肉劳损所引起的疼痛，由中枢神经病变引起的肌肉痉挛，以及慢性筋膜炎等。

考点3 药物相互作用★

巴氯芬与其他肌肉松弛剂、中枢神经系统抑制药（如苯二氮䓬类药物，抗帕金森病药左旋多巴和卡比多巴、安眠药、阿片类药物，具有镇静作用的抗抑郁药）或抗高血压的药物同时使用时，可能会引起药效的互相增强。

考点4 典型不良反应和禁忌★

药物	典型不良反应	禁忌
乙哌立松	①常见头晕、嗜睡、头痛、口干和胃肠道不适 ②罕见但严重的不良反应可能包括过敏反应、肝功能障碍和血液疾病 ③有时会出现四肢无力、站立不稳、困倦等症状	对药物或其成分过敏、严重肝功能不全以及妊娠或哺乳期的患者禁用
巴氯芬	①主要表现为中枢神经系统抑制、惊厥等 ②主要发生于服药初始阶段（例如：镇静、嗜睡），如果剂量增加过快，或大剂量服药，就可能产生不良反应 ③多为暂时的，并且能通过降低剂量而减轻或消失	有精神障碍、消化性溃疡和括约肌张力高的患者慎用
氯唑沙宗	①以恶心等消化道症状为主，其次是头晕、头晕、嗜睡等神经系统反应 ②一般较轻微，可自行消失或在停药后缓解	与吩噻嗪类、巴比妥酸类衍生物等中枢抑制剂及MAOI合用时，应减少用量

第二章 解热、镇痛、抗炎、抗风湿及抗痛风药

第一节 解热、镇痛、抗炎药

非甾体抗炎药（NSAIDs）

考点1 药物分类★

类别	代表药物
水杨酸类	阿司匹林（乙酰水杨酸）、贝诺酯、赖氨匹林、二氟尼柳
乙酰苯胺类	对乙酰氨基酚（扑热息痛）、非那西丁
芳基乙酸类	吲哚美辛、双氯芬酸、舒林酸
芳基丙酸类	布洛芬、萘普生、酮洛芬、非诺洛芬钙、氟比洛芬、奥沙普秦
1，2-苯并噻嗪类	吡罗昔康、美洛昔康
吡唑酮类	氨基比林、安乃近、保泰松
非酸性类	萘丁美酮
磺酰苯胺	尼美舒利
昔布类	塞来昔布、帕瑞昔布、艾瑞昔布、依托考昔、伐地考昔

考点2 药理作用与作用机制★★★

NSAIDs主要是通过抑制前列腺素（PGs）合成过程中所需的环氧化酶（COX），阻止花生四烯酸转化为PGs而发挥抗炎、止痛和解热作用。

COX是PGs合成所必需的酶，也是PGs合成初始步骤中的关键性限速酶。COX有两种异构体，即：COX-1和COX-2。对COX-1和COX-2作用强度不同是NSAIDs的药理作用和不良反应的主要原因。

1. COX-1主要存在于血管、胃、肾等组织中，参与血管舒缩、血小板聚集、胃黏膜血流、胃黏液分泌及肾功能等的调节。

2. COX-2主要在损伤或炎症部位表达，并合成PGs类物质。PGs具有的血管扩张作用促使局部组织充血、肿胀，PGs又可增强该处受损组织痛觉的敏感度，构成炎症部位肿痛炎症的症状。当COX-2被NSAIDs抑制后，各类前列腺素的合成均减少，临床症状得以改善。

COX选择性	药物
COX-1，COX-2抑制剂	阿司匹林、吡罗昔康、美洛昔康、吲哚美辛、舒林酸、布洛芬、萘普生、非诺洛芬钙、二氟尼柳、酮洛芬、双氯芬酸、萘丁美酮、奥沙普秦、氟比洛芬

续表

COX选择性	药物
部分选择性COX-2抑制剂	尼美舒利、美洛昔康
选择性COX-2抑制剂	塞来昔布、伐地考昔、依托考昔、帕瑞昔布、艾瑞昔布

考点3 药效学特点★★★

1. 解热作用　作用于下丘脑体温调节中枢，引起外周血管扩张、皮肤血流增加、出汗，使散热增加而起解热作用。NSAIDs 通过抑制中枢前列腺素的合成发挥解热作用，这类药物只能使发热者的体温下降，而对正常体温没有影响。

2. 镇痛作用　NSAIDs 产生中等程度的镇痛作用，镇痛作用部位主要在外周。氟比洛芬可减轻内脏平滑肌痛感。NSAIDs 对慢性疼痛，如头痛、关节肌肉疼痛、牙痛等效果较好。机制：①抑制前列腺素的合成；②抑制淋巴细胞活性和活化的 T 淋巴细胞的分化，减少对传入神经末梢的刺激；③直接作用于伤害性感受器，阻止致痛物质的形成和释放。

3. 抗炎作用　大多数的 NSAIDSs 具有抗炎作用，但对乙酰氨基酚几乎没有抗炎作用。通过抑制前列腺素合成，抑制白细胞聚集，减少缓激肽形成，抑制血小板凝集等作用发挥消炎作用。对控制风湿性和类风湿性关节炎的症状疗效肯定。

4. 抗风湿作用　机制除解热、镇痛外主要在于抗炎作用。

5. 抑制血小板聚集的作用　通过抑制血小板中血栓素 A_2（TXA_2）的合成，而减少血小板聚集。每天低剂量的阿司匹林用于预防血栓形成与心肌梗死和脑卒中后的治疗。口服阿司匹林 1 小时内，存在于血小板中的 COX 活性被不可逆的破坏。

考点4 典型不良反应和禁忌★★★

1. 典型不良反应

（1）消化系统：由于抑制COX-1，从而抑制了对胃黏膜具有保护作用的前列腺素合成，有导致胃肠道溃疡出血的风险，症状包括胃及十二指肠溃疡和出血、胃穿孔等。尼美舒利可引起肝损伤，表现为肝药酶升高、黄疸，个 别患者有轻度肾毒性表现。

（2）肾脏：前列腺素可以扩张肾脏血管，增加肾脏血流量，有效促进肾小球滤过，肾衰竭时可以保护肾脏。在肾功能正常的患者中，抑制前列腺素合成不会对肾脏造成太大影响；然而在肾功能不全患者中，当NSAIDs 使前列腺素减少时，可能发生包括急性肾功能不全、液体和电解质紊乱、肾状坏死和肾病综合征/间质性肾炎等并发症。

（3）心血管系统：选择性COX-2抑制剂抑制血管内皮的前列腺素生成，使血管内的前列腺素和血小板中的血栓素动态平衡失调，导致血栓素升高促进血栓形成，因而存在心血管不良反应风险。长期使用塞来昔布可能增加严重心血管血栓性不良事件、心肌梗死和卒中的风险，其风险可能是致命的。

（4）血液系统：非选择性COX抑制剂具有抗血小板活性，特别对于有胃肠道溃疡病史，血友病，血小板减少症，血管性血友病，以及围手术期患者，出血风险将增大。

2. 禁忌

（1）哮喘、鼻息肉综合征、血友病或血小板减少症患者禁用阿司匹林。

（2）对阿司匹林过敏者应禁用贝诺酯、布洛芬等其他非甾体抗炎药物，包括塞来昔布等COX-2抑制剂。

（3）大部分NSAIDs可透过胎盘屏障，并由乳汁中分泌，禁用于妊娠期及哺乳期女性。

（4）12岁以下儿童禁用尼美舒利。

（5）重度肝损伤者、有心肌梗死病史或脑卒中病史者禁用塞来昔布。

（6）癫痫、帕金森病及精神疾病患者使用吲哚美辛可加重病情，肛门炎者禁止直肠给予双氯芬酸和吲哚美辛。

（7）对磺胺类药物过敏者禁用塞来昔布。塞来昔布有类磺胺过敏反应，常见皮疹、瘙痒、荨麻疹，严重者出现Stevens-Johnson综合征、中毒性表皮坏死松解症、剥脱性皮炎。

考点5 药物相互作用★★

1. 阿司匹林　与其他NSAIDs类合用时疗效并不增强，但可降低其他药的生物利用度。

2. 对乙酰氨基酚　长期大量与阿司匹林、水杨酸制剂或其他NSAIDs类药合用时，可明显增加肾毒性，包括肾乳头坏死、肾癌及膀胱癌等。

3. NSAIDs类药

（1）与肝素、香豆素等抗凝血药或抗血小板药合用可增加出血风险（塞来昔布、萘丁美酮除外）。

（2）与利尿剂、血管紧张素Ⅱ受体拮抗剂合用，在治疗开始前应监控肾功能，应补充足够水分，避免急性肾衰竭。

（3）降低ACEI、血管紧张素Ⅱ受体拮抗剂、β受体拮抗剂的抗高血压效果。

（4）增加环孢素的肾毒性，合用期间要测定肾功能。

（5）与锂盐合用，减少锂盐自尿排泄，增加锂盐血药浓度。

考点6 临床应用★

（1）发现消化性溃疡、出血、肾损害等应及时停药，并积极治疗并发症。定期复查血常规、大便潜血及肾功能。

（2）既往有溃疡病、血压高、心功能不全、脱水病情或应用利尿剂、皮质激素、氨基糖苷类药物的患者，在平衡风险/获益后，慎用NSAIDs。

（3）老年人（>70岁）慎用NSAIDs，退热一般应从小剂量开始。抗炎、抗风湿宜选用半衰期短的NSAIDs。

（4）服用期间不得饮酒或含有酒精的饮料。

（5）痛风、肝肾功能减退、心功能不全、鼻出血、月经过多以及有溶血性贫血史的患者慎用。

（6）儿童常用退热药为对乙酰氨基酚、布洛芬，两种药物对于儿童发热较为安全有效。2个月以上婴幼儿可使用对乙酰氨基酚，6个月以上婴幼儿可使用布洛芬。

考点 7 代表药品 ★

药品	适应证	临床应用注意
对乙酰氨基酚	普通感冒或流行性感冒引起的发热，也用于缓解轻至中度疼痛，如头痛、关节痛、偏头痛、牙痛、肌肉痛、神经痛、痛经	①妊娠期及哺乳期女性、老年患者慎用 ②禁忌：活动性及重度肝疾病；过敏者；重度肝功能不全 ③应用巴比妥类（苯巴比妥）或解痉药（颠茄）的患者，长期应用本品可致肝损害 ④对乙酰氨基酚一日最大用量应不超过2g
舒林酸	类风湿关节炎，退行性关节病	①用药期间应定期监测大便潜血、血象、肝肾功能 ②与降糖药（甲磺丁脲等）同服可使空腹血糖下降明显 ③与阿司匹林同服可降低本药活性，使疗效降低，且可能出现周围神经病变
吲哚美辛	关节炎；软组织损伤和炎症；解热；偏头痛、痛经、手术后痛、创伤后痛等	①妊娠期、哺乳期女性禁用 ②能导致水钠潴留，心功能不全及高血压等患者慎用；可使出血时间延长，血友病及其他出血性疾病患者慎用；对造血系统有抑制作用，再生障碍性贫血、粒细胞减少患者慎用 ③不良反应较大，不作治疗关节炎首选用药，仅在其他非甾体药无效时才考虑应用
贝诺酯	普通感冒或流行性感冒引起的发热；轻至中度疼痛如头痛、关节痛、偏头痛、牙痛、肌肉痛、神经痛、痛经	①本品为阿司匹林与对乙酰氨基酚以酯键结合的中性化合物。不良反应较阿司匹林小，很少引起胃肠出血 ②阿司匹林、对乙酰氨基酚过敏者以及其他非甾体抗炎药引起过哮喘、鼻炎及鼻息肉综合征者禁用 ③不满3个月婴儿禁用及肝肾功能不全慎用
布洛芬	风湿性关节炎、类风湿关节炎、骨关节炎、强直性脊柱炎和神经炎等	①每24小时不超过4次 ②不良反应：胃肠系统最常见，发生率高达30%，从腹部不适到严重的出血或溃疡复发 ③相互作用：增高地高辛、甲氨蝶呤、口服降血糖药的血药浓度；减弱呋塞米（呋喃苯胺酸）的排钠和降压作用；降低抗高血压药的降压效果
奥沙普秦	风湿性关节炎、类风湿性关节炎、骨关节炎、强直性脊柱炎、肩关节周围炎、颈肩腕症候群、痛风发作以及外伤和手术后消炎、镇痛	不良反应主要为消化道症状
双氯芬酸	各种急、慢性关节炎和软组织风湿所致的疼痛以及创伤后、术后的疼痛、牙痛、头痛等，对成年人及儿童的发热有解热作用	①起效迅速，可用于痛经及拔牙后止痛 ②禁用冠状动脉搭桥手术（CABG）围手术期疼痛的治疗，重度心力衰竭的患者 ③可增加地高辛与含锂制剂的血浆浓度，减少肾对甲氨蝶呤的排泄
美洛昔康	类风湿性关节炎、疼痛性骨关节炎（关节病、退形性骨关节病）	①出现胃肠道溃疡及出血风险略低于其他传统NSAIDs ②服用时宜从最小有效剂量开始 ③有消化性溃疡史者慎用 ④服用者定期监测肝肾功能，尤其是65岁以上老年患者

续表

药品	适应证	临床应用注意
尼美舒利	慢性关节炎症（类风湿性关节炎和骨关节炎等）；手术和急性创伤后的疼痛和炎症；耳鼻咽部炎症引起的疼痛；痛经；上呼吸道感染引起的发热	禁用：12岁以下儿童；冠状动脉搭桥手术（CABG）围手术期疼痛的治疗
塞来昔布	骨关节炎、成人类风湿关节炎、成人急性疼痛、强直性脊柱炎	①禁用：对磺胺过敏者，重度心力衰竭者，冠状动脉搭桥手术（CABG）围手术期疼痛的治疗 ②长期使用可能增加严重心血管血栓性不良事件、心肌梗死和卒中的风险，其风险可能是致命的 ③可能引起导致住院甚至死亡的严重的皮肤副作用，例如剥脱性皮炎、Stevens-Johnson综合征和中毒性表皮坏死溶解症
依托考昔	骨关节炎急性期和慢性期、急性痛风性关节炎、原发性痛经	当依托考昔、其他选择性COX-2抑制剂和非甾体抗炎药与阿司匹林（即使是低剂量）合用时，发生胃肠道不良事件（胃肠道溃疡或其他胃肠道并发症）的危险性增高

第二节 抗风湿药

考点 1 药物分类★

抗风湿药物是风湿免疫疾病管理的基石，通过抑制或调节免疫系统、抑制炎症，达到延缓疾病进展的目标。广义地讲，它们都属于改善病情的抗风湿药（DMARDs）。

	类别	代表药物
传统合成DMARDs/慢作用抗风湿药（SAARD）	免疫抑制剂	甲氨蝶呤、来氟米特、环磷酰胺、硫唑嘌呤、吗替麦考酚酯、环孢素
	其他	柳氮磺吡啶、羟氯喹和氯喹、金制剂、双醋瑞因、青霉胺、雷公藤多苷
生物制剂DMARDs	肿瘤坏死因子（TNF）拮抗剂	依那西普、英夫利西单抗、阿达木单抗、戈利木单抗、赛妥珠单抗
	白细胞介素（IL）-1拮抗剂	阿那白滞素、列洛西普
	IL-6拮抗剂	托珠单抗
	IL-17拮抗剂	司库奇尤单抗、依奇珠单抗、柏达鲁单抗
	干扰素α拮抗剂	西伐单抗、隆利组单抗
	T细胞调节剂	阿巴西普、阿法西普
	辅助性T淋巴细胞（Th）17调节剂	曲利单抗
	B细胞调节剂	利妥昔单抗、贝利尤单抗、泰他西普
	T、B细胞调节剂	阿仑单抗
	非中和性抗体	那他珠单抗

续表

类别		代表药物
靶向合成DMARDs	TNF-α抑制剂	依那西普、阿达木单抗、英夫利西单抗
	IL-17抑制剂	司库奇尤单抗、依奇珠单抗
	JAK抑制剂	枸橼酸托法替布、巴瑞替尼
肾上腺糖皮质激素		
非甾体抗炎药		

考点 2 药理作用与作用机制★★

1. 传统合成 DMARDs 起效时间较长，往往需要使用 8~12 周才能判断该类药物疗效，因此也被称为慢作用抗风湿药（SAARD）。

（1）免疫抑制剂

甲氨蝶呤：抑制细胞内二氢叶酸还原酶，使嘌呤合成受抑，同时具抗炎作用。

来氟米特：抑制合成嘧啶的二氢乳清酸脱氢酶，使活化淋巴细胞的生长受抑。

环磷酰胺：与DNA发生交叉联结，抑制DNA的合成，也可干扰RNA的功能，具有杀死淋巴细胞作用，能引起T和B淋巴细胞数量减少，从而抑制细胞免疫和体液免疫反应，使抗体生成减少。

硫唑嘌呤：可通过对RNA代谢的干扰而具有免疫抑制作用。

吗替麦考酚酯：抑制鸟嘌呤核苷酸的经典合成途径，抑制有丝分裂原和同种特异性刺激物引起的T和B淋巴细胞增殖。

（2）柳氮磺吡啶：磺胺类抗菌药。口服不易吸收，吸收部分在肠微生物作用下分解成5-氨基水杨酸和磺胺吡啶，从而抑制前列腺素及白三烯的合成，发挥抗炎抗风湿作用。

（3）羟氯喹和氯喹：抗疟药本身具有抗炎、调节免疫等作用。

（4）金制剂（金诺芬）：能减少类风湿因子及其抗体形成，抑制前列腺素合成和溶菌酶的释放，并有与免疫球蛋白补体结合的作用，阻断关节炎的发展。与非甾体药合用，可提高成人类风湿关节炎的治愈率。

（5）双醋瑞因：骨关节炎IL-1的重要抑制剂。可诱导软骨生成，具有止痛、抗炎及退热作用；不抑制PGs合成；对骨关节炎有延缓疾病进城的作用。

2. 靶向合成 DMARDs

（1）TNF-α抑制剂：通过阻断TNF-α与其受体结合，从而阻止相关疾病的发生。包含融合蛋白类（依那西普）和单克隆抗体类（英夫利西单抗、阿达木单抗）。

（2）IL-17抑制剂（司库奇尤单抗、依奇珠单抗）：通过阻断IL-17A信号通路来减少促炎细胞因子释放，从而缓解炎症。

（3）小分子靶向制剂：JAK抑制剂（枸橼酸托法替布、巴瑞替尼）选择性抑制JAK激酶，阻断JAK/STAT通路，减轻炎症反应和自身免疫疾病的症状。

3. 肾上腺糖皮质激素 治疗风湿性疾病的常用药物，特别是针对弥漫性结缔组织病，已成为必不可少的药物。有明显抑制类风湿关节炎炎症反应以及骨破坏的作用，常被归为免疫抑制剂。

4.非甾体抗炎药 风湿病中常用的对症药物，有镇痛、解热、抗炎作用，对肌肉、关节、关节周围的软组织的疼痛和肿胀有一定缓解作用。

考点3 药效学特点★★

1.传统合成DMARDs 起效时间较长，往往需要使用8～12周才能判断该类药物疗效，因此也被称为慢作用抗风湿药（SAARD）。

（1）甲氨蝶呤：可以降低血沉、C-反应蛋白等炎性指标，能够改善类风湿患者骨质侵蚀。

（2）来氟米特：抑制二氢乳清酸脱氢酶的活性，从而影响活化淋巴细胞的嘧啶合成。本品具有抗炎作用。体内活性主要通过其活性代谢产物A771726（M$_1$）而产生。

（3）柳氮磺吡啶：抑制类风湿因子的合成及淋巴细胞的有丝分裂。抗炎作用：服用本品后结肠及血清中前列腺素水平下降，可能与其肠道分解产物5-氨基水杨酸抑制环氧酶，使花生四烯酸转化为前列腺素减少有关。抑制血栓素合成酶和脂氧酶从而抑制中性粒细胞的趋化性和溶蛋白酶的活性，清除氧自由基。

（4）金诺芬：起效较慢，通常在用药3个月以后见效，有迟至5～6个月者。

2.靶向合成DMARDs 起效时间较长，往往需要使用8～12周才能判断该类药物疗效，因此也被称为慢作用抗风湿药（SAARD）。

（1）司库奇尤单抗：人源化IgG$_1$单克隆抗体，能够选择性结合细胞因子IL-17A并抑制其与IL-17受体的相互作用。IL-17A是人体正常炎症和免疫应答过程中天然形成的细胞因子。

（2）托法替布：JAK抑制剂。JAK属于胞内酶，可传导细胞膜上的细胞因子或生长因子-受体相互作用所产生的信号，从而影响细胞造血过程和细胞免疫功能。

考点4 不良反应和禁忌★★

特有的副作用：①甲氨蝶呤可能导致间质性肺病、叶酸缺乏和肝硬化。②来氟米特可引起高血压、周围神经病变和体重减轻。③柳氮磺吡啶可能会罕见地引起DRESS综合征。

药品分类	代表药品	不良反应	禁忌
免疫抑制剂	来氟米特	主要有腹泻、瘙痒、可逆性肝脏酶（ALT和AST）升高、脱发、皮疹等	对本品及其代谢产物过敏者及严重肝脏损害患者
金制剂	金诺芬	①胃肠道反应 ②过敏反应 ③肾脏反应：暂时性蛋白尿或血尿、肾小球肾炎和肾病综合征。出现肾损害者应停药，通常都能恢复 ④血液系统反应 ⑤肝脏反应：可出现ALT和AST升高以及黄疸等，一般停药后可恢复正常 ⑥口腔炎、结膜炎亦偶见。乏力、眩晕、间质性肺炎、角膜/晶体金盐沉积等	①对金有过敏反应者 ②坏死性小肠结肠炎 ③肺纤维化 ④剥脱性皮炎 ⑤骨髓再生障碍 ⑥进行性肾病 ⑦严重肝病和其他血液系统疾病患者 ⑧哺乳期女性

药品分类	代表药品	不良反应	禁忌
IL-1抑制剂	双醋瑞因	①最常见：轻度腹泻（治疗的最初几天出现） ②偶尔会导致尿液颜色变黄（本品的特性）	对本品过敏或有蒽醌衍生物过敏史的患者
融合蛋白类TNF-α抑制剂	依那西普	①最常见：注射部位局部反应 ②其他：中性粒细胞减少、鼻炎、发热、关节酸痛、肌肉酸痛、困倦、面部肿胀和面部过敏等 ③感染：最常见上呼吸道感染 ④恶性肿瘤（淋巴瘤）发生率是正常人群预期发生率的2倍	①过敏者 ②脓毒血症患者或存在脓毒血症风险者 ③包括慢性或局部感染在内的严重活动性感染者
单克隆抗体类TNF-α抑制剂	英夫利西单抗	①输注相关反应 ②感染：最频发的感染是呼吸道感染和尿路感染 ③自身抗体（狼疮样综合征） ④诱发恶性肿瘤，最常见是淋巴瘤、乳腺癌、直肠结肠癌和黑色素瘤 ⑤肝脏毒性	①对英夫利西单抗、其他鼠源蛋白或本品中任何成分过敏的患者 ②患有结核病或其他活动性感染（包括脓毒症、脓肿、机会性感染等）的患者 ③患有中重度心力衰竭（纽约心脏学会心功能分级Ⅲ/Ⅳ级）的患者
IL-17抑制剂	司库奇尤单抗	①诱发上呼吸道感染 ②中性粒细胞减少症 ③超敏反应	①存在重度超敏反应的患者 ②临床上重要的活动性感染（如：活动性结核）者
JAK抑制剂	托法替布	①高血压、血栓形成；血脂异常；鼻窦阻塞、间质性肺疾病 ②血肌酸激酶升高 ③诱发其他感染包括上呼吸道感染、鼻咽炎、尿路感染、肺炎、蜂窝织炎、带状疱疹、憩室炎、阑尾炎等。以及机会性感染（包括结核及其他分枝杆菌、隐球菌感染等 ④诱发恶性肿瘤，包括肺癌、乳腺癌、胃癌、结直肠癌、肾细胞癌、前列腺癌等	有生育能力的女性应计划生育或避孕

考点5 药物相互作用★

药物	药物相互作用
来氟米特	单剂量来氟米特和多剂量利福平联合使用，M_1峰浓度较单独使用来氟米特升高（约40%），随着利福平的使用，M_1浓度可能继续升高，因此合用应慎重
双醋瑞因	避免同时服用含氢氧化铝和（或）氢氧化镁的药物
司库奇尤单抗	不得与活疫苗同时使用，但可同时接受灭活疫苗或非活疫苗接种
托法替布	①强效CYP3A4抑制剂（如酮康唑）合用，托法替布暴露量增加 ②中等CYP3A4抑制剂与强效CYP2C19抑制剂（如氟康唑）合用，托法替布暴露量增加 ③强效CYP3A4诱导剂（如利福平）合用，托法替布暴露量减少并可能导致临床反应缺失或减少 ④免疫抑制药物（如硫唑嘌呤、他克莫司、环孢素）合用，免疫抑制风险增加

考点 6 临床应用★

（1）在类风湿关节炎的治疗中，甲氨蝶呤是首选的锚定药物。

（2）狼疮性肾炎诱导缓解多选用环磷酰胺或吗替麦考酚酯。

（3）柳氮磺吡啶多用于炎症性肠病。

（4）肾上腺糖皮质激素是治疗风湿性疾病的常用药物，特别是针对弥漫性结缔组织病，已成为必不可少的药物。国际上普遍认为糖皮质激素可归类为改善类风湿关节炎病情的药物。

考点 7 代表药品★

药品	适应证	临床应用注意
来氟米特	成人类风湿关节炎（改善病情）、狼疮性肾炎	①禁用：妊娠期、哺乳期女性；对本品过敏者及严重肝肾损害者 ②不良反应主要有腹泻、瘙痒、可逆性肝脏酶（ALT 和 AST）升高、脱发、皮疹等
双醋瑞因	退行性关节疾病（骨关节炎及相关疾病）	①禁用：已知过敏或有蒽醌衍生物过敏史的患者 ②不良反应常见：轻度腹泻、上腹疼痛。偶见：恶心呕吐、尿液变黄 ③建议在肌酐清除率 <30 ml/min 时减少剂量。餐后服用可以提高其吸收率。副反应的发生率直接与未吸收的药量有关，在禁食或摄入食物很少时，服用本品会增加副反应的发生率
硫酸羟氯喹	①类风湿关节炎 ②盘状和系统性红斑狼疮 ③青少年慢性关节炎 ④由阳光引发或加剧的皮肤病变	①可加重银屑病及卟啉症患者原病症 ②长期大剂量治疗可出现不可逆视网膜损伤。用药前及用药后每 3 个月后应行眼科检查 ③长期用药的患者应定期检查膝和踝反射，如出现肌软弱应停药 ④缺乏 G-6-PD（葡萄糖-6-磷酸脱氢酶）的患者应慎用 ⑤服药过量或过敏而出现严重中毒症状时，建议给予氯化氨口服
依那西普	①类风湿关节炎（中度至重度活动性类风湿关节炎的成年患者对 DMARDs 无效时，可与甲氨蝶呤联用治疗） ②强直性脊柱炎（重度活动性强直性脊柱炎的成年患者对常规治疗无效时可使用）	①最常见的不良反应是注射部位局部反应，最常见的感染是上呼吸道感染 ②禁用：过敏者；脓毒血症患者或存在脓毒血症风险者；包括慢性或局部感染在内的严重活动性感染者
英夫利西单抗	①类风湿关节炎（与甲氨蝶呤联合使用） ②成人及 6 岁以上儿童克罗恩病；瘘管性克罗恩病 ③成人溃疡性结肠炎 ④强直性脊柱炎 ⑤银屑病关节炎 ⑥斑块性银屑病	①慎用：有慢性或复发性感染史者；轻度充血性心力衰竭（NYHA 分级的 I～II 级）者；以往或新近中枢神经系统脱髓鞘疾病或癫痫患者（可加重病情）；有血清病样反应者（可导致复发） ②用本品治疗后提示发生狼疮样综合征症状时，应立即中断治疗 ③目前不推荐同时使用活疫苗 ④育龄女性在末次治疗后至少要避孕 6 个月。母亲在本品末次治疗后至少 6 个月内应停止哺乳

续表

药品	适应证	临床应用注意
司库奇尤单抗	银屑病、强直性脊柱炎	①感染：本品可能增加感染的风险 ②对有活动性结核患者不要使用本品 ③炎症性肠病（IBD）：患有活动性炎症性肠病（克罗恩病、溃疡性结肠炎）的患者应慎用
托法替布	甲氨蝶呤疗效不足或对其无法耐受的中度至重度活动性类风湿关节炎成年患者（可与甲氨蝶呤或其他非生物DMARDs联合使用）	①不建议将托法替布与生物DMARDs类药物或强效免疫抑制剂（硫唑嘌呤和环孢霉素）联合使用 ②有生育能力的女性应计划生育或避孕 ③出现严重感染、机会性感染或脓毒症，应中断治疗 ④用药前应筛查患者是否患病毒性肝炎 ⑤皮肤癌高风险患者应定期进行皮肤检查

第三节　抗痛风药

考点1 药物分类与药效学特点 ★★★

类别	代表药物	药理作用与作用特点
抑制粒细胞浸润炎症反应药	秋水仙碱	秋水仙碱用于痛风的急性期、痛风性关节炎急性发作和预防
促进尿酸排泄药	苯溴马隆、丙磺舒	①抑制近端肾小管对尿酸盐的重吸收，使尿酸排出增加；促进尿酸结晶的重新溶解 ②肾功能下降时，丙磺舒的促尿酸排泄作用明显减弱或消失。苯溴马隆可用于肾功能不全者
抑制尿酸生成药	别嘌醇、非布司他	①抑制黄嘌呤氧化酶，阻止次黄嘌呤和黄嘌呤代谢为尿酸，减少尿酸生成 ②别嘌醇尤其适用于血尿酸和24小时尿尿酸过多或有痛风结石、肾结石、泌尿系统结石、不宜应用促进尿酸排出药者 ③非布司他适用于具有痛风症状的高尿酸血症的长期治疗
碱化尿液	碳酸氢钠	抗酸剂，也可碱化尿液，合用苯溴马隆等促进尿酸排出的药物，提高降尿酸的效果。服用期间宜多饮水，使尿液呈碱性以利于排酸

考点2 典型不良反应和禁忌 ★★

1.典型不良反应

（1）秋水仙碱：常见尿道刺激症状（尿频、尿急、尿痛、血尿），晚期中毒症状有血尿、少尿、肾衰竭，长期应用可引起骨髓造血功能抑制。

（2）别嘌醇：剥脱性皮炎、血小板计数减少、少尿、尿频、间质性肾炎。常见皮疹、过敏、紫癜性病变、多形性红斑等，长期服用可出现黄嘌呤肾病和结石。

（3）促尿酸排泄药：少见尿频、肾结石、肾绞痛、风团、皮疹、斑疹、皮肤潮红、瘙痒、脓疱、痛风急性发作，偶见骨髓造血功能抑制、类磺胺药过敏反应。

2.禁忌

（1）妊娠期及哺乳期女性、过敏者禁用。

（2）骨髓增生低下及肝肾功能中重度不全者禁用秋水仙碱。

（3）肾功能不全者，伴有肿瘤的高尿酸血症者，使用细胞毒类的抗肿瘤药、放射治疗患者及2岁以下儿童禁用丙磺舒。

（4）痛风性关节炎急性发作期，有中、重度 肾功能不全或肾结石者禁用苯溴马隆。

考点3 药物相互作用★

药物	药物相互作用
秋水仙碱	①致可逆性维生素B_{12}吸收不良 ②降低口服抗凝血药、抗高血压药的作用
丙磺舒	①可抑制肾小管对吲哚美辛、萘普生及氨苯砜的排出而增加药物毒性 ②可影响利福平和肝素的代谢，毒性增大 ③与水杨酸盐和阿司匹林合用时，可抑制丙磺舒的排酸作用 ④可加速别嘌醇的排出，而别嘌醇则可延长本品的半衰期
苯溴马隆	①水杨酸盐、吡嗪酰胺等可减弱本品的促尿酸排泄作用 ②可增强口服抗凝血药的作用
别嘌醇	①氯噻酮、依他尼酸、呋塞米、吡嗪酰胺或噻嗪类利尿剂可增加血尿酸含量，降低本品效力 ②与氨苄西林同用时，皮疹发生率增多 ③与抗凝血药如双香豆素等同用时，抗凝血药的效应可加强 ④与硫唑嘌呤或巯嘌呤同用时，后者用量一般要减少至原剂量的1/4～1/3
非布司他	减慢黄嘌呤氧化酶底物的药物代谢 ①与茶碱（黄嘌呤氧化酶底物）联用，改变茶碱在人体内的代谢 ②与阿糖胞苷（黄嘌呤氧化酶底物）同服，可能导致幻觉、震颤、神经障碍等阿糖胞苷不良反应增强 ③可使去羟肌苷（黄嘌呤氧化酶底物）的C_{max}和AUC升高 与硫唑嘌呤或巯唑嘌呤同服，使巯嘌呤的血药浓度升高而导致其骨髓抑制等不良反应增强

考点4 临床应用★★

急性发作期及早（一般应在24小时内）进行抗炎止痛治疗。降尿酸治疗应该在痛风急性期过后2周开始，从小剂量起始逐渐加量。NSAIDs、秋水仙碱和糖皮质激素都是痛风急性发作的一线用药。

（1）NSAIDs：若无禁忌推荐早期足量使用NSAIDs速效制剂，包括非选择性COX抑制剂和COX-2抑制剂。

（2）秋水仙碱：对于存在活动性消化道溃疡、消化道出血，或既往有复发性消化道溃疡或出血病史者不能使用NSAIDs药物，应选择秋水仙碱。推荐在痛风发作12小时内尽早使用低剂量的秋水仙碱（1.5～1.8mg/d），超过36小时后疗效显著降低。

（3）糖皮质激素：在NSAIDs药物和秋水仙碱有使用禁忌和效果不佳时才采用。急性发作累及1～2个大关节，全身治疗效果不佳者，可考虑关节内注射短效糖皮质激素，但应避免 短期内重复使用。

考点 5 代表药品 ★

药品	适应证	临床应用注意
秋水仙碱	治疗痛风性关节炎的急性发作，预防复发性痛风性关节炎的急性发作	①老年人、胃肠道疾病、心功能不全及肝肾功能有潜在损害者应减量或慎用 ②治疗急性痛风，每一个疗程应停药3日，以免发生蓄积中毒，尽量避免静脉注射或长期给药 ③痛风性关节炎症状控制后可继续减量、短程与促进尿酸排泄药联用以防痛风复发 ④用药期间应定期监测血常规与肝肾功能
苯溴马隆	原发性和继发性高尿酸血症、各种原因引起的痛风以及痛风性关节炎非急性发作期	①急性痛风发作结束之前，不要用药。为避免治疗初期痛风急性发作，建议最初几天合用秋水仙碱或抗炎药 ②治疗期间需大量饮水以增加尿量，为促使尿液碱化，可酌情给予碳酸氢钠，并注意酸碱平衡
别嘌醇	①原发性和继发性高尿酸血症，尤其是尿酸生成过多而引起的高尿酸血症 ②反复发作或慢性痛风者 ③痛风石 ④尿酸性肾结石和（或）尿酸性肾病 ⑤有肾功能不全的高尿酸血症	①本品不能控制痛风性关节炎的急性炎症症状，不能作为抗炎药使用 ②必须在痛风性关节炎的急性炎症症状消失后（一般在发作后2周左右）方开始应用 ③服药期间应多饮水，碱化尿液 ④必须由小剂量开始，用最小有效量维持较长时间 ⑤与排尿酸药合用可加强疗效。不宜与铁剂同服 ⑥用药前及用药期间要定期检查血尿酸及24小时尿尿酸水平 ⑦用药期间应定期检测血象与肝肾功能 ⑧可致超敏反应综合征（AHS），建议应用前做基因（HLA-B*5801）筛查
非布司他	痛风患者高尿酸血症的长期治疗	①不推荐用于无临床症状的高尿酸血症 ②禁用于正在接受硫唑嘌呤或巯嘌呤治疗的患者 ③使用本药前有痛风性关节炎的患者，在症状稳定前，不可使用本药 ④使用本药过程中发现痛风发作时，可不改变本药用量继续用药，亦可根据具体症状合用秋水仙碱、非甾体抗炎药、肾上腺皮质激素等 ⑤首次使用非布司他之前应进行一次肝功能检查（血清ALT、AST、碱性磷酸酶和总胆红素），将此结果作为基线水平。如果发现功能异常（ALT超过参考范围上限的3倍），应中止服药 ⑥已有患者出现严重的皮肤反应和过敏反应的报告，包括Stevens-Johnson综合征和中毒性表皮坏死松解症（TEN）

第三章　呼吸系统用药

第一节　镇咳药

考点 1　药物分类和药理作用 ★★★

类别	代表药物	药理作用
中枢性镇咳药	可待因、双氢可待因、福尔可定、右美沙芬、二氧丙嗪	选择性作用于延髓咳嗽中枢的一个或多个位点，抑制支气管腺体的分泌，产生中枢性镇咳作用，具有一定的呼吸抑制作用和成瘾性
外周性镇咳药	那可丁	与咳嗽反射弧上的咳嗽感受器、传入神经、传出神经及效应器部位受体结合而产生止咳效果，无成瘾性及呼吸抑制作用
兼具中枢及外周作用的镇咳药	苯丙哌林、依普拉酮、喷托维林	在选择性抑制咳嗽中枢的同时，尚有局麻、阻断肺-胸膜牵张感受器、解痉等作用，从而产生中枢性和外周性镇咳作用

考点 2　药效学特点 ★★★

1. 中枢性镇咳药

（1）可待因：镇咳作用强而迅速，约为吗啡的1/4，适用于各种原因引起的剧烈干咳和刺激性咳嗽，尤其适用于伴有胸痛的剧烈干咳，缓解非炎性干咳以及上呼吸道感染引起的咳嗽症状，但具有成瘾性。

（2）福尔可定：具有与可待因相似的镇咳、镇痛作用。缓解干咳的效果比可待因好。成瘾性比可待因小，呼吸抑制较吗啡弱。儿童对福尔可定耐受性较好，不引起便秘或消化功能紊乱

（3）右美沙芬：镇咳强度与可待因相等或略强，无镇痛作用，主要用于干咳。治疗剂量不抑制呼吸，长期应用未见耐受性和成瘾性。自2024年7月1日起，将右美沙芬（包括盐、单方制剂）列入第二类精神药品目录。

（4）二氧丙嗪：具有较强的镇咳作用，并具有抗组胺、解除平滑肌痉挛、抗炎和局部麻醉作用，还可增加免疫功能，尤其是细胞免疫。未见耐药性及成瘾性。

2. 外周性镇咳药

那可丁：可麻醉呼吸道黏膜上的牵张感受器而发挥外周性镇咳作用，尚有呼吸中枢兴奋作用，无成瘾性。

3. 兼具中枢及外周作用的镇咳药

（1）苯丙哌林：镇咳作用较强，为可待因的2~4倍。无麻醉作用，不抑制呼吸，不引起胆道和十二指肠痉挛、便秘，无成瘾性，未发现耐受性。

（2）喷托维林：镇咳作用强度约为可待因的1/3。

（3）依普拉酮：等效镇咳剂量约为可待因的2倍，同时具有镇静、局麻、抗组胺和抗胆

碱及较强的黏痰溶解作用。

考点 3 典型不良反应和禁忌 ★

1. 典型不良反应

（1）包括成瘾性、兴奋、幻想、惊厥、便秘、心率增快、情绪激动、耳鸣、口干、口咽喉部麻木感等。

（2）中枢性镇咳药可产生耐受性，久用有成瘾性。

（3）长期用药要预防便秘。

2. 禁忌

（1）痰多患者禁用或慎用。

（2）中枢性镇咳药可透过胎盘屏障，使胎儿成瘾，引起新生儿的戒断症状（啼哭、打喷嚏、打哈欠、腹泻、呕吐等）、呼吸抑制，且多数可自乳汁排出，故妊娠期女性禁用、哺乳期女性慎用。由于呼吸抑制、镇静等副作用，一般不宜用于儿童，1岁以下儿童禁用。

考点 4 药物相互作用 ★

（1）乙醇及其他中枢系统抑制剂可增强中枢性镇咳药的中枢抑制（镇静）作用，用药期间不宜饮酒。

（2）与单胺氧化酶抑制剂合用可出现痉挛、反射亢进、异常发热、昏睡等，故正在使用单胺氧化酶抑制剂的患者及单胺氧化酶抑制剂停药不满2周的患者禁用。

考点 5 临床应用 ★★

（1）镇咳药属于对症治疗药物，用药7日如症状未缓解，宜停药就诊。

（2）中枢性镇咳药特别适用于无痰、干咳患者。痰多黏稠患者不宜单独使用，宜与祛痰药合用。

（3）服药期间不得驾驶车、船，从事高空作业、机械作业及操作精密仪器。

（4）咳嗽严重和刺激性干咳（少痰或无痰，无鼻塞、咽痒、流涕、嗳气、反酸等症状）者，推荐使用单一成分的镇咳药。苯丙哌林较适用于白天咳嗽为主的患者，右美沙芬较适用于夜间咳嗽为主的患者。

（5）干咳（少痰或无痰，并发鼻塞、喷嚏、流涕等症状）者，推荐使用复方可待因，特别适合胸膜炎并发胸痛的严重干咳患者。

考点 6 代表药品 ★

药品	适应证	临床应用注意
可待因	①镇咳（较严重的频繁干咳，如痰液量较多宜并用祛痰药） ②镇痛（中度以上的疼痛） ③镇静（局麻或全麻时）	①麻醉药品，具有成瘾性 ②胆结石患者使用可引起胆管痉挛 ③可引起瞳孔变小，颅脑外伤或颅内病变者慎用 ④前列腺增生患者使用易引起尿潴留而加重病情 ⑤可待因为前药，约15%经CYP2D6代谢为吗啡。已知为CYP2D6超快代谢者禁用 ⑥18岁以下青少年儿童禁用

续表

药品	适应证	临床应用注意
福尔可定	①镇咳（剧烈干咳） ②镇痛（中度疼痛）	—
喷托维林	各种原因所引起的干咳	①对普通感冒、支气管炎或鼻窦炎等引起的干咳效果较好 ②禁用于2岁以下儿童
右美沙芬	各种原因引起的干咳，包括上呼吸道感染(如感冒和咽炎)、支气管炎等引起的咳嗽	①胺碘酮可提高本品的血药浓度 ②氟西汀、帕罗西汀可加重本品的不良反应
苯丙哌林	急、慢性支气管炎及各种刺激引起的刺激性干咳	①非麻醉性镇咳药，兼具中枢性及外周性镇咳作用，并具有罂粟碱样平滑肌解痉作用 ②整粒吞服，切勿嚼碎，以免引起口腔麻木

第二节　祛痰药

考点1 药物分类和药理作用 ★★

类别	代表药物
恶心性和刺激性祛痰药	氯化铵、愈创甘油醚、愈创木酚磺酸钾、桉叶油
黏痰溶解剂	溴己新、氨溴索、乙酰半胱氨酸、桉柠蒎油、标准桃金娘油、厄多司坦、福多司坦、美司坦、羧甲司坦、糜蛋白酶

考点2 药理作用与作用机制 ★★

1. 恶心性和刺激性祛痰药　作用靶点为胃黏膜，口服后刺激胃黏膜的迷走神经末梢，引起轻度恶心，反射性引起气管、支气管腺体分泌增加，增加痰液中水分含量，使痰液变稀易于咳出。

2. 黏痰溶解剂　从不同途径分解痰液的黏性成分，如多糖和黏蛋白，改变痰中黏液成分，降低痰液黏度使其易于咳出。

（1）溴己新：具有较强的黏痰溶解作用，主要作用于气管、支气管黏膜的黏液产生细胞，抑制痰液中酸性黏多糖蛋白的合成，并可使痰中的黏蛋白纤维断裂，其祛痰作用尚与其促进呼吸道黏膜的纤毛运动及恶心性祛痰作用有关。

（2）氨溴索：溴己新的体内活性代谢产物，能促进肺表面活性物质的分泌及气道液体分泌，使痰中的黏多糖蛋白纤维断裂，促进黏痰溶解；增加支气管黏膜纤毛运动，促进痰液排出。

（3）乙酰半胱氨酸：具有较强的黏痰溶解作用，其分子中所含巯基（–SH）能使白色黏痰中的黏多糖蛋白多肽链中的二硫键（–S–S–）断裂，还可通过分解核糖核酸酶，使脓性痰中的DNA纤维断裂，故不仅能溶解白色黏痰，还能溶解脓性痰，从而降低痰的黏滞性，并使之液化，易于咳出。此外，乙酰半胱氨酸进入细胞内后，可脱去乙酰基形成L-半胱氨酸，参与谷胱甘肽（GSH）的合成，故**有助于保护细胞免受氧自由基等毒性物质的损害**。

（4）桉柠蒎油：桃金娘科桉属、芸香科桔属及松科松属植物的提取物，主要成分为桉油精、柠檬烯及 α–蒎烯，与标准桃金娘油有效成分相似。可使支气管腺体分泌增加，改善气管黏膜纤毛运动，并使黏液移动速度增加，有助于痰液排出。

（5）标准桃金娘油：桃金娘科植物的复方制剂，可在呼吸道黏膜发挥溶解黏液、促进腺体分泌的作用。亦可产生 β–拟交感神经效应，刺激黏膜纤毛运动，增加黏液移动速度，有助于痰液排出。此外，还具有轻度抗炎作用，通过减轻支气管黏膜肿胀而舒张支气管；对细菌和真菌亦具有杀菌作用。

（6）羧甲司坦、福多司坦：可使低黏度的唾液黏蛋白分泌增加、高黏度的岩藻黏蛋白产生减少，使痰液的岩藻糖/唾液酸比例正常化，从而改善痰液的黏度和弹性，使其易于咳出。

考点3　药效、药动学特点★

1. 恶心性和刺激性祛痰药

（1）氯化铵：服用后可有恶心、呕吐等表现，还能增加肾小管氯离子浓度，增加水钠排出，具有利尿作用；可酸化体液和尿液，纠正**代谢性碱中毒**。是祛痰合剂的主要成分之一。

（2）愈创甘油醚：还有轻度的镇咳、防腐作用，大剂量有平滑肌松弛作用。

（3）愈创木酚磺酸钾：尚有微弱抗炎作用，减少痰液的恶臭。

2. 黏痰溶解剂

（1）溴己新：口服吸收迅速、完全，服用后1小时起效。

（2）氨溴索：祛痰作用比溴己新强，口服吸收迅速，药物可进入脑脊液，也可透过胎盘屏障。

（3）**乙酰半胱氨酸**：具有较强的黏痰溶解作用，**不仅能溶解白色黏痰，也能溶解脓性痰。口服吸收后在小肠黏膜和肝脏存在首关效应，故口服生物利用度极低**。雾化吸入祛痰效果显著优于氨溴索、溴己新、糜蛋白酶。

（4）羧甲司坦：口服起效快，服用4小时可见明显疗效。

（5）福多司坦：福多司坦进食后服用 T_{max} 延长、C_{max} 下降，应餐后服用，但不受年龄的影响。

考点4　典型不良反应和禁忌★

1. 恶心性和刺激性祛痰药

（1）中枢性不良反应：头晕、嗜睡

（2）胃肠道反应：恶心、呕吐、胃肠不适等。

（3）溃疡病和肝肾功能不全者慎用。

（4）**氯化铵过量或长期服用可造成酸中毒和低血钾**。

2. 黏痰溶解剂

（1）溴己新、氨溴索：可引起轻度胃部不适、恶心、胃痛、腹泻等胃肠道反应。

（2）乙酰半胱氨酸：可引起呛咳、支气管痉挛、恶心、呕吐、胃炎等。

（3）羧甲司坦：消化道溃疡活动期禁用。妊娠期、哺乳期女性，消化道溃疡史患者，过敏体质者，2岁以下儿童慎用。

（4）福多司坦：可能对心功能不全患者产生不良影响，有心脏障碍的患者应慎用。

考点5 临床应用★★

（1）祛痰药为对症治疗药物，使用时应注意查明咳嗽、咳痰的原因，不宜长期使用，如用药7日症状未见好转应及时就医。

（2）应谨慎与中枢性镇咳药同时使用，以免稀化的痰液堵塞气道。

（3）乙酰半胱氨酸适用于大量黏痰阻塞引起的呼吸困难，如急性和慢性支气管炎、慢性阻塞性肺疾病、肺炎、肺气肿、肺结核，以及手术引起的痰液黏稠、咳痰困难。乙酰半胱氨酸注射剂还可用于解救对乙酰氨基酚中毒、治疗环磷酰胺引起的出血性膀胱炎。

（4）桉柠蒎油除促进黏痰溶解外，还有抗炎作用，可减轻支气管黏膜肿胀、扩张支气管，并可用于支气管造影术后促进造影剂的排出。

考点6 代表药品★

药品	适应证	临床应用注意
氯化铵	①干咳以及痰不易咳出等 ②酸化尿液 ③纠正代谢性碱中毒	①镰状细胞贫血患者使用可引起缺氧或酸中毒 ②酸化尿液，可纠正代谢性碱中毒，但代谢性酸中毒患者忌用 ③与磺胺嘧啶、呋喃妥因呈配伍禁忌 ④肝、肾功能严重损害，尤其是肝昏迷、肾功能衰竭、尿毒症患者禁用
愈创甘油醚	呼吸道感染引起的咳嗽、多痰	①肺出血、肾炎、急性胃肠炎患者禁用 ②妊娠3个月内女性禁用 ③消化道溃疡者、过敏体质者、妊娠期及哺乳期女性慎用
氨溴索	伴有痰液分泌异常或排痰功能不良引起的痰液黏稠而不易咳出者	①氨溴索注射液不能与pH>6.3的溶液混合，因为pH升高会导致本品游离，产生沉淀 ②妊娠前3个月内女性禁用；可经乳汁分泌，哺乳期女性慎用 ③与抗菌药物（阿莫西林、头孢呋辛、红霉素、多西环素）同时服用，可导致抗菌药物在肺组织浓度升高，局部抗菌作用增强
乙酰半胱氨酸	痰液黏稠引起的呼吸困难、咳痰困难者	①雾化吸入可在1分钟内起效，5～10分钟作用最强 ②颗粒剂用温开水(禁用80℃以上热水)溶解后直接服用，也可加入果汁服用 ③黏痰溶解作用在pH值为7.0时最强，在酸性环境下作用显著减弱，故酸性药物可降低本品疗效，加服适量碳酸氢钠能增强疗效 ④与镇咳药不应同时服用，因为镇咳药对咳嗽反射的抑制作用可能会导致支气管分泌物的积聚 ⑤能减弱青霉素、头孢菌素、四环素类药物的抗菌活性，故不宜与这些抗菌药物合用。必需合用时，应间隔4小时以上或交替用药 ⑥与硝酸甘油合用会导致明显的低血压并增强颞动脉扩张 ⑦本品为巯基化合物，易被氧化，可与金属离子络合，储存期间应避免接触空气、氧化剂、某些金属、橡胶 ⑧对呼吸道黏膜有刺激作用，故有时引起呛咳或支气管痉挛。支气管哮喘患者发生支气管痉挛应立即停药

药品	适应证	临床应用注意
羧甲司坦	慢性支气管炎、支气管哮喘等引起的痰液黏稠、咳出困难者	①消化道溃疡活动期禁用 ②妊娠期、哺乳期女性，消化道溃疡史患者，过敏体质者，2岁以下儿童慎用

第三节 平喘药

考点 1 药物分类 ★★★

1. 按作用机制分类

类别		代表药物
β₂受体激动剂	短效 β₂受体激动剂（SABA）	沙丁胺醇、特布他林
	长效 β₂受体激动剂（LABA）	快速起效药：福莫特罗、茚达特罗、维兰特罗、奥达特罗
		缓慢起效药：沙美特罗
M胆碱受体拮抗剂	短效抗胆碱药物（SAMA）	异丙托溴铵
	长效抗胆碱药物（LAMA）	噻托溴铵
磷酸二酯酶抑制剂	氨茶碱及茶碱衍生物	多索茶碱、二羟丙茶碱等
过敏介质阻释剂	肥大细胞膜稳定剂	色甘酸钠
	H₁受体拮抗剂	酮替芬
	抗IgE单克隆抗体	奥马珠单抗、美泊利珠单抗
肾上腺糖皮质激素		氢化可的松、布地奈德、氟替卡松、倍氯米松（吸入为首选给药途径）
白三烯调节剂	白三烯受体拮抗剂（LTRA）	我国主要使用LTRA，如孟鲁司特钠等
	5脂氧合酶抑制剂	

2. 按药理效应分类

类别	代表药物
抗炎平喘药	肾上腺糖皮质激素
支气管扩张药	β₂受体激动剂、M胆碱受体拮抗剂、黄嘌呤（茶碱）类药物
抗过敏平喘药	LTRA、抗IgE单克隆抗体

3. 按治疗目的分类

类别	代表药物
控制药物（每天使用并需长时间维持治疗的药物）	吸入性糖皮质激素（ICS）、全身性激素、LTRA、LABA、缓释茶碱、抗IgE单克隆抗体等

续表

类别	代表药物
缓解药物（又称急救药物，应在有症状时按需使用）	速效吸入和短效口服 β_2 受体激动剂、吸入型抗胆碱能药物、短效茶碱和全身性激素等，ICS+福莫特罗复合制剂也可作为按需使用药物

4. 联合用药 在哮喘治疗中，为提高治疗效果、减少药物的不良反应，常常需要联合数种不同类型的平喘药，如：

（1）β_2 受体激动剂与茶碱联用。

（2）M胆碱受体拮抗剂与 β_2 受体激动剂和（或）茶碱联用。

（3）肾上腺糖皮质激素与支气管扩张药（如 β_2 受体激动剂、茶碱）联用。

考点 2 药理作用及作用机制★★

药物分类		药理作用及机制
肾上腺糖皮质激素		①抑制参与炎症反应的免疫细胞的活性和数量 ②干扰花生四烯酸代谢，减少白三烯和前列腺素的合成 ③抑制炎性细胞因子如IL、TNF-α 及干扰素（IFN）等的生成 ④稳定肥大细胞溶酶体膜 ⑤增强机体对儿茶酚胺的反应性，减少血管渗出及通透性
支气管扩张药	β_2 受体激动剂	作用于呼吸道平滑肌和肥大细胞等细胞膜表面的 β_2 受体，激活腺苷酸环化酶，使细胞内的cAMP含量增加，游离 Ca^{2+} 减少，从而松弛支气管平滑肌，减少肥大细胞和嗜碱性粒细胞脱颗粒和介质的释放，降低微血管的通透性，增加气道上皮纤毛的摆动，缓解哮喘症状
	M胆碱受体拮抗剂	阿托品衍生物，选择性拮抗 M_3 受体，扩张支气管平滑肌，缓解哮喘症状
	黄嘌呤（茶碱）类药物	茶碱及其衍生物松弛支气管平滑肌的作用机制仍未完全阐明
LTRA（孟鲁司特、普仑司特、异丁司特）		哮喘发作时，LTs介导的效应包括一系列的气道反应，如支气管收缩、黏液分泌、血管通透性增加及嗜酸性粒细胞聚集。LTRA对Ⅰ型半胱氨酰白三烯（CysLT1）受体有高度的亲和力和选择性，通过与位于支气管平滑肌上的LTs受体结合，竞争性阻断LTs的作用，进而阻断器官对LTs的反应
抗IgE单克隆抗体（奥马珠单抗）		①通过与IgE的Ce3区域特异性结合，形成以异三聚体为主的复合物，剂量依赖性降低游离IgE水平，同时抑制IgE与效应细胞（肥大细胞、嗜碱性粒细胞）表面的高亲和力受体FcϵRI的结合，减少炎症细胞的激活和多种炎性介质释放，从而阻断诱发过敏性哮喘发作的炎症级联反应 ②下调FcϵRI受体表达52%~83% ③通过抑制肥大细胞来源的炎性介质释放，减少炎症细胞（尤其是嗜酸性粒细胞）在气道的募集、组织重塑和肺功能的恶化；通过减少气道网状基底膜增厚，延缓气道重塑
抗IL-5单克隆抗体（美泊利珠单抗）		①IL-5是参与嗜酸性粒细胞生长和分化、聚集、活化和存活的主要细胞因子。美泊利珠单抗可与IL-5结合，通过阻碍IL-5与嗜酸性粒细胞表面表达的IL-5受体复合物的 α 链结合，抑制其生物活性 ②中国首个用于成人和12岁及以上青少年重度嗜酸粒细胞性哮喘（SEA）的维持治疗的靶向人源抗IL-5单克隆抗体，是重度嗜酸粒细胞性哮喘患者的治疗新选择

考点 3 药效学特点 ★★★

1. 肾上腺糖皮质激素 吸入给药为肾上腺糖皮质激素的首选给药途径。

（1）布地奈德：强效肾上腺糖皮质激素，与肾上腺糖皮质激素受体的亲和力约为皮质醇的200倍，局部抗炎作用约为后者的1000倍。吸入用布地奈德混悬液抗炎作用是强的松龙的15倍、氢化可的松的100倍，适用于哮喘和COPD的预防和长期维持治疗。

（2）氟替卡松：作用强于布地奈德。适用于轻度持续型（2级以上）哮喘的长期治疗以及抗过敏反应。气雾剂、喷鼻剂适用于成人和4岁及以上儿童哮喘的预防性治疗，以及季节性鼻炎、严重变应性鼻炎。

（3）倍氯米松：适用于轻度持续型（2级以上）哮喘的长期治疗。

2. 支气管扩张药

（1）β₂受体激动剂：支气管扩张作用强大而迅速，用于缓解哮喘或COPD患者的支气管痉挛，预防运动诱发的急性哮喘，或其他过敏原诱发的支气管痉挛。

①SABA：常用沙丁胺醇和特布他林，吸入给药是缓解轻至中度哮喘急性症状、COPD支气管痉挛的首选药物，也可用于预防运动性哮喘或其他过敏原诱发的支气管痉挛。应按需使用，不宜长期、单一、过量应用。

②LABA：福莫特罗起效最快，也可作为哮喘缓解药物按需使用。长期单独使用LABA有增加哮喘死亡的风险，不推荐哮喘患者长期单独使用LABA治疗。

③ICS+LABA复合制剂：具有协同抗炎和平喘作用，尤其适用于中至重度慢性持续哮喘患者的长期治疗。

④低剂量ICS+福莫特罗复合制剂：可作为哮喘按需使用药物，包括用于预防运动性哮喘。

（2）M胆碱受体拮抗剂：可通过气雾剂、干粉剂和雾化溶液给药。支气管舒张作用较β₂受体激动剂弱、起效慢，持续时间相同或略长，但长期应用不易产生耐药。

①噻托溴铵：与M₃受体的亲和力是异丙托溴铵的10倍，松弛气道平滑肌作用更强；能持久地结合M₃受体，延长支气管扩张作用时间超过12小时。

②异丙托溴铵：具有强效抗胆碱（M受体）作用，对支气管平滑肌有较高的选择性，对呼吸道腺体和心血管系统的作用不明显，可用于防治支气管哮喘和哮喘型慢性支气管炎，尤其适用于因用β受体激动剂产生肌肉震颤、心动过速而不能耐受的患者。雾化吸入SAMA（异丙托溴铵）与SABA（沙丁胺醇）复合制剂是治疗哮喘急性发作、COPD支气管痉挛的常用药物。新近上市的ICS+LABA+LAMA三联复合制剂，如糠酸氟替卡松维兰特罗乌美溴铵干粉剂、布地奈德福莫特罗格隆溴铵气雾剂等，更适用于重度哮喘及COPD患者。

（3）黄嘌呤（茶碱）类药物：药理作用广泛，但代谢有种族差异性、治疗窗窄，使用时需定期监测血药浓度，以避免严重不良反应发生。哮喘急性发作单用β₂受体激动剂疗效不佳时，配合静脉滴注茶碱类药物可增强疗效。

3. LTRA

（1）特点：①不良反应少而轻；②起效慢，一般连续应用4周显效；③作用较弱，相当于色甘酸钠。

（2）LTRA是ICS之外可单独应用的长期控制性药物之一，但其抗炎作用不如ICS，可作为轻度哮喘的替代治疗药物和中、重度哮喘的联合用药。尤其适用于伴有过敏性鼻炎、阿司匹林哮喘、运动性哮喘患者的长期控制治疗，不宜用于治疗急性哮喘发作。

4. 抗 IgE 单克隆抗体（奥马珠单抗）

（1）推荐用于第4级治疗不能控制的中、重度过敏性哮喘，不适用于哮喘急性加重或急性发作、急性支气管痉挛或哮喘持续状态的治疗。

（2）不要在开始奥马珠单抗治疗后突然中断全身或吸入肾上腺糖皮质激素治疗。

（3）仅可皮下注射，不得静脉注射或肌肉注射，应至少使用12~16周以判断其有效性。

考点4 典型不良反应和禁忌★★

1. 肾上腺糖皮质激素

（1）ICS的口咽局部不良反应包括声音嘶哑、咽部不适和念珠菌感染。吸药后应及时用清水含漱口咽部以减少局部不良反应。

（2）ICS全身不良反应的大小与药物剂量、药物的生物利用度、在肠道的吸收、肝脏首过代谢率及全身吸收药物的半衰期等因素有关。丙酸氟替卡松是高亲脂性ICS，其表观分布容积大、半衰期长，在相同剂量和相同吸入装置条件下其全身性不良反应的潜在危险较布地奈德和二丙酸倍氯米松大。

（3）哮喘患者长期吸入临床推荐剂量范围内的ICS是安全的，但长期高剂量吸入也可出现全身不良反应，如骨质疏松、高血压、糖尿病、肾上腺皮质轴抑制及增加肺炎发生的危险等。

2. 支气管扩张药

（1）β_2受体激动剂：常见不良反应包括骨骼肌震颤、低血钾、心律失常、受体耐受现象等。与茶碱、肾上腺糖皮质激素、利尿药合用及缺氧都可能增加低钾血症的发生，在此情况下需监测血钾水平。应告诫患者有诱发低血钾而造成心律不齐的可能性，特别是联用洋地黄类药物患者。

（2）M胆碱受体拮抗剂：常见不良反应为口干、口苦、眼压升高、尿潴留等。妊娠早期、青光眼、前列腺肥大的患者应慎用。

（3）黄嘌呤（茶碱）类药物：茶碱易发生中毒反应，使用时需监测血药浓度来调整剂量，预防中毒。茶碱血药浓度在15~20μg/ml时会出现毒性反应，早期多见恶心、呕吐、易激动、失眠等；当血药浓度超过20μg/ml时会出现心动过速、心律失常；当血药浓度超过40μg/ml时会出现发热、失水、惊厥，严重者呼吸、心跳停止，甚至致死。茶碱衍生物通常血药浓度在10μg/ml时可达到有效的治疗浓度，20μg/ml以上会出现毒性反应。

3. LTRA 孟鲁司特可引起严重神经系统不良反应，主要表现为攻击性行为、异常兴奋、焦虑、抑郁、方向知觉丧失、注意力不集中、夜梦异常、口吃、幻觉、失眠、记忆损伤、精神运动过激（易激惹、烦躁不安和震颤）、梦游、自杀的想法和行为、抽搐、眩晕、嗜睡、触觉减退等。通常发生在用药2~7日内，大多停药后好转。

4. 抗 IgE 单克隆抗体

（1）奥马珠单抗最常见的不良反应为发热，其他常见不良反应有注射部位不良反应（包括注射部位疼痛、肿胀、红斑、瘙痒）和头痛，多为轻～中度。

（2）肝肾功能损害、蠕虫感染高风险患者及自身免疫性疾病、免疫复合物介导疾病的患者慎用。总IgE<30IU/ml或>1500IU/ml的患者均超出奥马珠单抗适应证，不建议使用。

考点 5　药物相互作用 ★

1. 茶碱　药物相互作用多见

（1）与红霉素、罗红霉素、克拉霉素、克林霉素、依诺沙星、环丙沙星、氧氟沙星、左氧氟沙星、西咪替丁、地尔硫草、维拉帕米、咖啡因、美西律等合用时，其血药浓度升高，毒性增强，其中尤以红霉素和依诺沙星明显。

（2）与苯巴比妥、利福平等合用可使茶碱血药浓度下降。

（3）与苯妥英钠合用可相互干扰吸收，二者的血药浓度均下降，均需要酌情增加剂量。

2. LTRA　可抑制肝脏 CYP450 酶系，竞争性抑制茶碱的代谢，使茶碱血药浓度升高，但常规剂量的 LTRA 通常不影响茶碱的药动学。

考点 6　代表药品 ★

药品	适应证	临床应用注意
布地奈德	持续性哮喘的长期治疗（轻度以上）	中度及重度支气管扩张症患者禁用
氟替卡松	①持续性哮喘的长期治疗（轻度以上） ②鼻喷剂可用于预防和治疗季节性过敏性鼻炎（包括花粉症）及常年性过敏性鼻炎	①哮喘持续状态或其他哮喘急性发作者禁用 ②本药吸入剂不同于支气管扩张剂，最初患者可能未能察觉ICS的效果，因而影响患者接受治疗的依从性，应当在治疗前向患者说明 ③长期吸入本药一日用量超过2mg者，可能导致肾上腺功能被抑制，应监测其肾上腺储备功能
倍氯米松	①持续性哮喘的长期治疗（轻度以上） ②常年性变应性鼻炎和季节性变应性鼻炎及血管运动性鼻炎 ③鼻息肉手术后，预防息肉的再生	妊娠期的前3个月一般不用本品
沙丁胺醇	支气管哮喘或喘息性慢性支气管炎伴支气管痉挛	①妊娠期女性禁用片剂，妊娠期及哺乳期女性使用气雾剂前要权衡利弊 ②长期使用可形成耐受性，药效降低 ③与其他 β_2 受体激动剂合用，药效增加，不良反应也增加；与 β_2 受体拮抗剂合用，则药效减弱或消失 ④与茶碱类药物并用时，可增加支管平滑肌的松弛作用，并可能增加不良反应 ⑤避免与单胺氧化酶抑制剂及三环类抗抑郁药同时应用 ⑥不良反应常见震颤、恶心、心悸、头痛、失眠等，尤其可能引起严重的血钾过低

续表

药品	适应证	临床应用注意
沙美特罗	①长期常规治疗哮喘的可逆性呼吸道阻塞和慢性支气管炎 ②需常规使用支气管扩张剂的患者 ③预防夜间哮喘发作或控制日间哮喘的不稳定（如运动前或接触致敏原前）	①不可取代口服或吸入肾上腺糖皮质激素（ICS），哮喘控制过程中如出现突发和渐进性恶化，有可能危及生命，应考虑进行肾上腺糖皮质激素治疗或增加肾上腺糖皮质激素的用量；正在使用其他预防药物（如ICS）的患者在开始使用本品时应继续使用预防药物，不可停用或减量 ②起效相对较慢，不适用于急性哮喘发作患者，此时应先用SABA ③不适用于重度或危重哮喘发作患者，此时应先用SABA ④不适用于冠心病、高血压、心律失常、惊厥、甲状腺毒症的哮喘患者及对所有拟交感神经药物高度敏感的哮喘患者 ⑤急性哮喘发作时，可能出现血钾过低 ⑥与SABA联用，不增加心血管不良反应发生率 ⑦哮喘患者一般不能使用β受体拮抗剂，但在特定情况下，比如哮喘患者心肌梗死的预防，可能没有其他药物可替代β受体拮抗剂治疗，在这种情况下可以考虑谨慎地使用心血管选择性β受体拮抗剂 ⑧急剧恶化哮喘、哮喘急性发作的患者禁用，运动员慎用
福莫特罗	支气管哮喘及慢性阻塞性肺疾病伴支气管痉挛	①连续过量口服本品可引起心律失常甚至心搏停止 ②与肾上腺素及异丙肾上腺素等儿茶酚胺类药物合用时，可能引起心律不齐，甚至可能导致心搏停止 ③与单胺氧化酶抑制剂合用，可增加出现室性心律失常、轻度躁动的风险，并可加重高血压反应 ④可增强泮库溴铵、维库溴铵的神经-肌肉阻滞作用
特布他林	支气管哮喘、慢性支气管炎、肺气肿和其他伴有支气管痉挛的肺部疾病	①妊娠期治疗哮喘的一线药物 ②长期应用可产生耐受性 ③大剂量口服给药可使有癫痫病史的患者发生酮症酸中毒 ④合用茶碱类药品可增加疗效，但心悸等不良反应也可能加重 ⑤少数患者有手指震颤、头痛、心悸、呕吐、强直性痉挛、心动过速和心悸，口服5mg时，手指震颤发生率可达20%～33% ⑥不推荐12岁以下儿童使用
异丙托溴铵	慢性阻塞性肺疾病的维持治疗、支气管哮喘	①在吸入气雾剂时最好坐下或站立 ②雾化吸入液不含防腐剂，在药物打开后应立即使用且不得分次使用 ③雾化吸入液可与吸入性β₂受体激动剂联合使用，可以和祛痰剂氨溴索雾化吸入液、溴己新雾化吸入液、非诺特罗雾化吸入液共同吸入使用 ④由于可出现沉淀，雾化吸入液和含有防腐剂苯扎氯铵的色甘酸钠雾化吸入液不要在同一个雾化器中同时吸入使用 ⑤最常见的非呼吸道不良反应是头痛、恶心和口干，可出现瞳孔扩大、眼压增高

续表

药品	适应证	临床应用注意
噻托溴铵	慢性阻塞性肺疾病的维持治疗，包括慢性支气管炎和肺气肿，伴随性呼吸困难的维持治疗及急性发作的预防	①胶囊仅供吸入，不能口服。每天用药不得超过1次。胶囊应该密封于囊泡中保存，仅在用药时取出，取出后应尽快使用 ②起效慢，不应用作支气管痉挛急性发作的抢救治疗药物 ③药粉误入眼内可能引起或加重闭角型青光眼、眼睛疼痛或不适、短暂视物模糊、视觉晕轮或彩色影像，并伴有结膜充血引起的红眼和角膜水肿的症状 ④与肾上腺素及异丙肾上腺素等儿茶酚胺类药物合用时，可能引起心律不齐，甚至可能导致心搏停止 ⑤可增加洋地黄类药物导致心律失常的易感性 ⑥肾上腺糖皮质激素和本品合用，可加重血钾浓度的降低，并有可能发生高血糖症 ⑦与利尿药或茶碱合用，可增加发生低钾血症的危险性 ⑧可增强泮库溴铵、维库溴铵的神经-肌肉阻滞作用 ⑨不推荐小于18岁患者使用，闭角型青光眼、前列腺增生、膀胱颈梗阻、心律失常者慎用
茶碱	①支气管哮喘、喘息性支气管炎、阻塞性肺气肿等，缓解喘息症状 ②心源性肺水肿引起的哮喘	①治疗窗窄，应当进行茶碱血浓度监测 ②对胃肠道刺激性大，可见血性呕吐物或柏油样大便 ③老年人因血浆清除率降低，潜在毒性增加 ④禁用于活动性消化性溃疡和未经控制的惊厥性疾病患者，不适用于哮喘持续状态或急性支气管痉挛发作的患者
多索茶碱	支气管哮喘、喘息性慢性支气管炎及其他支气管痉挛引起的呼吸困难	①急性心肌梗死患者禁用 ②个体差异较大，必要时监测血药浓度，维持在10～20μg/ml范围内有效且比较安全 ③与依诺沙星、环丙沙星合用，宜减量 ④使用期间不宜同时进食含咖啡因的饮料或食品 ⑤过量使用会出现严重心律不齐、阵发性痉挛，此症状为初期中毒表现，应暂停用药并监测血药浓度
孟鲁司特	①成人及儿童哮喘的预防和长期治疗 ②减轻过敏性鼻炎引起的症状	①规格10mg片剂不适于儿童用药 ②以哮喘控制指标来评价治疗效果，孟鲁司特钠的疗效在用药一天内即出现 ③老年患者、肾功能不全患者、轻至中度肝损害患者无需调整剂量 ④单用支气管扩张剂不能有效控制的哮喘患者，可在治疗方案中加入孟鲁司特
奥马珠单抗	①过敏性哮喘：仅适用于治疗确诊为IgE介导的哮喘患者。成人和青少年（12岁及以上）患者，用于经ICS和吸入LABA治疗后，仍不能有效控制症状的中度至重度持续性过敏性哮喘 ②慢性自发性荨麻疹：适用于采用H₁抗组胺药治疗后仍有症状的成人和青少年（12岁及以上）慢性自发性荨麻疹患者	①过敏反应风险：用药期间患者可能会出现过敏反应，如皮疹、荨麻疹、发热、喉咙痛、呼吸困难等 ②其他不良反应：头痛、发热、疲劳、恶心、腹痛等 ③妊娠或哺乳期女性应谨慎使用 ④尚未明确肝肾功能损害对奥马珠单抗药代动力学的影响 ⑤尚未明确在儿童（6岁以下）人群中的有效性和安全性

第四节 特发性肺纤维化的治疗药物

考点1 药物分类和药理作用 ★★

药物	药理作用
吡非尼酮	一种多效性的吡啶化合物，具有抗炎、抗纤维化和抗氧化特性，作用机制尚不完全清楚
尼达尼布	一种多靶点酪氨酸激酶抑制剂，能够抑制血小板衍化生长因子受体、血管内皮生长因子受体及成纤维细胞生长因子受体，具有抗纤维化和抗炎活性

考点2 药效学特点 ★

1. 吡非尼酮

（1）能够显著延缓用力肺活量（FVC）下降速率，可在一定程度上降低特发性肺纤维化（IPF）病死率。

（2）推荐用于轻到中度肺功能障碍的IPF患者。

（3）餐后服用为宜。

2. 尼达尼布

（1）能够显著地减少IPF患者FVC下降的绝对值，在一定程度上缓解疾病进程。

（2）推荐用于轻到中度肺功能障碍的IPF患者。

（3）乙磺酸尼达尼布软胶囊应与食物同服，用水送服整粒胶囊。

考点3 典型不良反应和禁忌 ★

1. 吡非尼酮

（1）副作用包括光过敏、乏力、皮疹、胃部不适和厌食。

（2）重度肝病患者、妊娠期及哺乳期女性、严重肾病或透析患者、同时服用氟伏沙明的患者禁用。

2. 尼达尼布

（1）最常见的不良反应是腹泻。

（2）如果与乙磺酸尼达尼布软胶囊内容物接触，应立即彻底洗手。

（3）用药后AST或ALT升高超过正常值上限（ULN）3倍并伴有中度肝损伤（Child Pugh B）的体征或症状，或AST、ALT升高超过5 ULN时应停用。

（4）对花生、大豆过敏者、妊娠女性禁用。

考点4 药物相互作用 ★

（1）吡非尼酮可被多种CYP酶（CYP1A2、CYP2C9、CYP2C19、CYP2D6、CYP2E1）所代谢，环丙沙星、胺碘酮、普罗帕酮可增加吡非尼酮的不良反应，奥美拉唑、利福平可降低吡非尼酮的疗效。葡萄柚汁可干扰其疗效，服药期间勿饮用。

（2）尼达尼布是P-糖蛋白（P-gp）的底物，酮康唑、红霉素等P-gp强效抑制剂可增加其体内暴露量，不良反应可能增加；利福平等P-gp强效诱导可使其体内暴露量降低，疗效降低。

考点 5 代表药品★

药品	适应证	临床应用注意
吡非尼酮	轻、中度IPF。适用于确诊或疑似IPF的治疗	①可改善轻、中度IPF患者的肺功能指标。 ②未发现可以逆转肺纤维化，故**重度IPF患者可能无效** ③可能导致严重的**光敏反应** ④尽量避免合并使用其他药物，如四环素类药物可增加光敏反应的概率。环丙沙星、胺碘酮、普罗帕酮可增加吡非尼酮的不良反应；奥美拉唑、利福平可降低吡非尼酮的疗效 ⑤使用本品后患者可出现嗜睡、头晕等，勿驾车或从事危险机械操作 ⑥可引起ALT、AST等升高和黄疸，应定期检查肝功能 ⑦吸烟可降低疗效 ⑧葡萄柚汁可干扰本品疗效，服药期间不宜服用 ⑨轻到中度肝功能受损者，尤其是合用CYP1A2抑制药时，应慎用。中毒肝病患者禁用 ⑩严重肾病或透析治疗者禁用；妊娠期及哺乳期患者禁用；需要服用氟伏沙明者禁用
尼达尼布	IPF	①常见不良反应有腹泻、腹痛、恶心、呕吐、肝酶升高、食欲缺乏、头痛、体重减轻、高血压。治疗期间可适当给予水化、止泻药或抗吐药；监测ALT、AST和胆红素 ②胚胎、胎儿毒性：育龄期女性使用时应避免妊娠。在治疗期间和末次剂量后至少3个月避孕 ③曾发生过动脉血栓栓塞事件、出血事件 ④曾发生过胃肠道穿孔事件 ⑤已知对尼达尼布、花生、大豆或任何本品辅料过敏的患者禁用，妊娠期间禁用

第四章　消化系统用药

第一节　抑酸剂、抗酸药与胃黏膜保护药

考点1 药物分类 ★★★

类别		代表药物
抑酸剂	质子泵抑制剂（PPI）	奥美拉唑、艾司奥美拉唑、兰索拉唑、泮托拉唑、雷贝拉唑、艾普拉唑、右兰索拉唑、安奈拉唑
	钾离子竞争性酸阻滞剂	伏诺拉生、替戈拉生、凯普拉生
	H₂受体拮抗剂	西咪替丁、雷尼替丁、法莫替丁、尼扎替丁、罗沙替丁、拉呋替丁
	前列腺素类抑酸剂	米索前列醇
抗酸药		碳酸氢钠、氢氧化铝、铝碳酸镁、复方铝酸铋
胃黏膜保护药		枸橼酸铋钾、胶体果胶铋、硫糖铝、吉法酯、维生素U

第一亚类　质子泵抑制剂（PPI）

考点2 药理作用和药物特点 ★★★

（1）PPI不能直接抑制质子泵，需要在壁细胞旁的酸性微环境中转化成为次磺酰基代谢物，该代谢物能修饰质子泵的巯基，抑制质子泵的活性。

（2）PPI在酸性条件下不稳定，口服多采用肠溶剂型。注射剂的辅料都加入了氢氧化钠，稀释后的药液呈碱性，能确保数小时内药物的稳定性。

（3）PPI肠溶剂型的最佳服药时间是餐前30～60分钟（空腹服药）。

（4）PPI的主要代谢酶是CYP2C19或CYP3A4，而安奈拉唑主要经非酶代谢途径消除

（5）PPI的血浆消除半衰期较短，多为1～2小时。

（6）PPI每日口服一次治疗胃食管反流病时，可能出现夜间酸突破，此时需要增加服药次数，或在睡前加用H₂受体拮抗剂。

考点3 药物相互作用 ★★★

（1）口服吸收有赖于胃酸辅助的药物（如铁剂、钙剂、维生素B₁、环孢素、三唑类抗真菌药、吉非替尼、阿扎那韦、奈非那韦等），与PPI合用，口服生物利用度会明显降低。相对应的是，PPI抑制胃酸后，能提高咪达唑仑、地高辛、他克莫司、沙奎那韦的口服生物利用度。

（2）PPI对CYP2C19有抑制作用，经CYP2C19代谢的地西泮、西酞普兰、丙米嗪、氯米帕明、苯妥英等药物，与艾司奥美拉唑合用后，血药浓度升高。

（3）氯吡格雷口服吸收后，约有20%经CYP2C19代谢为有抗血小板活性的代谢物，奥美拉唑和艾司奥美拉唑能明显抑制CPY2C19活性，会降低氯吡格雷经CYP2C19的代谢比例，影响抗血小板药效，氯吡格雷的说明书要求避免与奥美拉唑和艾司奥美拉唑合用。

考点4　典型不良反应★★★

（1）PPI抑酸后，胃内pH升高，胃酸的非特异性杀菌能力降低，难辨梭状芽孢杆菌相关性腹泻发生风险增加；肝硬化合并腹水患者发生自发性细菌性腹膜炎的可能性增加；由于反流至喉部的胃液中细菌载量增长，吸入性肺炎的发生风险也会增加。

（2）PPI长期使用时，因抑酸可引起高胃泌素血症；骨质疏松（和骨折）和低镁血症发生风险增加；也可能引起维生素B_{12}吸收障碍。

（3）静脉滴注PPI时，因稀释后药液呈碱性，有血管刺激性，可能引起血栓性静脉炎。

考点5　代表药品★

药品	适应证	临床应用注意
艾司奥美拉唑	①胃、十二指肠溃疡，可与抗菌药合用治疗Hp相关性消化性溃疡②反流性食管炎③卓-艾综合征④静脉注射可用于消化性溃疡急性出血的治疗，及降低成人胃和十二指肠溃疡出血内镜治疗后再出血风险	①禁止与奈非那韦联合使用②不推荐与阿扎那韦、沙奎那韦联合使用③不良反应有腹痛、便秘、腹泻、腹胀、恶心、呕吐、头痛
泮托拉唑	①十二指肠溃疡、胃溃疡、急性胃黏膜病变，复合性胃溃疡等引起的急性上消化道出血②（口服）与抗生素合用根除Hp治疗	①妊娠期女性确有必要时方能使用；哺乳期女性应根据其获益情况决定是否终止哺乳或终止用药②不良反应有头痛、腹泻、恶心、腹痛、腹胀、呕吐、头晕、关节痛

第二亚类　钾离子竞争性酸阻滞剂（P-CAB）

考点6　药理作用和药物特点★★

P-CAB包括伏诺拉生、替戈拉生和凯普拉生。

（1）质子泵通过H^+和K^+的跨膜交换将H^+转入胃液，P-CAB通过竞争性结合质子泵的钾离子结合位点，阻止K^+的跨膜转运，抑制胃酸分泌。

（2）P-CAB无需体内转化即可直接发挥抑酸作用。

（3）食物不影响其吸收和药效，空腹和餐后服药均可。

（4）P-CAB的消除半衰期长，单次或连续给药后24小时内的抑酸持续时间显著长于PPI。替戈拉生的半衰期相对略短，但其主要的体内代谢物（M1）仍具有抑酸活性，且消除半衰期长达10小时，因此每日给药1次也可以达到较好的抑酸效果。

（5）伏诺拉生、替戈拉生和凯普拉生均主要通过CYP3A4代谢，替戈拉生是P-gp底物。

考点 7 药物相互作用 ★

（1）口服吸收有赖于胃酸辅助的药物（如铁剂、钙剂、维生素B$_1$、环孢素、三唑类抗真菌药、吉非替尼、阿扎那韦、奈非那韦等），与P-CAB合用，口服生物利用度会明显降低。相对应的是，P-CAB抑制胃酸后，能提高咪达唑仑、地高辛、他克莫司、沙奎那韦的口服生物利用度。

（2）克拉霉素能升高P-CAB的血药浓度。

考点 8 典型不良反应 ★

腹泻和肝功能异常是替戈拉生和凯普拉生的常见不良反应。

考点 9 代表药品 ★

药品	适应证	临床应用注意
伏诺拉生	反流性食管炎，与适当的抗生素联用以根除Hp	①常见不良反应有腹泻、便秘 ②反流性食管炎维持治疗仅用于反复发作的患者，如果在较长时期内维持缓解且无复发风险，应考虑将剂量由一次20mg下调至一次10mg或停药 ③哺乳期女性避免使用

第三亚类　H$_2$受体拮抗剂

考点 10 药理作用和药物特点 ★★

H$_2$受体拮抗剂包括西咪替丁、雷尼替丁、法莫替丁、尼扎替丁、罗沙替丁和拉呋替丁。

（1）竞争性拮抗组胺与壁细胞上的H$_2$受体结合，抑制组胺引起的胃酸分泌。

（2）使用不如PPI和P-CAB广泛，但可用于治疗卓-艾综合征（胃泌素瘤），宜用大剂量H$_2$受体拮抗剂。

（3）可用于预防化疗药的过敏反应：为预防紫杉醇的过敏反应，在治疗前12小时和6小时均分别口服地塞米松20mg，治疗前30～60分钟肌内注射或口服苯海拉明50mg，静注西咪替丁300mg或雷尼替丁50mg。

（4）西咪替丁和拉夫替丁主要经肝脏代谢清除，而其他4个H$_2$受体拮抗剂主要以原型经肾脏清除（肾功能不全患者使用雷尼替丁、法莫替丁、罗沙替丁和尼扎替丁应谨慎）。

考点 11 药物相互作用 ★★

（1）西咪替丁能抑制CYP2C9、CYP2D6和CYP3A4，能降低华法林、苯妥英钠、普萘洛尔、硝苯地平、氯氮䓬、地西泮、部分三环类抗抑郁药、利多卡因、茶碱和甲硝唑的代谢。

（2）雷尼替丁、法莫替丁、罗沙替丁和尼扎替丁对CYP450酶的影响很小。

考点 12 典型不良反应 ★★★

西咪替丁有轻度抗雄激素作用，大剂量时（1.6g/d）可引起男性乳房发育、女性溢乳、性欲减退、阳痿、精子计数减少等，停药后即恢复。

考点13 代表药品★

药品	适应证	临床应用注意
雷尼替丁	①十二指肠溃疡、胃溃疡、反流性食管炎、预防与治疗应激性溃疡、消化性溃疡并发出血②治疗卓-艾综合征	①8岁以下儿童禁用，妊娠期和哺乳期女性禁用②老年患者偶见服药后出现定向力障碍、嗜睡、焦虑等精神症状

第四亚类　前列腺素类抑酸药

考点14 代表药品★

药品	药理作用	适应证	典型不良反应
米索前列醇	①作用于胃腺浅表上皮细胞的前列腺素PGE_2和PGI_2受体，促进胃腺分泌碳酸氢盐和黏液②抑制组胺分泌③扩张胃黏膜局部血管，增加流向受损细胞的血流量，促进溃疡愈合	①治疗十二指肠溃疡和胃溃疡②治疗或预防由NSAIDs引起的消化性溃疡③与米非司酮序贯，用于终止停经49日内的早期妊娠	①胃肠道不良反应，轻者可能出现腹痛、胀气、恶心和便秘，重者可出现自限性腹泻②还能引起头疼和子宫收缩

第五亚类　抗酸药与胃黏膜保护药

考点15 药理作用和作用特点★★

1. 抗酸药

（1）含钠、镁、铝或钙的弱碱性盐，口服后可中和胃酸，快速改善反酸、烧心和胃部不适症状。

（2）氢氧化铝：与胃酸生成氯化铝，有收敛和局部止血作用，但铝可引起便秘。曾用作肠道磷结合剂，治疗肾功能衰竭患者的高磷血症，但因铝的毒性而逐步被其他磷结合剂替代，如碳酸钙、醋酸钙、司维拉姆和碳酸镧。

（3）铝碳酸镁：同时含有镁和铝，镁有导泻作用，能降低便秘和腹泻的发生风险。

（4）药效持续时间短，空腹服用仅约30分钟，餐后服用可有效延长。

2. 胃黏膜保护药　有的能形成覆盖在胃黏膜或溃疡面的保护层，有的可以促进胃黏膜的修复。

（1）枸橼酸铋钾、胶体果胶铋和硫糖铝：在胃酸环境中形成胶体保护层，覆盖于胃溃疡面上以促进溃疡愈合。

（2）吉法酯（金合欢乙酸香叶醇酯）：上调胃黏膜前列腺素水平，促进黏液分泌，改善血流分布，从而促进溃疡修复愈合。

（3）维生素U（即碘甲基蛋氨酸）：促进胃溃疡组织再生愈合。市售的都是复方产品。

考点 16 药物相互作用 ★

（1）铝剂、钙剂和镁剂：和四环素在胃肠道形成不溶性盐，减少后者的口服吸收率。

（2）铝剂：能吸附胆盐，减少脂溶性维生素，特别是维生素A的吸收。

（3）碳酸氢钠：碱化尿液后，增加了尿中弱碱性药物（如奎尼丁、吗啡和伪麻黄碱等）的重吸收，也加快了阿司匹林、青霉素和异烟肼等酸性药物从尿中排泄的速度。

考点 17 典型不良反应 ★

（1）镁剂：可引起腹泻。

（2）铝剂：抑制肠道内水和磷酸根的吸收，可能引起便秘和低磷血症。长期应用铝剂会导致老年人骨质疏松。

（3）长期使用碳酸氢钠，同时食用牛奶或钙剂，可引起乳碱综合征，即除代谢性碱中毒外，还存在高钙血症，表现为恶心、头痛、虚弱和精神错乱。妊娠期使用碳酸氢钠易引起水钠潴留。

（4）维U颠茄铝的禁忌：前列腺肥大、青光眼、阑尾炎和骨折，但应重视维生素U含碘元素的特点。甲状腺疾病患者需关注维生素U的碘元素。

考点 18 代表药品 ★

药品	适应证	临床应用注意
铝碳酸镁	①胆酸相关性疾病 ②急、慢性胃炎 ③反流性食管炎 ④胃、十二指肠溃疡与 ⑤胃酸有关的胃部不适症状 ⑥预防非甾体药物导致的胃黏膜损伤	①口服（嚼服），餐后1～2小时、睡前或胃部不适时服用 ②为使胎儿的铝暴露量降至最低，妊娠期女性如需使用，应短期应用
枸橼酸铋钾	①胃及十二指肠溃疡 ②急慢性胃炎 ③幽门螺杆菌根除治疗	①妊娠期女性、肾功能不全者禁用 ②可见恶心、呕吐、便秘及腹泻 ③服药期间口中可能带有氨味，并可使舌苔及大便灰黑色 ④避免同时进食高蛋白饮食（如牛奶），如需要合用，应至少间隔0.5小时 ⑤不能同时服用抗酸药 ⑥铋剂有一定肾毒性，肾功能不全者可出现铋的蓄积，导致神经病变、脑病、骨关节病、齿龈炎、口腔炎和结肠炎
硫糖铝	①胃及十二指肠溃疡 ②慢性胃炎及缓解胃酸过多引起的胃痛、胃灼热感（烧心）、反酸	常见不良反应是便秘

第二节 解痉药、胃肠动力药与功能性胃肠病治疗药

考点1 药物分类 ★★★

类别		代表药物
解痉药	抗胆碱M受体药	颠茄、阿托品、山莨菪碱、丁溴东莨菪碱、东莨菪碱
	季铵类药物	匹维溴铵、格隆溴铵
	罂粟碱类药物	罂粟碱、屈他维林
胃肠动力药	多巴胺受体拮抗剂	甲氧氯普胺（中枢和外周多巴胺D_2受体拮抗剂）
		多潘立酮（外周多巴胺D_2受体拮抗剂）
		伊托必利（拮抗多巴胺D_2受体和抑制乙酰胆碱酯酶）
	$5-HT_4$受体激动剂	莫沙必利
治疗功能性胃肠病药		匹维溴铵、曲美布汀

第一亚类 解痉药

考点2 药理作用和作用特点 ★★

1. 抗胆碱 M 受体药 以阿托品为代表的颠茄生物碱，能与胆碱 M 受体结合，阻止乙酰胆碱对胆碱 M 受体的激动作用，发挥松弛胃肠平滑肌、解除胃肠痉挛和缓解疼痛的功效，还能抑制汗腺、唾液腺和胃液等腺体的分泌。

（1）阿托品：用途多，适用于胃肠道痉挛、胆绞痛，散瞳准备、角膜炎、有机磷农药中毒、感染中毒性休克等。

（2）山莨菪碱：药效与阿托品相似或稍弱，扩瞳和抑制腺体分泌（如唾液腺）作用较弱，极少引起中枢兴奋症状。

（3）丁溴东莨菪碱：外周作用与阿托品相似。不能进入中枢神经系统，故无中枢的抗胆碱能不良反应。

（4）东莨菪碱：外周作用较阿托品强，但药效维持时间短，更易通过血-脑屏障和胎盘屏障，对呼吸中枢具有兴奋作用，但对大脑皮层有明显的抑制作用，因此中枢作用以抑制为主，有镇静、催眠作用，此外还能抗晕船、晕车，可用于全身麻醉前给药、预防和控制晕动病等。

2. 季铵类药物

（1）匹维溴铵：对胃肠道具有高度选择性解痉作用的钙拮抗剂，能解除肠平滑肌的高反应性和痉挛，并增加肠道蠕动。

（2）格隆溴铵：有抗胆碱作用，能抑制胃液分泌和调节胃肠蠕动，口服用于胃的解痉、抑酸和止痛。无法通过血-脑屏障，故无中枢不良反应。

3. 罂粟碱类药物

（1）罂粟碱：能松弛血管、心脏、胃肠道和胆道平滑肌，除用于缓解肾、胆或胃肠道等

内脏痉挛之外，还可治疗脑、心及外周围血管痉挛所致的缺血。

（2）屈他维林：合成的罂粟碱衍生物，可用于缓解胆道和泌尿系统平滑肌痉挛。

考点③ 颠茄生物碱类药物的不良反应 ★

1. 不良反应

（1）口鼻咽喉干燥、便秘、出汗减少、瞳孔散大、视物模糊、眼睑炎、眼压升高、排尿困难、心悸、皮肤潮红、胃肠动力低下、胃食管反流等。

（2）老年人使用颠茄生物碱类药物容易发生排尿困难、便秘、口干。

2. 禁忌　青光眼、前列腺增生、高热、重症肌无力、幽门梗阻和肠梗阻。妊娠期女性禁用匹维溴铵片。

考点④ 代表药品 ★

药品	适应证	临床应用注意
颠茄	胃及十二指肠溃疡，胃肠道、肾、胆绞痛等	不良反应：常见便秘、出汗减少、口鼻咽喉及皮肤干燥、视物模糊、排尿困难（尤其老年人）
阿托品	①各种内脏绞痛，如胃肠绞痛及膀胱刺激症状。对胆绞痛、肾绞痛的疗效较差 ②全身麻醉前给药，严重盗汗和流涎症 ③迷走神经过度兴奋所致的窦房传导阻滞、房室传导阻滞等缓慢性心律失常 ④抗休克 ⑤解救有机磷酸酯类农药中毒	中毒症状与剂量相关： ①0.5mg时，轻微心率减慢，略有口干与少汗 ②1mg时，口干、心率加快、瞳孔轻度散大 ③2mg时，心悸、显著口干、瞳孔扩大，有时出现视物模糊 ④5mg时，上述症状加重，并有语言不清、烦躁不安、皮肤干燥发热、小便困难、肠蠕动减少 ⑤过量但小于100mg时，幻听、谵妄 ⑥大于100mg时，呼吸麻痹 ⑦成人最低致死量为80～130mg，儿童为10mg
东莨菪碱	胃肠道痉挛、胆绞痛、肾绞痛、胃肠道蠕动亢进，内镜检查的术前准备、内镜逆行胰胆管造影、气钡双重造影、腹部CT扫描的术前准备。东莨菪碱贴片用于预防晕动病伴发的恶心、呕吐	不能与抗抑郁、治疗精神病和帕金森病的药物合用
匹维溴铵	①对症治疗与肠道功能紊乱有关的疼痛、排便异常和肠道不适 ②对症治疗与胆道功能紊乱有关的疼痛 ③为钡灌肠做准备	①药物可能对食管有刺激性，需要粒吞服，切勿咀嚼或掰碎药片，不宜卧位或临睡前服用 ②妊娠期女性忌服，哺乳期女性应避免服用

第二亚类　胃肠动力药

考点⑤ 药理作用与作用机制 ★★★

1. 多巴胺受体拮抗剂

（1）甲氧氯普胺：兼有中枢和外周多巴胺D_2受体拮抗作用，有较强的中枢性镇吐作用，同时可兴奋胃肠道，促进胃肠蠕动，治疗胃肠运动障碍的恶心和呕吐，还可用于缓解化疗、放疗导致的恶心呕吐。

（2）**多潘立酮**：外周的多巴胺D_2受体拮抗剂，能促进胃肠蠕动和胃排空，增加胃窦和十二指肠运动，协调幽门的收缩，同时抑制恶心、呕吐，并有效地防止胆汁反流，但对小肠和结肠平滑肌无明显作用，因无法通过血−脑屏障，无中枢不良反应。

（3）**伊托必利**：拮抗多巴胺D_2受体和抑制乙酰胆碱酯酶，通过两者的协同作用发挥胃肠促动力和止吐作用。

2. 5−HT_4受体激动剂 **莫沙必利**能兴奋胃肠道胆碱能中间神经元及肌间神经丛的$5-HT_4$受体，促进乙酰胆碱释放，增强上消化道（胃和小肠）运动。

考点6 临床用药★★

（1）机械性消化道梗阻、消化道出血、穿孔患者禁用促胃肠动力药。

（2）甲氧氯普胺易透过血−脑屏障，故易引起锥体外系反应，常见嗜睡和倦怠。

考点7 代表药品★

药品	适应证	临床应用注意
多潘立酮	①胃排空延缓、胃食管反流、食管炎引起的消化不良 ②功能性、器质性、感染性疾病以及放、化疗所引起的恶心和呕吐	①泌乳素瘤、嗜铬细胞瘤、乳癌患者禁用 ②有时会导致血清泌乳素水平升高、溢乳、男子乳房女性化、女性月经不调等，停药后可恢复 ③日剂量超过30mg和（或）伴有心脏病患者、接受化疗的肿瘤患者、电解质紊乱等严重器质性疾病的患者、年龄大于60岁的患者，发生严重室性心律失常甚至心源性猝死的风险可能升高 ④与显著抑制CYP3A4酶的药物合用可导致血药浓度增加，Q−Tc间期改变，因此禁止与氟康唑、伏立康唑、克拉霉素、胺碘酮、伊曲康唑、泊沙康唑、利托那韦、沙奎那韦等药物合用 ⑤与抗酸剂或抑制胃酸分泌药同时服用可降低本品口服的生物利用度，建议间隔使用
莫沙必利	缓解慢性胃炎伴有的消化系统症状（烧心，早饱，上腹胀、上腹痛、恶心、呕吐）	①常见不良反应有腹泻、腹痛、稀便、口干、酸性粒细胞增多、甘油三酯升高 ②抗胆碱药物（如阿托品等莨菪碱类药物）合用可能会减弱本品作用

第三亚类 功能性胃肠病治疗药

考点8 代表药品★

药品	药理作用	适应证	临床应用注意
曲美布汀	①抑制运动机能亢进肌群的运动，同时增进运动机能低下肌群的运动，可诱发成人消化系统生理性消化道推进运动 ②改善胃排空功能减弱，同时抑制胃排空功能亢进	①胃肠道运动功能紊乱引起的食欲不振、恶心、呕吐、嗳气、腹胀、腹鸣、腹痛、腹泻、便秘等症状的改善 ②肠易激综合征	不良反应偶有口渴、口内麻木、腹泻、腹鸣、便秘和心动过速、困倦、眩晕、头痛、皮疹等

第三节　止吐药

考点1 药物分类和药理作用 ★★★

类别	代表药物	药理作用与机制
抗胆碱能药	东莨菪碱	易通过血-脑屏障，能有效预防晕动病伴发的恶心、呕吐
多巴胺受体拮抗剂	氯丙嗪	①吩噻嗪类药物，中枢多巴胺受体拮抗药 ②拮抗脑内边缘系统多巴胺受体，发挥抗精神病作用 ③抑制延脑催吐化学感受区，可用于各种原因（尿毒症、胃肠炎、癌症、妊娠期及药物）引起的呕吐 ④也可治疗顽固性呃逆，但对晕动病的呕吐无效
	甲氧氯普胺	可用于 CINV 的预防
	多潘立酮	外周多巴胺 D_2 受体拮抗剂，无法预防 CINV
	氟哌啶醇、氟哌利多	①作为抗精神病药可用于治疗急性兴奋躁狂状态 ②可用于外科麻醉的前驱麻醉或程序镇静 ③具有较好的抗精神紧张、镇静和镇吐作用
5-HT3 受体拮抗剂（5-HT3RA）	昂丹司琼、格拉司琼、托烷司琼、帕洛诺司琼、雷莫司琼、阿扎司琼、多拉司琼	①CINV 防治方案的基础药物 ②5-HT3RA 作用于外周迷走神经和中枢催吐化学感受区的 5-HT3 受体，能高效的预防 CINV ③帕洛诺司琼属于长效 5-HT3RA
NK-1 受体拮抗剂（NK-1RA）	阿瑞匹坦、福沙匹坦、奈妥匹坦	①可拮抗 P 物质对中枢 NK-1 受体的致吐作用 ②在 5-HT3RA 联合地塞米松的基础上，加用 NK-1RA 能够显著改善高致吐风险药物所致的 CINV ③福沙匹坦是阿瑞匹坦的前药
糖皮质激素	地塞米松	对 CINV 有效，且耐受良好，但作用机制尚不明确
苯二氮䓬类药物	劳拉西泮、阿普唑仑	单独应用时作用相对较弱，常与其他止吐药合用 ①减轻地塞米松引起的焦虑 ②减轻甲氧氯普胺引起的静坐不能 ③预期性 CINV 的预防
精神疾病药物	奥氮平	拮抗 5-HT2 受体和多巴胺 D_2 受体的作用，预防 CINV
沙利度胺	—	可以缓解 CINV，用于减轻顺铂诱导的延迟性呕吐，但止吐机制并不明确，可能和降低中枢和胃组织的 P 物质水平有关
抗组胺药	苯海拉明	镇吐和抗 M 胆碱样作用，可用于手术后药物引起的恶心呕吐

考点2 CINV 的分级和分类 ★

化疗所致恶心呕吐（CINV）是肿瘤患者化疗后常见的药物不良反应之一。

1. **分级**　按不给予预防处理时所致急性呕吐的发生率，将抗肿瘤药物的致吐风险分为 4 级：高度致吐风险（发生率 >90%）、中度致吐风险（30%~90%）、低度致吐风险（10%~30%）、轻微致吐风险（<10%）。

2. 分类 按呕吐发生时间，将CINV分为急性、延迟性、暴发性、难治性、预期性5种类型。

（1）延迟性恶心呕吐指给予抗肿瘤药物24小时之后发生的恶心呕吐。

（2）预期性恶心呕吐指接受化疗前即出现的恶心呕吐，和既往化疗时发生了恶心呕吐的不良记忆有关。

（3）急性期呕吐主要与5-HT受体有关，延迟性呕吐主要与P物质有关，因此NK-1RA联合5-HT$_3$RA和地塞米松是国内外指南推荐为治疗延迟性呕吐的主要方案。

考点3 抗肿瘤治疗相关性恶心呕吐的处理原则★

（1）预防性用药是关键，在抗肿瘤治疗的第1个周期开始就应预防性用药。

（2）止吐药应在每次抗肿瘤药物开始前使用，静脉注射剂在首剂治疗前30分钟使用，口服制剂在首剂治疗前60分钟服用，透皮贴剂（如格拉司琼透皮贴剂）应在首剂治疗前24~48小时使用。

（3）止吐药的使用应覆盖整个风险期，高度致吐风险和中度致吐风险抗肿瘤药物停药后，止吐药还需维持给药的最低天数分别为3天和2天。

（4）对于多药联合抗肿瘤方案，止吐方案应基于其中致吐风险最高的药物。

考点4 CINV的药物预防★★★

1. 单日静脉注射抗肿瘤药物的CINV预防

（1）高度致吐风险化疗方案：推荐化疗前用单剂量5-HT$_3$RA、地塞米松和NK-1RA的三药联合方案。

（2）中度致吐风险化疗方案：推荐第1天采用5-HT$_3$RA联合地塞米松，第2~3天继续使用地塞米松。

（3）低度致吐风险化疗方案：建议用单一药物，如地塞米松、5-HT$_3$RA或多巴胺受体拮抗剂（如甲氧氯普胺）预防呕吐。

（4）轻微致吐风险化疗方案：对于无恶心和呕吐史的患者，不必在化疗前常规给予止吐药物。

2. 多天方案的CINV预防

（1）高度致吐风险化疗方案：推荐5-HT$_3$RA、NK-1RA、地塞米松和奥氮平的四联方案。

（2）中度致吐风险化疗方案：推荐5-HT$_3$RA和地塞米松的两药联合方案。

考点5 常用止吐药物及使用注意事项★★

药物	使用注意事项
5-HT$_3$RA	①便秘是最常见的不良反应 ②可以引起Q-T间期延长：多拉司琼、昂丹司琼可产生剂量依赖性Q-Tc间期延长，帕洛诺司琼和格拉司琼透皮贴片对Q-T间期影响较小

续表

药物	使用注意事项
NK-1RA	①阿瑞匹坦是CYP3A4的底物、抑制剂和诱导剂，也是CYP2C9的诱导剂 ②福沙匹坦是阿瑞匹坦的前药，给药后与阿瑞匹坦的药物相互作用发生情况相似 ③阿瑞匹坦、福沙匹坦、奈妥匹坦、磷奈匹坦可以抑制地塞米松的代谢，同服会增加地塞米松血药浓度，联合时应适当降低地塞米松的剂量
糖皮质激素	①单用免疫检查点抑制剂（PD-1单抗，PD-L1单抗和抗CTLA-4单抗）治疗时，尽可能不采用糖皮质激素预防恶心呕吐 ②如果免疫检查点抑制剂联合中/高度致吐风险的抗肿瘤药物化疗时，可短期使用小剂量地塞米松预防CINV ③CAR-T细胞治疗前3~5日至治疗后90日内，尽可能避免使用糖皮质激素
奥氮平	可引起过度镇静、体重增加、食欲增加、头晕、体位性低血压和Q-T间期延长等不良反应
甲氧氯普胺	可引起过度镇静、疲倦、烦躁不安、Q-T间期延长、锥体外系反应等
苯二氮䓬类	可引起过度镇静、眩晕、乏力、步态不稳、遗忘、记忆力下降、定向力障碍和抑郁等
氟哌啶醇	可引起头晕、过度镇静、锥体外系反应、Q-T间期延长、口干、视物模糊、乏力、便秘和出汗等
沙利度胺	可引起口鼻黏膜干燥、震颤、头痛、眩晕、过度镇静、便秘、恶心、腹痛和周围神经炎

考点 6 代表药品 ★

药品	适应证	临床应用注意
昂丹司琼	①控制癌症化疗和放射治疗引起的恶心和呕吐 ②预防和手术后恶心呕吐	①妊娠期及哺乳期女性禁用 ②可延长Q-Tc间期，并具有剂量依赖性。先天性Q-Tc间期延长综合征患者应避免使用；出现或可能出现Q-Tc间期延长的患者应慎用。 ③不良反应非常常见的是头痛，常见的有便秘、腹部不适、皮肤温热或潮红的感觉、口干
帕洛诺司琼	①预防重度致吐化疗药引起的急性恶心、呕吐 ②预防中度致吐化疗药引起的恶心、呕吐	①不良反应最常见头痛、便秘 ②不推荐7天内重复用药
阿瑞匹坦	与其他止吐药物联合给药，用于预防高度致吐性抗肿瘤化疗的初次和重复治疗过程中出现的急性和迟发性恶心和呕吐	①常见便秘、食欲减退、呃逆、疲乏无力、ALT水平升高 ②抑制CYP3A4，使经CYP3A4代谢的药物体内浓度升高 ③CYP2C9的诱导剂，与华法林同用时，可加快华法林代谢速度，降低INR

第四节 肝胆疾病用药

考点1 药物分类和药理作用★★★

类别	代表药物	药理作用与机制
促进肝脏代谢能力的药物	门冬氨酸钾镁、氨基酸制剂、水溶性维生素	促进肝脏的物质代谢和能量代谢，保持代谢所需各种酶的活性
肝细胞膜修复保护剂（必需磷脂类）	多烯磷脂酰胆碱	化学结构上与肝细胞膜的天然成分（内源性磷脂）一致，可增加肝细胞膜的完整性、稳定性和流动性，促进肝细胞再生，适用于以肝细胞膜损害为主的各类肝炎
肝脏解毒类药	谷胱甘肽	广泛存在于身体细胞内，含 γ-酰胺键和巯基的三肽（由谷氨酸、半胱氨酸及甘氨酸组成），参与体内三羧酸循环及糖代谢，改善肝脏的合成，有解毒、灭活激素等功能
	乙酰半胱氨酸	还原型谷胱甘肽的前体，在肝脏中转化为谷胱甘肽，维持或恢复肝内谷胱甘肽水平，是对乙酰氨基酚过量中毒的特异性解毒药。能在肝脏中转化为谷胱甘肽，及时中和过量的N-乙酰苯亚胺基醌（最佳窗口期是对乙酰氨基酚过量摄入后的8小时内）
	葡醛内酯	在体内转变为葡萄糖醛酸（人体内重要解毒物质之一），能与肝脏或肠内含有酚基、羟基、羧基和氨基的代谢产物、毒物或药物结合，形成无毒的葡萄糖醛酸结合物，经尿中排出
	硫普罗宁	结构中含有巯基，通过提供巯基解毒和保护肝细胞
肝脏抗炎药（甘草酸类药物）	甘草甜素（甘草酸单钾盐）、甘草酸苷、甘草酸铵、甘草酸单铵、甘草酸二铵、异甘草酸镁	类似糖皮质激素的非特异性抗炎作用，可广泛抑制各种炎症通路介导的肝脏炎症反应，减轻肝脏的病理损害，改善受损的肝细胞功能
抗氧化药物	水飞蓟素	通过抗氧化和直接抑制各种细胞因子对肝星状细胞的激活，抗肝纤维化
	联苯双酯	具有降血清ALT的作用，但对AST作用不明显。具有降酶速度快、降幅大的特点，降ALT的短期疗效好，但远期疗效较差，停药后可能有反跳
	双环醇	治疗慢性肝炎所致的氨基转移酶升高，双环醇的分子中也含有联苯结构，具有抗脂质过氧化、抗线粒体损伤、促进肝细胞蛋白质合成、抗肝细胞凋亡等多种作用机制，对乙肝病毒复制也有一定抑制作用
增加胆汁分泌和胆固醇结石溶解药（利胆药）	丁二磺酸腺苷蛋氨酸	适用于肝硬化前和肝硬化所致肝内胆汁淤积，以及妊娠期肝内胆汁淤积。腺苷蛋氨酸是人体内的天然成分，维持肝脏内腺苷蛋氨酸水平有助于防止肝内胆汁淤积

续表

类别	代表药物	药理作用与机制
增加胆汁分泌和胆固醇结石溶解药（利胆药）	胆固醇结石溶解药	促进胆汁酸分泌，使其在胆汁中的含量升高；抑制胆固醇在肠道内的重吸收，并通过抑制胆固醇向胆汁中分泌，从而降低胆汁中胆固醇的饱和度，使胆固醇结石逐渐溶解、脱落、排出 ①熊去氧胆酸：亲水、非细胞毒性的胆汁酸。也可治疗胆汁淤积性肝病 ②牛磺熊去氧胆酸：熊胆汁的天然成分和主要胆汁酸，结构上是熊去氧胆酸通过羧基与牛磺酸的氨基之间共轭形成的结合型胆汁酸 ③鹅去氧胆酸：熊去氧胆酸的异构体，溶石机制、功效与熊去氧胆酸基本相同，但服药量较大，腹泻发生率高，且对肝脏有一定毒性 ④去氢胆酸：由动物胆汁中提取的胆酸经氢化反应得到的一种半合成胆汁酸
回肠胆汁酸转运蛋白（IBAT）抑制剂	奥德昔巴特 氯马昔巴特 利奈昔巴特	抑制回肠远端胆汁酸的再摄取，增加胆汁酸通过结肠的清除，降低血清中胆汁酸的浓度，减轻患者的瘙痒症状。治疗进行性家族性肝内胆汁淤积症（PFIC）
胆汁酸螯合剂	考来烯胺	具有降低血清胆固醇水平作用的不吸收阴离子交换树脂，可与肠道中胆汁酸结合，减少肠肝循环中胆汁酸重吸收，但多见腹胀、腹泻、腹痛等，耐受性较差
其他保肝药	促肝细胞生长素	从新鲜乳猪肝脏或新生牛新鲜肝脏中提取的具有生物活性的多肽类物质，用于肝炎的辅助治疗

考点2 代表药品★

药品	适应证	临床应用注意
双环醇	慢性肝炎所致的氨基转移酶升高	肝功能失代偿者如胆红素明显升高、低白蛋白血症、肝硬化腹水、食管静脉曲张出血、肝性脑病及肝肾综合征慎用；停用时应逐渐减量
多烯磷脂酰胆碱	①口服剂：辅助改善中毒性肝损伤（如药物、毒物、化学物质和酒精引起的肝损伤等）以及脂肪肝和肝炎患者的食欲不振、右上腹压迫 ②注射剂：各种类型的肝病、脂肪肝、胆汁阻塞、中毒性肝损伤、预防胆结石复发、手术前后的治疗（尤其是肝胆手术）、妊娠中毒（包括呕吐）、银屑病、神经性皮炎、放射综合征	①注射剂含苯甲醇，给予新生儿和早产儿可导致致命性的"喘息综合征"，新生儿和早产儿禁用 ②口服剂不得用于12岁以下儿童 ③注射剂严禁用电解质溶液（0.9%氯化钠溶液、林格液等）稀释，如需稀释，只能用5%，10%葡萄糖溶液或木糖醇注射液
甘草酸二铵	①注射剂：适用于伴有谷丙转氨酶升高的急、慢性病毒性肝炎的治疗 ②口服剂：适用于伴有谷丙转氨酶升高的急、慢性肝炎的治疗	①严重低钾血症、高钠血症、高血压、心衰、肾功能衰竭患者禁用 ②不良反应主要有纳差、恶心、呕吐、腹胀，以及皮肤瘙痒、荨麻疹、口干和浮肿，心脑血管系统常见头痛、头晕、胸闷、心悸及血压增高 ③定期监测血压、血清钾、钠浓度，如出现高血压、血钠潴留、低血钾等情况应停药或适当减量

续表

药品	适应证	临床应用注意
水飞蓟宾葡甲胺	急、慢性肝炎，初期肝硬化，中毒性肝损害的辅助治疗	稳定肝细胞膜，保护肝细胞的酶系统，清除肝细胞内的活性氧自由基，从而提高肝脏的解毒能力，避免肝细胞长期接触毒物
熊去氧胆酸	①固醇性胆囊结石——必须是X射线能穿透的结石，同时胆囊收缩功能须正常 ②胆汁淤积性肝病（原发性胆汁性肝硬化） ③胆汁反流性胃炎	①不能在妊娠期前三个月服用 ②禁用：急性胆囊炎和胆管炎；胆道阻塞（胆总管和胆囊管）；严重肝功能减退者 ③溶石治疗：一般需6～24个月，服用12个月后结石未见变小，停止服用 ④用法用量：按10mg/kg体重估算日剂量（固醇性胆囊结石在晚间一次服用每日总剂量；胆汁淤积性肝病则将日剂量分为一日2次或3次服用）；胆汁反流性胃炎每日睡前服用250mg

第五节 泻药与便秘治疗药

考点 1 药物分类和药理作用★★★

类别	代表药物	药理作用
刺激性泻药	比沙可啶、蓖麻油、蒽醌类药物（大黄、番泻叶）	通过对肠肌间神经丛的作用，刺激结肠收缩和蠕动，缩短结肠转运时间，同时可刺激肠液分泌，通便起效快
渗透性泻药	聚乙二醇	大分子的线性长链聚合物，通过氢键固定水分子，使水分保留在结肠内，增加粪便含水量并软化粪便
	乳果糖	①细菌在结肠将乳果糖分解为多种小分子量的酸（乳酸和乙酸），降低结肠内pH值并提高渗透压，刺激肠蠕动并增加粪便中水分含量 ②治疗肝性脑病的高氨血症
	盐类泻药	增加肠道内渗透压，将水导入肠道，刺激肠蠕动，从而产生导泻和清肠作用
容积性泻药	聚卡波非钙	在胃内酸性条件下，脱钙形成聚卡波非，在小肠或大肠的中性环境下具有高度的吸水性，膨胀成为凝胶，保持消化道内水分
	欧车前	作为膳食补充剂治疗便秘
	菊粉	可溶性纤维，常被加入到肠内营养制剂的配方中，起到通便的作用
润滑性泻药	甘油、液状石蜡	有口服剂和直肠给药剂型，可以软化大便并润滑肠壁，使粪便易于排出
	多库酯钠	阴离子表面活性剂，口服后基本不吸收，在肠道内促进水和脂肪类物质浸入粪便，通过物理性润滑肠道排便
促动力药	普芦卡必利	选择性5-HT$_4$受体激动剂，有促肠动力的作用

续表

类别	代表药物	药理作用
促分泌药	利那洛肽	鸟苷酸环化酶C（GC-C）激动剂，具有内脏镇痛作用和促分泌作用。细胞外cGMP浓度升高可以减轻内脏疼痛，细胞内cGMP浓度升高可增加小肠腔内氯化物和碳酸氢盐的分泌量，使小肠液分泌增多和结肠转运速度增快
	芦比前列酮	局部作用的氯离子通道激动剂，通过激动肠上皮细胞顶端的CIC-2氯离子通道，增强肠液分泌及增加肠道运动而促进排便
微生态制剂	益生菌、益生元和合生元	不是治疗慢性便秘的一线药物，但可通过调节肠道菌群失衡，促进肠道蠕动和胃肠动力恢复

考点 2 作用特点 ★★

1. 刺激性泻药

（1）长期使用易出现药物依赖、营养吸收不良和电解质紊乱，仅推荐作为补救措施，短期或间断性使用。

（2）不建议慢性便秘患者，尤其老年患者长期使用。

（3）蒽醌类长期使用可导致结肠黑变病。

（4）比沙可啶有胃刺激性，需要采用肠溶剂或栓剂。

2. 渗透性泻药　盐类泻药主要用于肠道检查前的清洁和导泻，不作为治疗便秘的药物。

3. 容积性泻药

（1）适用于轻度便秘的治疗。

（2）潜在的不良反应包括腹胀、食管梗阻、结肠梗阻，以及钙和铁吸收不良。

（3）服用容积性泻剂时，应保证足够的水分摄入，以防肠道出现机械性梗阻

4. 润滑性泻药

（1）适用于年老体弱及伴有高血压、心功能不全等排便费力的患者。

（2）甘油灌肠或直肠给药：安全有效，特别适合排便障碍型便秘（出口梗阻型便秘）以及粪便干结、粪便嵌塞的老年患者应用。

（3）液体石蜡可干扰脂溶性维生素的吸收，吞咽困难的患者还有误吸导致吸入性肺炎的危险，应尽量避免口服。

5. 促动力药　普芦卡必利的适应证是"治疗成年女性患者中通过轻泻剂难以充分缓解的慢性便秘症状"。

6. 促分泌药　在推荐剂量下口服使用利那洛肽，在血浆中几乎检测不到利那洛肽浓度。

7. 微生态制剂　推荐作为慢性便秘的长期辅助用药。

考点 3 特殊人群用药 ★

1. 老年人便秘　治疗药物首选容积性泻药、乳果糖和聚乙二醇，便秘严重者，可短期、适量应用刺激性泻药，或合用灌肠剂或栓剂。

2. 儿童便秘　聚乙二醇是儿童便秘的一线治疗药物，乳果糖和容积性泻药也被证实有

效，且耐受性良好。利那洛肽禁用于6岁以下儿童。

3. 妊娠期便秘 聚乙二醇4000和乳果糖可作为妊娠期便秘的首选药物。比沙可啶和蓖麻油禁用于妊娠期便秘患者；蒽醌类泻药有致畸风险，应避免使用。

4. 糖尿病患者 便秘是糖尿病患者最常见的消化道症状，可使用容积性泻药、渗透性泻药、刺激性泻药，对于顽固性便秘患者，可尝试使用促动力药和促分泌药。

5. 阿片类药物引起的便秘（OIC） 便秘是阿片类药物最常见的不良反应。预防性使用通便药应与阿片类药物治疗同时开始。OIC的治疗药物包括容积性泻药、渗透性泻药、刺激性泻药，效果不佳者，可尝试使用促动力药和促分泌药，或用羟考酮、纳洛酮缓释剂替换阿片类药物以止痛。

考点4 代表药品★

药品	适应证	临床应用注意
乳果糖	①便秘 ②肝性脑病（用于治疗和预防肝昏迷或昏迷前状态）	①治疗便秘，宜在早餐时一次服用 ②推荐的剂量下可用于妊娠期和哺乳期女性 ③半乳糖血症、肠梗阻、急腹痛患者禁用 ④避免与其他导泻剂同时使用
聚乙二醇4000	成人及8岁以上儿童（包括8岁）便秘	①哺乳期可以服用 ②小肠或结肠疾病患者禁用，如炎症性肠病（如溃疡性结肠炎、克罗恩病）、肠梗阻、肠穿孔、胃潴留、消化道出血、中毒性肠炎、中毒性巨结肠或肠扭转患者 ③本品含有山梨糖醇，果糖不耐受患儿禁用
聚卡波非钙	缓解肠易激综合征（便秘型）患者的便秘症状	①餐后用足量水送服 ②禁用于急性腹部疾病（阑尾炎、肠出血、溃疡性结肠炎），手术后有可能发生肠梗阻者，高钙血症者，肾结石患者 ③常见不良反应有恶心、呕吐、口渴、ALT上升 ④钙制剂与本品合用会导致钙摄取过量，减弱药效 ⑤影响胃内pH的药物（PPI、H_2受体拮抗剂、抗酸剂）抑制本品胃内脱钙从而降低药效
多库酯钠	慢性功能性便秘	—
普芦卡必利	用于治疗成年女性患者中通过轻泻剂难以充分缓解的慢性便秘症状	①口服：餐前、餐后均可 ②不建议在妊娠期、哺乳期、儿童及小于18岁的青少年使用 ③最常见的不良反应为头痛及胃肠道症状（腹泻、腹痛或恶心）
利那洛肽	成人便秘型肠易激综合征（IBS-C）	①不建议在妊娠期使用，6岁以下儿童禁用 ②最常见不良反应是腹泻 ③应在餐前30分钟服用
芦比前列酮	成人慢性特发性便秘	①口服：与食物和水同服，胶囊整粒吞服，不要拆分或咀嚼 ②非常常见的不良反应是恶心和腹泻

第六节　止泻药、肠道抗感染药、肠道抗炎药

第一亚类　止泻药

考点 1 药物分类和药理作用 ★★

类别	代表药物	药理作用与机制
吸附剂	蒙脱石	①对消化道内病毒、病菌及其产生毒素有固定、抑制作用 ②对消化道黏膜有覆盖能力，与黏液糖蛋白相互结合，提高黏膜屏障的防御功能
	药用炭	①具有巨大的比表面积，有效地从胃肠道中吸附肌酐、尿酸等有毒物质 ②用于食物、生物碱等中毒及腹泻、胃肠胀气等
口服补液盐（ORS）	口服补液盐Ⅰ、Ⅱ、Ⅲ	纠正腹泻引起的液体和电解质丢失
抗动力药	洛哌丁胺	①与肠壁中的阿片受体结合，减少肠道推进性蠕动，增加肠道转运时间 ②增强肛门括约肌张力，减少大便失禁和便急
	地芬诺酯	①结构和哌替啶类似。口服吸收后经酯酶快速代谢为有活性的地芬诺辛，对肠壁环行肌产生直接影响，作用类似吗啡，使肠蠕动减弱 ②复方地芬诺酯：盐酸地芬诺酯和阿托品组成的复方制剂，联用后增强了对肠道蠕动的抑制
抗分泌药	消旋卡多曲	①前药，水解生成活性代谢产物硫甲基氧代苯丙甘氨酸，为脑啡肽酶抑制剂。抑制脑啡肽酶对脑啡肽的降解，延长小肠内脑啡肽能突触的作用并减少过度分泌 ②肠道分泌抑制剂，可减少因霍乱毒素或炎症导致的肠内水和电解质过多分泌，但不影响基础分泌，发挥止泻作用时不改变小肠运输时间，不会造成继发便秘和腹胀
	次水杨酸铋	口服后经过胃肠消化水解为铋和水杨酸，铋发挥止泻和改善胃肠道不适的作用，可覆盖于胃黏膜表面，保护胃黏膜，兼有抗分泌作用和吸附毒素的作用
微生物制剂	地衣芽孢杆菌、双歧杆菌、嗜酸乳杆菌、粪肠球菌等	可调节肠道，构建肠道微生态平衡，可以防止和治疗腹泻

考点 2 临床用药评价 ★★

1. 抗动力药和抗分泌药

（1）对症治疗，不能用作细菌性腹泻的基本治疗药物。

（2）抗动力药可能产生严重不良后果，包括嗜睡、麻痹性肠梗阻、中毒性巨结肠、中枢神经系统抑制、昏迷，甚至死亡。如果出现便秘、腹痛、腹胀、便血或肠梗阻，应立即

停药。

2. 活菌制剂

（1）与抗酸药、抗菌药合用，可减弱活性，应避免同服。铋剂、鞣酸、活性炭、酊剂等能抑制、吸附或杀灭活菌，故也应错时分开服用。间隔时间一般为2~3小时。

（2）活菌制剂，溶解时水温不宜超过40℃。

考点 3 代表药品★

药品	适应证	临床应用注意
蒙脱石	①成人及儿童急、慢性腹泻 ②用于食道、胃、十二指肠疾病引起的相关疼痛症状的辅助治疗	①不溶于水，服用时，需要一定量的水形成混悬液后才有利于药物在胃肠道黏膜表面的散布 ②如需服用其他药物，建议间隔一段时间
口服补液盐（ORS）	预防和治疗腹泻引起的轻、中度脱水，并可用于补充钠、钾、氯	①开始饮用时，可出现胃肠道不适（恶心、呕吐、刺激感），可少量分次服用 ②使用时，按说明书规定的水量稀释，没有固定的时间要求，从腹泻开始到腹泻停止都可以使用
洛哌丁胺	①控制急、慢性腹泻症状 ②用于回肠造瘘术患者可减少排便量及次数，增加大便稠硬度	①不良反应常见胃肠胀气、便秘、恶心、头晕 ②发生便秘、腹胀和肠梗阻，应立即停用 ③哺乳期妇女不宜使用 ④胶囊剂禁用于2岁以下儿童 ⑤由于严重的心脏不良反应，禁止在成人、2岁及以上儿童中使用高于推荐剂量的盐酸洛哌丁胺
消旋卡多曲	①成人急性腹泻 ②1个月以上婴幼儿和儿童的急性腹泻	①最好餐前服用，连续用药不超过7日 ②必要时与口服补液或静脉补液联合使用 ③CYP3A4酶的诱导剂或抑制剂可加快或减慢消旋卡多曲的体内代谢，减弱或增强抗腹泻作用
地衣芽孢杆菌活菌	①细菌或真菌引起的急、慢性肠炎、腹泻 ②其他原因引起的胃肠道菌群失调的防治	①首次加倍 ②活菌制剂，但无需冷藏，室温即可，溶解时水温不宜超过40℃ ③避免与抗菌药同服，可间隔3小时 ④铋剂、鞣酸、药用炭、酊剂等能抑制、吸附活菌，不能并用
双歧杆菌三联活菌	①肠道菌群失调引起的急慢性腹泻、便秘 ②轻、中型急性腹泻，慢性腹泻及消化不良、腹胀 ③辅助治疗肠道菌群失调引起的内毒素血症	需冷藏，饭后半小时温水服用

第二亚类　肠道抗感染药

考点4 药理作用和作用特点 ★

药物	作用特点
喹诺酮类抗菌药物	因其有效性和耐受性好，是急性感染性腹泻的首选抗生素 ①喹诺酮类药物（吡哌酸）和氟喹诺酮类药物（诺氟沙星、环丙沙星、氧氟沙星、依诺沙星、甲磺酸培氟沙星、司帕沙星、左氧氟沙星）均有肠道感染的适应证。但均禁用于妊娠期女性和18岁以下儿童 ②加替沙星、莫西沙星、吉米沙星、奈诺沙星和西他沙星临床上也常见口服治疗腹泻，但说明书无肠道感染的适应证
阿奇霉素	妊娠期女性及儿童首选，也推荐在喹诺酮耐药严重地区经验性使用
利福昔明	①非吸收性的利福霉素类药物，通过与依赖DNA的RNA多聚酶的β亚单位牢固结合，抑制细菌RNA的合成，防止该酶与DNA连接，从而阻断RNA转录过程，使DNA和蛋白的合成停止 ②广谱肠道抗生素，对多数革兰阳性菌和革兰阴性菌，包括需氧菌和厌氧菌的感染具有杀菌作用 ③有效治疗由非侵袭性大肠杆菌菌株引起的旅行者腹泻，但弯曲杆菌通常对利福昔明耐药
硫酸庆大霉素	①氨基糖苷类药物 ②口服后很少吸收，在肠道中能达高浓度，但在痢疾急性期、肠道广泛炎性病变或溃疡性病变时，口服吸收量有所增加
盐酸小檗碱（俗称黄连素）	从黄连提取的季铵生物碱，对多种革兰阳性及阴性菌均有抑制作用

考点5 代表药品 ★

药品	适应证	临床应用注意
利福昔明	敏感病原菌引起的肠道感染，包括急性和慢性肠道感染、腹泻综合症、夏季腹泻、旅行性腹泻和小肠结膜炎等	①连续服药不能超过7日 ②长期大剂量用药或肠黏膜受损时，有极少量（小于1%）被吸收，导致尿液呈粉红色

第三亚类　肠道抗炎药（IBD常用药物）

考点6 药物分类 ★★

类别		代表药物
5-氨基水杨酸（5-ASA）		美沙拉秦
5-氨基水杨酸前药		奥沙拉秦：5-ASA二聚体
		巴柳氮钠：5-ASA和4-ABA
		柳氮磺吡啶（SASP）：5-ASA与磺胺吡啶
糖皮质激素		地塞米松
免疫调节药物	免疫抑制剂	环孢素A、他克莫司、硫唑嘌呤、硫嘌呤、甲氨蝶呤、沙利度胺

续表

类别		代表药物
生物制剂	TNF-α 抑制剂	英夫利西单抗、阿达木单抗、戈利木单抗、培塞丽珠单抗
	IL-12/IL-23 拮抗剂	乌司奴单抗
	IL-23 抑制剂	利生奇珠单抗
	α₄β₇整合素抑制剂	维得利珠单抗
小分子制剂	JAK 抑制剂	乌帕替尼
抗生素		硝基咪唑类、环丙沙星和左氧氟沙星、利福昔明

考点 7 药理作用的作用机制 ★

炎症性肠病（IBD）主要包括溃疡性结肠炎（UC）和克罗恩病（CD），是一类慢性非特异性肠道炎症性疾病，发病机制复杂。

1. 5-ASA（美沙拉秦）

（1）作用机制尚不明确，可能通过阻断环氧合酶途径，抑制结肠中前列腺素的产生来减少炎症。

（2）口服后仅20%可到达回肠末端和结肠，通过采用缓释剂型或改为前药，使其更多的到达结肠部位。

（3）口服缓释制剂分为pH依赖型和时间依赖型。

（4）直肠给药剂型，可采用栓剂、灌肠剂和泡沫剂。灌肠剂用于治疗累及结肠的溃疡性结肠炎，泡沫剂通常只能到达乙状结肠中段，栓剂适用于仅累及直肠的溃疡性结肠炎。

2. 5-ASA 前药

（1）**奥沙拉秦**：5-ASA二聚体，在胃及小肠中不被吸收也不分解，到达结肠部位后，偶氮键被肠道细菌的偶氮还原酶裂解，分解为2个分子的5-ASA发挥药效。

（2）**巴柳氮钠**：5-ASA与另一个无活性复合物结合后的前药，口服不吸收，到达结肠部位后，分解为5-ASA和4-ABA，后者作为无活性的"惰性载体"，几乎不吸收也无药效。

（3）**柳氮磺吡啶（SASP）**：5-ASA与磺胺吡啶偶氮键相连的前药。5-ASA不易在回肠和结肠吸收，能较长时间停留在肠道中，发挥局部抗炎；磺胺吡啶是磺胺类药物，能在结肠吸收，生物利用度约60%，对肠道菌群有微弱的抗菌作用，但抗炎活性很低。

3. 糖皮质激素 具有抑制免疫应答、抗炎、抗休克、抗过敏等作用，对于控制IBD的急性发作有较好疗效，但不能用于维持治疗。目前国内暂无糖皮质激素肠道局部给药剂型，临床常用地塞米松注射液稀释后保留灌肠治疗IBD。

4. 免疫调节药物 免疫功能紊乱在IBD的发病机制中起重要作用，因此免疫抑制剂是治疗IBD的重要手段之一，包括环孢素A、他克莫司、硫唑嘌呤、巯嘌呤、甲氨蝶呤和沙利度胺。

5. 生物制剂 IBD具有终身发病的特点，生物制剂使IBD的治疗目标从控制症状转变为内镜下愈合，进而能改善远期结局。

（1）TNF-α抑制剂：英夫利西单抗、阿达木单抗、戈利木单抗、培塞丽珠单抗。

（2）IL-12/IL-23拮抗剂：乌司奴单抗（用于斑块状银屑病和克罗恩病的治疗）。

（3）IL-23抑制剂：利生奇珠单抗

（4）α₄β₇整合素抑制剂：维得利珠单抗（具有肠道特异性），是目前唯一的肠道选择性生物制剂。

6. JAK抑制剂 乌帕替尼可用于治疗对一种或多种抗TNF制剂应答不佳或不耐受或禁忌的中重度活动性成人溃疡性结肠炎。

7. 抗生素

（1）硝基咪唑类：最常用来治疗肛门周围脓肿和瘘管的药物，对克罗恩病的非感染性症状（如腹泻和腹痛）也有效。

（2）环丙沙星和左氧氟沙星：可代替或联用硝基咪唑类药物。

（3）利福昔明：作为口服不吸收的抗生素，可用于克罗恩病活动期治疗。

考点7 典型不良反应★

1. 美沙拉秦、奥沙拉秦和巴柳氮钠 不良反应类似，常见发热和皮疹，罕见胰腺炎、心包炎和肺炎，奥沙拉秦的水样泻发生率略高。

2. 柳氮磺吡啶 不良反应非常常见，20%~25%的患者因此停药。

（1）特异性不良反应：包括皮疹、肝炎、胰腺炎、肺炎、粒细胞缺乏和再生障碍性贫血，发生时应立即停药，且不能再使用。

（2）可引起男性少精子症和不育，停药后可逆转。

（3）抑制还原型叶酸跨膜转运，导致细胞内叶酸缺乏，故用药期间按每日1mg的剂量补充叶酸。

3. 生物制剂

（1）均可能导致现有未受控的细菌感染恶化，结核病或乙型肝炎再激活，以及某些类型癌症的发病危险增加

（2）最严重的不良反应为重度感染、神经功能影响以及淋巴系统的某些恶性肿瘤

考点8 代表药品★

药品	适应证	临床应用注意
美沙拉秦	①溃疡性结肠炎的治疗（包括急性发作期和防止复发的维持治疗）②克罗恩病急性发作期的治疗	①不同剂型的释放特性差异很大，因此各产品之间不可直接互换②禁用：严重肝、肾功能不全者，胃和十二指肠溃疡者，出血体质者（易引起出血）③大剂量重复口服给药具有肾毒性，在治疗期间，应注意血细胞计数和尿检查

第七节　助消化药

考点 代表药品★

药品	药理作用与机制	适应证	临床应用注意
乳酶生	①微生态制剂，是活肠球菌的干燥制剂 ②在肠内分解糖类生成乳酸，使肠内酸度增高，从而抑制腐败菌的生长繁殖，并防止肠内发酵，减少产气，因而有促进消化和止泻作用	消化不良、腹胀及小儿饮食失调所引起的腹泻、绿便等	①餐前服 ②活菌制剂，不应置于高温处 ③抗酸药、抗生素与本品合用时，可减弱其疗效，故应分开服用（间隔3小时） ④铋剂、鞣酸、活性炭、酊剂等能抑制、吸附或杀灭活肠球菌，故不能合用
胰酶	①从猪、羊或牛胰中提取的多种酶的混合物 ②当人体自身胰腺的外分泌不足时，用于补充胰酶（胰蛋白酶、胰淀粉酶和胰脂肪酶）。胰蛋白酶能使蛋白质转化为蛋白胨，胰淀粉酶使淀粉转化为糊精与糖，胰脂肪酶则使脂肪分解为甘油和脂肪酸	儿童或成人的胰腺外分泌不足的替代治疗	①餐前整片/粒吞服 ②最好选用肠溶剂型，保护胰酶不被胃液破坏

第五章　心血管系统用药

第一节　抗心律失常药

考点 1 药物分类★★★

类别		代表药物
作用于G蛋白偶联受体	β受体拮抗剂（Ⅱ类）	普萘洛尔、美托洛尔、比索洛尔、卡维地洛
作用于心血管系统离子通道的药物	钠通道阻滞剂（Ⅰ类） Ⅰa类	奎尼丁、普鲁卡因胺
	Ⅰb类	利多卡因、苯妥英钠、美西律
	Ⅰc类	普罗帕酮
	钾通道阻滞剂（Ⅲ类） 延长动作电位时程	胺碘酮、索他洛尔
	钙通道阻滞剂（Ⅳ类） 钙拮抗药	维拉帕米、地尔硫䓬

考点 2 药理作用与作用机制★★★

1. **β受体拮抗剂**　阻滞β肾上腺素能受体，降低交感神经效应，从而减慢窦性节律，减慢心房和房室结的传导，延长房室结的功能性不应期。

2. **作用于钠通道的药物（钠通道阻滞剂）**　临床上常用的有局麻药、抗癫痫药和Ⅰ类抗心律失常药。

（1）Ⅰa类（奎尼丁、普鲁卡因胺）：阻滞钠通道开放，与钠通道解离时间T≈1~10秒，阻滞强度中等；可抑制快速激活的延迟整流钾电流（Ik），延长动作电位时程（APD）、有效不应期（ERP）和Q-Tc间期。对多种类型心律失常有效。因抑制传导、延长Q-Tc间期及致心律失常作用，可增加病死率。

（2）Ⅰb类（利多卡因、苯妥英钠、美西律）：阻滞钠通道开放及失活，与钠通道解离时间T≈0.1~1秒，阻滞强度较弱；对正常心肌的抑制作用弱，可缩短APD和ERP，消除折返。可提升电复律疗效。对房室传导和心肌收缩力影响小。用于室性快速性心律失常，对房性心律失常无效。

（3）Ⅰc明显阻滞钠通道（普罗帕酮）：阻滞钠通道失活，与钠通道解离时间T>10秒，抑制钠通道作用强。减慢心房和心室内传导，延长QRS及H-V间期，延长房室结（AVN）双径路的快径逆传和房室旁道的ERP，拮抗心肌细胞肌浆网雷诺丁受体。可治疗多种类型的房性和室性心律失常。抑制心肌收缩力作用强，可诱发或加重心功能不全，可能升高除颤/起搏的阈值。

3. **作用于钾通道的药物（钾通道调节剂）**

（1）钾通道调节剂：包括钾通道阻滞剂（磺酰脲类降糖药、新型Ⅲ类抗心律失常药）和钾通道开放药（尼可地尔）。

（2）Ⅲ类抗心律失常药（胺碘酮、索他洛尔）：抑制多种钾通道，延长动作电位时程和有效不应期，对动作电位幅度和去极化影响小，延长Q-Tc间期。

（3）索他洛尔：同时也兼有β受体拮抗作用，用药剂量<25mg时具有非选择性β受体拮抗作用，剂量>80mg时作为Ⅲ类抗心律失常药发挥作用。

4. 作用于钙通道的药物（钙通道阻滞剂/钙拮抗药） 非二氢吡啶类钙通道阻滞剂（维拉帕米和地尔硫䓬）选择性的作用于L-型钙通道，通过减慢房室结传导速度，减低窦房结自律性从而减慢心率（钙通道阻滞剂治疗室上性心动过速的理论基础）。

考点3 临床用药评价★★

药物	主要适应证	典型不良反应	临床应用注意
奎尼丁	广谱抗心律失常药，主要用于房颤与房扑的复律	尖端扭转性室速、胃肠道不适、房室结传导加快	因其不良反应，近年已少用
普鲁卡因胺	广谱抗心律失常药，用于室上性和室性心律失常的治疗；也用于预激综合征房颤合并快速心率，或鉴别不清室性或室上性来源的宽QRS心动过速	尖端扭转性室速、胃肠道不适、狼疮样综合征	长期使用可出现狼疮样反应，已很少应用
普罗帕酮	室上性和室性心律失常	室速、充血性心力衰竭、房室结传导加快	心肌缺血、心功能不全和室内传导障碍者相对禁忌或慎用
胺碘酮	广谱抗心律失常药，适用于室上性和室性心律失常，可用于器质性心脏病、心功能不全者	尖端扭转性室速（罕见）、光敏感性、角膜色素沉着、肺毒性、多发性神经病变、胃肠道不适、心动过缓、肝毒性、甲状腺功能障碍	含碘量高，长期应用可引起甲状腺功能改变，应定期检查甲状腺功能。在常用维持剂量下很少发生肺纤维化，但仍应定期检查
索他洛尔	室上性和室性心律失常治疗	尖端扭转性室速、充血性心力衰竭、心动过速、慢性阻塞性肺病或支气管痉挛性肺病加重	副作用与剂量有关。电解质紊乱（低钾、低镁）可加重毒性
利多卡因	仅用于室性心律失常	常见神经系统不良反应如言语不清、眩晕等	可用于心衰室性心律失常及心源性猝死的抗心律失常治疗
美西律	仅用于室性心律失常	常见神经系统不良反应如言语不清、眩晕等。	可长期口服。室性心律失常患者若伴有左室功能不全，轻度传导系统病变应首选美西律
β受体拮抗剂	控制房颤和房扑的心室率，减少房性和室性期前收缩，减少室速复发	低血压、传导阻滞、心动过缓、哮喘、心衰	不良反应少
维拉帕米地尔硫䓬	控制房颤和房扑的心室率，减慢窦速	低血压、传导阻滞、心衰	不良反应少

考点4 药物相互作用★★★

胺碘酮 联合应用以下药物，有可能诱导尖端扭转性室性心动过速

（1）Ia类抗心律失常药物（奎尼丁、丙吡胺）

（2）Ⅲ类抗心律失常药物（索他洛尔、伊布利特）

（3）非抗心律失常药物，如苄普地尔、西沙比利、二苯美伦、红霉素（静脉内给药）、咪唑斯汀、莫西沙星、螺旋霉素（静脉内给药）、长春新碱（静脉内给药）、舒托必利、喷他脒（静脉注射）

考点 5 代表药品 ★

药品	适应证	临床应用注意
胺碘酮	多种心律失常，尤其合并器质性心脏病的患者（冠状动脉供血不足及心力衰竭） ①房性心律失常（心房扑动，心房纤颤转律和转律后窦性心律的维持） ②结性心律失常 ③室性心律失常（治疗危及生命的室性期前收缩和室性心动过速以及室性心动过速或心室纤颤的预防） ④伴预激综合征（W-P-W综合征）的心律失常	①含碘量为40%，妊娠期间使用可以导致新生儿甲状腺肿大，妊娠前3个月和后3个月禁用 ②与索菲布韦单独联用或与其他直接作用于HCV抗病毒药（DAAs）联用时可出现严重、可威胁生命的心动过缓和心脏传导阻滞 ③可引起肺毒性，起病隐匿，最早表现为咳嗽，病情发展时可出现急性肺炎表现（发热和呼吸困难），还可引起的慢性肺间质纤维化
索他洛尔	①转复（预防室上性心动过速，特别是房室结折返性心动过速，也可用于预激综合征伴室上性心动过速） ②心房扑动，心房颤动 ③各种室性心律失常（室性早搏，持续性及非持续性室性心动过速） ④急性心肌梗死并发严重心律失常	①严重的不良反应为尖端扭转型室速 ②避免和其他延长Q-Tc间期的其他药物联合使用 ③与消耗儿茶酚胺类药物（如利血平、胍乙啶）联合应用可产生低血压和严重心动过缓
维拉帕米	口服： ①心绞痛（变异型心绞痛、不稳定型心绞痛、慢性稳定型心绞痛） ②心律失常（与地高辛合用控制慢性心房颤动/心房扑动时的心室率；预防阵发性室上性心动过速的反复发作） ③原发性高血压 静脉注射： 终止阵发性室上性心动过速和左心室特发性室性心动过速	①可增加地高辛、卡马西平、环孢素和茶碱的药物浓度 ②常见不良反应包括抑制心脏收缩功能和传导功能，有时也会出现牙龈增生

第二节 抗高血压药

考点 1 药物分类 ★★★

类别	代表药物
血管紧张素转换酶抑制剂（ACEI）	卡托普利、福辛普利、贝那普利、依那普利、雷米普利、赖诺普利、培哚普利

续表

类别		代表药物
血管紧张素受体拮抗剂（ARB）		缬沙坦、厄贝沙坦、奥美沙坦、氯沙坦、替米沙坦、坎地沙坦
血管紧张素受体脑啡肽酶抑制剂（ARNI）		沙库巴曲缬沙坦
钙通道阻滞剂（CCB）	二氢吡啶类CCB	硝苯地平、氨氯地平、非洛地平、拉西地平、尼卡地平、尼群地平、西尼地平、马尼地平、贝尼地平
	非二氢吡啶类CCB	地尔硫䓬、维拉帕米
利尿剂	噻嗪类利尿剂	氢氯噻嗪、吲达帕胺
	袢利尿剂	呋塞米、托拉塞米、布美他尼
	保钾利尿剂	阿米洛利、螺内酯
β受体拮抗剂	非选择性β受体拮抗剂	普萘洛尔
	选择性β_1受体拮抗剂	美托洛尔、比索洛尔、阿替洛尔
	α和β受体拮抗剂	卡维地洛、拉贝洛尔、阿罗洛尔
其他抗高血压药		特拉唑嗪、肼屈嗪、甲基多巴、利血平、硝普钠
妊娠期常用口服药		拉贝洛尔、甲基多巴、硝苯地平

第一亚类　肾素-血管紧张素系统（RAS）抑制药

考点 2　药理作用和临床应用 ★★★

类别	药理作用	临床应用
ACEI类	①抑制血管紧张素转换酶，阻断肾素血管紧张素Ⅱ的生成，抑制激肽酶的降解而发挥降压作用 ②预防与逆转心肌肥厚，对缺血心肌具有保护作用，改善心脏的收缩和舒张功能 ③舒张血管，减低外周阻力，抑制血管肥厚；减低血管僵硬程度，改善动脉顺应性，改善血管内皮功能 ④促进水钠排泄，减轻水钠潴留	高血压、心力衰竭、冠心病、左室肥厚、左心室功能不全、心房颤动、颈动脉粥样硬化、非糖尿病肾病、糖尿病肾病、蛋白尿/微量白蛋白尿、代谢综合征
ARB类	①阻断ACE途径和糜酶途径生成的AngⅡ与受体AT_1结合，避免AT_1受体激活产生对心血管损害的作用 ②药理作用与ACEI类药相似 ③ACEI类药可导致缓激肽、P物质堆积，引起咳嗽等不良反应，ARB类药物一般无咳嗽、血管神经水肿的不良反应	高血压、心力衰竭、冠心病、左心室肥厚、心房颤动、糖尿病肾病、蛋白尿/微量白蛋白尿、代谢综合征，尤其是不能耐受ACEI引起咳嗽的患者
肾素抑制药	直接抑制肾素，继而减少血管紧张素Ⅱ的产生，可显著降低高血压患者的血压水平	

考点 3　作用特点 ★★

1. ACEI 类

（1）除卡托普利的半衰期较短，需一日给药2~3次，多数ACEI可一日给药1次。

（2）多数ACEI的起效时间在1小时，作用时间可以维持24小时

（3）许多ACEI是含酯的前药。

（4）大部分ACEI及其代谢产物主要经肾排泄，故肾功能异常时（肌酐清除率≤30ml/min，部分<60ml/min）需要调小剂量或禁止使用。福辛普利肾功能不全时无需调整剂量。赖诺普利、培哚普利肝功能损害无需调整剂量。

2. ARB类

（1）大部分的ARB药物因生物利用度低（除厄贝沙坦和替米沙坦外）、脂溶性较差和吸收不完全等原因，多以原型药物排出。

（2）所有的ARB起效时间在2小时左右，作用持续时间在24小时以上。

（3）替米沙坦几乎完全经粪便排泄，其他药物都是经双通道排泄，其中坎地沙坦酯、奥美沙坦酯和氯沙坦经肾脏排泄的比例更大些。

（4）坎地沙坦、奥美沙坦和氯沙坦是仅有的3个有活性代谢物的ARB药物；坎地沙坦和奥美沙坦酯化后成前药，在胃肠道去酯化，代谢成为具活性的坎地沙坦和奥美沙坦。氯沙坦可被肝药酶CYP2C9和CYP3A4代谢，被肝脏氧化代谢为甲酸类的衍生物（活性是氯沙坦的10~40倍）。

考点4 典型不良反应和禁忌★★★

1. 不良反应

（1）ACEI类最常见不良反应为干咳，多见于用药初期，症状较轻者可坚持服药，不能耐受者可改用ARB类。

（2）严重不良反应为血管神经性水肿。

（3）长期应用有可能导致血钾升高，应定期监测血钾和血肌酐水平。

2. 禁忌

（1）双侧肾动脉狭窄。

（2）高钾血症。

（3）妊娠期女性。

考点5 药物相互作用★

（1）保钾利尿剂、钾盐或含高钾的低盐替代品可加重ACEI引起的高钾血症，应避免联合。但ACEI与螺内酯合用对严重心力衰竭治疗有益，但需临床紧密监测。

（2）锂盐和ARB合用，会减少锂的排泄，应仔细监测血清锂盐水平。

（3）不推荐ACEI类和ARB类药物联合应用，可能导致进一步的肾功能损害，甚至发生急性肾功能衰竭。

考点6 代表药品★

药品	适应证	临床应用注意
卡托普利	高血压、心力衰竭、高血压急症	①肾功能不全时慎用并监测；更易出现高钾血症或其他不良反应。初始剂量为一次12.5mg，一日2次 ②用药期间应定期查血细胞计数、白细胞计数和分类计数、尿蛋白 ③食物可使本品吸收减少，宜在餐前1小时服药 ④起效快，作用时间较短，适用于高血压急症

续表

药品	适应证	临床应用注意
福辛普利	高血压、心力衰竭	①老年患者不需要降低剂量 ②对原用利尿剂治疗者，开始用本品前需停用利尿剂2~3日，但患严重或恶性高血压病时例外，宜从小剂量开始使用本品，并在密切观察下谨慎增加剂量
缬沙坦	轻、中度原发性高血压	①肝功能不全时无需调整剂量，胆道梗阻患者因排泄减少使用时应谨慎 ②肾功能不全时无需调整剂量，但肌酐清除率<10ml/min时需要注意
厄贝沙坦	原发性高血压	①肾功能损害患者无需调整剂量 ②进行血液透析的患者，初始可考虑使用低剂量（75mg），并定期监测血清钾和肌酐
奥美沙坦	高血压	①老年人、中度到明显的肝肾功能损害（肌酐清除率<40ml/min）无需调整剂量 ②不通过CYP450系统代谢，对CYP450酶没有影响
阿利吉仑	高血压	尚无临床研究证实阿利吉仑疗效可超越任何一类抗高血压药

第二亚类　钙通道阻滞剂

考点7 分类★★★

类别			代表药物
Ⅰ类	选择作用于L型钙通道	二氢吡啶类（主要作用于动脉，扩张血管）	第一代　硝苯地平片 第二代　硝苯地平控释片 第三代　氨氯地平、左旋氨氯地平、乐卡地平、拉西地平
		非二氢吡啶类（血管选择性差；心脏：负性变时、负性传导及负性变力）	苯烷胺类　如维拉帕米 苯噻嗪类　地尔硫䓬
Ⅱ类	选择作用于其他型（T、N及P）钙通道		
Ⅲ类	非选择性CCB		

考点8 药理作用与作用机制★★★

1. 心肌

（1）负性肌力作用：明显降低心肌收缩性，使心脏兴奋–收缩脱偶联，降低心肌耗氧量。

（2）非二氢吡啶类CCB（维拉帕米和地尔硫䓬）对窦房结和房室结处的钙通道具有选择性，其扩张血管强度弱于二氢吡啶类CCB，但是负性频率和负性传导、降低交感神经活性作用是二氢吡啶类CCB不具备的。

2. 血管平滑肌　舒张血管，主要舒张动脉，对静脉影响较小，因此可用于降低血压。

（1）动脉中又以冠状血管较为敏感，能舒张大的输送血管和小的阻力血管，增加冠脉流量及侧支循环量，治疗心绞痛有效。

（2）脑血管也较敏感，尼莫地平舒张脑血管作用较强，能增加脑血流量。

（3）舒张外周血管，解除其痉挛，可用于治疗外周血管痉挛性疾病。

（4）二氢吡啶类CCB主要作用于血管平滑肌上的L型钙通道，发挥舒张血管和降压作用。

3.抗动脉粥样硬化 Ca^{2+} 参与动脉粥样硬化的病理过程，如平滑肌增生，脂质沉淀和纤维化，CCB可以干扰这些过程的发生发展，用于治疗心绞痛。

4.红细胞和血小板 减轻 Ca^{2+} 超载对红细胞的损伤，抑制血小板活化。

5.肾脏 保护肾脏功能。

考点9 作用特点★

1.第一代CCB 多为短效，生物利用度低，血药浓度波动大，药后快速导致血管扩张和交感神经系统激活，易引起反射性心动过速、心悸和头痛（如硝苯地平片）。

2.第二代CCB 缓释或控释剂型（如硝苯地平控释片），保证了药物治疗的长效性和平稳性。

3.第三代CCB 起效平缓、作用平稳、持续时间久、抗高血压谷峰比值高，患者血压波动小。

（1）氨氯地平、左旋氨氯地平：血浆半衰期较长。

（2）乐卡地平、拉西地平：与血管平滑肌细胞膜的磷脂双分子层紧密结合，因此具有"膜控"特点，作用时间较长。

（3）第二代的硝苯地平控释片和第三代的CCB都具有一日1次、有效平稳降压的作用。

考点10 典型不良反应和禁忌★★★

二氢吡啶类CCB常见不良反应包括：反射性交感神经激活导致心跳加快、面部潮红、脚踝部水肿、牙龈增生等。没有绝对禁忌证，但心动过速与心力衰竭患者应慎用。

考点11 代表药品★

药品	适应证	临床应用注意
硝苯地平	高血压、冠心病、心绞痛	①老年人应从小剂量开始，终止服药应缓慢减量 ②严重主动脉瓣狭窄慎用 ③影响驾车和操作机械的能力 ④不得与利福平合用 ⑤缓、控释制剂不可掰开或嚼服
非洛地平	高血压、稳定型心绞痛	①缓释片含有乳糖，禁用于半乳糖不耐受症，乳糖酶缺乏症，葡萄糖-半乳糖吸收不良 ②CYP3A4的底物：CYP3A4诱导剂（卡马西平、苯妥英、苯巴比妥、利福平和圣约翰草）能增加药物代谢，降低血药浓度；CYP3A4抑制剂（伊曲康唑、酮康唑、红霉素、HIV蛋白酶抑制剂）能减少药物代谢，增加血药浓度 ③避免合用葡萄柚汁，增加药物的血药浓度
氨氯地平	高血压、稳定型心绞痛和变异型心绞痛	①与二氢吡啶类药物有交叉过敏 ②肾功能损害者可采用正常剂量 ③老年人宜从小剂量开始，渐增剂量
拉西地平	高血压	①肾功能不全者无需调整剂量 ②慎用：新发心肌梗死、不稳定心绞痛、心脏储备力差、Q-Tc间期延长者

第三亚类　β受体拮抗剂

考点12 药物分类★★

类别	代表药物
非选择性β受体拮抗剂	普萘洛尔
选择性β受体拮抗剂	阿替洛尔、比索洛尔、美托洛尔
α₁和β受体拮抗剂	卡维地洛、阿罗洛尔、拉贝洛尔

考点13 药理作用与作用机制★★

1. **β受体拮抗作用**　选择性地结合β受体，竞争性和可逆性地拮抗内源性β受体刺激物（去甲肾上腺素和肾上腺素）对不同器官的作用。

受体亚型	效应
β₁受体	激动后增加心率和心肌收缩力
β₂受体	激动后支气管扩张，血管扩张，内脏平滑肌松弛，肝糖原分解，肌肉震颤
β₃受体	激动后脂肪分解

（1）心脏（主要作用）：心率减慢，心排血量和心肌收缩力下降，血压稍有下降。对于交感神经张力较高时（如激动、高血压、心绞痛时）的心脏作用比较显著。

（2）血管与血压：对正常人血压影响不明显，而对高血压患者具有降压作用。

（3）支气管：非选择性的β受体拮抗剂，拮抗支气管平滑肌的β₂受体，引起支气管平滑肌收缩，因此支气管哮喘者禁用。

（4）代谢：β受体拮抗剂一般不影响正常人的血糖水平，也不影响胰岛素的降糖作用，但是可以延缓应用胰岛素的低血糖恢复，掩盖低血糖症状。非选择性的β受体拮抗剂影响脂肪代谢，增加冠状动脉粥样硬化性心脏病危险。

（5）肾素：可以减少交感神经兴奋所致肾素释放。

（6）眼：部分药物可以降低眼内压。

2. **膜稳定作用**　部分药物具有局部麻醉作用，在局部应用治疗青光眼时会出现。

3. **内在拟交感活性（吲哚洛尔）**　对心脏抑制作用和血管平滑肌收缩作用弱，增加剂量或体内儿茶酚胺处于低水平时，可产生心率加快和心排血量增加。

考点14 药动学作用特点★★

（1）脂溶性β受体拮抗剂（美托洛尔、普萘洛尔、噻吗洛尔）：迅速被胃肠道吸收，并在胃肠道和肝脏被广泛代谢（首关效应），当肝血流下降（如老年人、心力衰竭和肝硬化）时药物容易蓄积。较易进入中枢神经系统，可致神经系统不良反应。

（2）水溶性β受体拮抗剂（阿替洛尔）：胃肠道吸收不完全，以原型药物或活性代谢产物从肾脏排泄，与其他肝代谢药物无相互作用，很少穿过血-脑屏障，当肾小球滤过率下降（老年人、肾功能障碍）时，半衰期延长。

（3）**水脂双溶性β受体拮抗剂（比索洛尔）**：既有水溶性β受体拮抗剂首关效应低、半衰期长的优势，又有脂溶性β受体拮抗剂口服吸收率高的优势，既发挥拮抗部分β₁受体的作用，也减少中枢神经系统的不良反应。

考点 15 临床应用特点 ★★

1. 心律失常 对多种原因引起的室上性和室性心律失常均有效，尤其对运动或情绪紧张、激动所致心律失常或心肌缺血、强心苷中毒引起的心律失常疗效好，是高血压心率管理最重要的药物。

2. 高血压 基础药物。可以单独使用，也可以和利尿剂、钙通道阻滞剂等联合使用，提高疗效，并能减轻其他药物引起的心率加快，水钠潴留等不良反应。

（1）无合并症的老年高血压患者一般不首选β受体拮抗剂。

（2）糖脂代谢异常一般不宜首选β受体拮抗剂。

（3）β受体拮抗剂联合ACEI或ARB适用于高血压合并冠心病或心力衰竭患者。

3. 心绞痛 可以减少心绞痛发作，改善运动耐量，减少心肌梗死患者的复发和猝死。是治疗冠心病的推荐药物，尤其对于合并心绞痛、心肌梗死的患者。

4. 慢性心功能不全 对扩张型心肌病的心力衰竭有明显的治疗作用（推荐琥珀酸美托洛尔缓释片、比索洛尔或卡维地洛）。

考点 16 典型不良反应和禁忌 ★★

（1）常见的不良反应有疲乏、肢体冷感、激动不安、胃肠不适等。

（2）长期应用者突然停药可发生反跳现象（血压反跳性升高，伴头痛、焦虑等），即撤药综合征。

（3）二度或三度房室传导阻滞、病态窦房结综合征患者禁用。

考点 17 代表药品 ★

药品	适应证	临床应用注意
普萘洛尔	①心肌梗死（二级预防，降低死亡率） ②高血压 ③劳力型心绞痛 ④心律失常（室上性快速心律失常、室性心律失常，特别是与儿茶酚胺有关或洋地黄引起心律失常，控制洋地黄疗效不佳的房扑、房颤心室率，改善顽固性期前收缩症状） ⑤肥厚型心肌病 ⑥嗜铬细胞瘤：配合α受体拮抗剂用于控制心动过速 ⑦甲状腺功能亢进（控制心率过快）、甲状腺危象	①撤药须逐渐递减剂量，至少经过3日，一般为2周 ②常见不良反应为眩晕、神志模糊、精神抑郁、反应迟钝、头昏、心率过慢 ③严重的不良反应为雷诺氏征样四肢冰冷、腹泻、倦怠、眼口或皮肤干燥、恶心、指趾麻木、异常疲乏等 ④禁忌：支气管哮喘、心源性休克、心脏传导阻滞（二度至三度房室传导阻滞）、重度或急性心力衰竭、窦性心动过缓

续表

药品	适应证	临床应用注意
美托洛尔	高血压、心绞痛、心肌梗死、肥厚型心肌病、主动脉夹层、心律失常、心房颤动控制心室率、甲状腺功能亢进、心脏神经症、慢性心力衰竭、室上性快速型心律失常，预防和治疗急性心肌梗死患者的心肌缺血、快速型心律失常和胸痛	①嗜铬细胞瘤应先行使用 α 受体拮抗剂 ②对于要进行全身麻醉的患者，至少在麻醉前48小时停用 ③用于心力衰竭，应在使用强心苷类或利尿剂、ACEI等抗心力衰竭治疗基础上使用
比索洛尔	高血压、冠心病、期前收缩、快速性室上性心动过速、中至重度慢性稳定型心力衰竭	①可能增加人体对过敏原的敏感性和加重过敏反应，此时肾上腺素治疗不一定会产生预期疗效 ②在胎儿和新生儿可能发生低血糖和心动过缓等不良反应，不建议妊娠期、哺乳期使用 ③可能掩盖甲状腺毒症的症状
卡维地洛	①原发性高血压：可单独用药，也可和其他降压药合用，尤其是噻嗪类利尿剂 ②心功能不全：轻度或中度心功能不全NYHA分级Ⅱ级或Ⅲ级，合并应用洋地黄类药物、利尿剂和ACEI。也可用于ACEI不耐受和使用或不使用洋地黄类药物、肼屈嗪或硝酸酯类药物治疗的心功能不全者	①可能会增强胰岛素或口服降糖药的作用，而低血糖的症状和体征（尤其是心动过速）可能被掩盖或减弱而不易被发现，定期监测血糖 ②常见的不良反应为头晕、头痛、乏力、心动过缓、体位性低血压。严重的不良反应为完全性房室传导阻滞或进展性心衰、肾功能衰竭

第四亚类　其他抗高血压药（硝普钠）

考点18 代表药品★★

药品	适应证	临床应用注意
硝普钠	①高血压急症（高血压危象、高血压脑病、恶性高血压、嗜铬细胞瘤手术前后阵发性高血压、外科麻醉期间进行控制性降压） ②急性心力衰竭 ③急性肺水肿	①肾功能不全而应用超过48~72小时者，每日须测定血浆中氰化物或硫氰酸盐 ②本品对光敏感，溶液稳定性较差，滴注溶液应新鲜配制并避光 ③药液有局部刺激性，谨防外渗 ④左心衰竭伴低血压时，须同时加用心肌正性肌力药，如多巴胺、多巴酚丁胺 ⑤偶尔出现耐受性，视为氰化物中毒先兆，减慢滴速即可消失

第三节　调节血脂药

考点1 药物分类★★★

类别		代表药物
主要降胆固醇的药物	他汀类药物	洛伐他汀、辛伐他汀、普伐他汀、氟伐他汀、阿托伐他汀、瑞舒伐他汀、匹伐他汀

续表

类别		代表药物
主要降胆固醇的药物	胆固醇吸收抑制剂	依折麦布
	前蛋白转化酶枯草溶菌素9（PCSK9）抑制剂	依洛尤单抗、阿利西尤单抗
	抗氧化剂	普罗布考
	胆酸螯合剂	考来烯胺
	其他降脂药	脂必泰、多廿烷醇
主要降甘油三酯的药物	贝丁酸类药	非诺贝特
	烟酸类	阿昔莫司
	多烯不饱和脂肪酸类	高纯度鱼油

第一亚类 主要降胆固醇的药物

考点 2 药理作用和作用机制 ★★★

类别	作用机制	药理作用
他汀类药物	①降低LDL-C：通过甲羟戊酸样结构竞争性抑制胆固醇合成限速酶，即3羟基3甲基戊二酰辅酶A（HMG-CoA）还原酶，减少HMG-CoA转化为甲羟戊酸，而减少胆固醇合成 ②增加LDLR合成，减少LDLR降解，使肝细胞表面的LDLR增加，血液中LDL-C清除增加，从而降低LDL-C水平	①显著降低TC、LDL-C和ApoB ②轻度降低TG ③升高HDL-C
胆固醇吸收抑制剂	在肠道刷状缘水平通过与NPC1L1相互作用从而抑制饮食和胆汁胆固醇在肠道的吸收	降低TC、LDL-C和ApoB
PCSK9抑制剂	PCSK9是肝脏合成的分泌型丝氨酸蛋白酶，可与LDLR结合并使其降解，从而减少LDLR对血清LDL-C的清除。通过抑制PCSK9，可阻止LDLR降解，促进LDL-C的清除，降低LDL-C水平	①降低TC、LDL-C和TG ②升高HDL-C
普罗布考	通过掺入LDL颗粒核心中，影响脂蛋白代谢，使LDL易通过非受体途径被清除	降低血清TC、LDL-C
胆酸螯合剂	胆酸螯合剂为碱性阴离子交换树脂，可阻断肠道内胆汁酸中胆固醇的重吸收	①降低血清TC、LDL-C ②增加TG

考点 3 药动学作用特点 ★★

（1）辛伐他汀和洛伐他汀：以无活性的内酯形式给药，须在肝脏中水解成开环β-羟基酸型方有药理活性（其余他汀类均以活性的β-羟基酸形式给药）。

（2）亲脂/亲水特性：脂溶性（洛伐他汀和辛伐他汀）他汀，口服吸收率较低；水溶性（普伐他汀和瑞舒伐他汀）较强或兼具脂溶性和水溶性（氟伐他汀、阿托伐他汀和匹伐他汀）的他汀类药物，具有较高的吸收率，吸收一般不受食物影响。

（3）水溶性他汀可以通过肝细胞表面的输送载体，选择性进入肝细胞，因此能够选择性抑制肝脏胆固醇合成。既有效降低了血清胆固醇水平，又避免了肝外组织不良反应。

（4）所有他汀类药物都有广泛的首过肝摄取，由有机阴离子转运体OATP1B1调节。

（5）他汀类药物主要被CYP3A4或CYP2C9代谢。普伐他汀不经过CYP450酶进行代谢，而是在肝细胞浆内经硫酸酯化代谢。

（6）任何一种他汀类药物剂量倍增时，LDL-C进一步降低幅度仅约6%，即所谓"他汀类药物疗效6%效应"。

药物	代谢的CYP450酶	脂溶性	代谢物有活性	清除半衰期（小时）	生物利用度（%）
洛伐他汀	3A4	是	是	3~4	<5
辛伐他汀	3A4	是	是	3	<5
普伐他汀	无	否	否	2	18
氟伐他汀	2C9	是	否	1	29
阿托伐他汀	3A4	是	是	11~14	12
瑞舒伐他汀	2C9	否	是	20	20
匹伐他汀	2C9	是	是	12	51

考点4 典型不良反应和禁忌 ★★★

1. 不良反应

（1）肝酶异常：主要表现为转氨酶升高，呈剂量依赖性。对于血清ALT和（或）AST升高达正常值上限（ULN）3倍及以上，且合并总胆红素升高患者，应酌情减量或停药；对于转氨酶升高在3×ULN以内患者，可在原剂量或减量的基础上进行观察，也可换用另外一种代谢途径的他汀类药物，部分患者经此处理转氨酶可恢复正常。

（2）肌肉并发症：包括肌痛、肌炎、肌病以及横纹肌溶解（罕见）。定期监测症状肌肉不适和（或）无力的症状及肌酸激酶（CK）水平。如CK>10×ULN，则需警惕横纹肌溶解可能，立即停药并给予水化治疗。

（3）新发糖尿病：使用高强度他汀类药物时，新发糖尿病发生率高于常规剂量。

2. 禁忌

（1）胆汁淤积和活动性肝病者。

（2）无法解释的肝脏转氨酶AST和ALT持续升高者。

（3）妊娠期女性。

考点5 药物相互作用 ★★★

（1）他汀类药与烟酸（>1g/d）、贝特类（禁止联合应用的吉非贝齐除外）联用，可使横纹肌溶解和急性肾衰竭的发生率增加。

（2）P-糖蛋白（P-gp）、OATP1B1和（或）乳腺癌耐药蛋白（BCRP）转运蛋白底物也是影响他汀类药物代谢和生物利用度的重要因素。

（3）CYP酶：①洛伐他汀、辛伐他汀和阿托伐他汀：主要通过CYP3A4进行代谢，

CYP3A4底物或抑制剂（见下表）均可使这3种药物的血药浓度升高，增加不良反应风险。②氟伐他汀：主要经CYP2C9代谢，CYP3A4影响很小。③瑞舒伐他汀和匹伐他汀，未发现存在由CYP介导的代谢所致的具有临床意义的相互作用。

类别	主要药物
免疫抑制剂	环孢素、他克莫司
大环内酯类	红霉素、克拉霉素
唑类抗真菌药	伊曲康唑、泊沙康唑、伏立康唑
钙拮抗剂	氨氯地平、地尔硫草、维拉帕米
HIV蛋白酶抑制剂	安普那韦、茚地那韦、奈非那韦、利托那韦、沙奎那韦

考点 6 代表药品★

药品	适应证	临床应用注意
阿托伐他汀	①各型高胆固醇血症和混合型高脂血症②冠心病和脑卒中的防治③心肌梗死后不稳定心绞痛及血管重建术后④对急性冠脉综合征可显著减少心血管事件、心绞痛、脑卒中的危险性	①可在任何时间服用，不受进餐影响，但最好在晚餐后服用②与环孢素、贝丁酯类、大环内酯类抗生素、唑类抗真菌药和烟酸合用时，肌病发生的危险性增加，严重者可导致横纹肌溶解③由CYP3A4代谢，与CYP3A4的抑制药(环孢素、大环内酯类抗生素如红霉素、三唑类抗真菌药如伊曲康唑)合用时应谨慎
瑞舒伐他汀	高脂血症和高胆固醇血症	①与环孢素联用，不会影响环孢素的作用，但会使本药血药浓度增加②与华法林合用，不会增加华法林的血药浓度，但会增加INR比值③禁用：严重肾功能损害患者（肌酐清除率<30ml/min）；活动性肝病患者，包括原因不明的血清转氨酶持续升高超过正常值3倍；肌病患者
辛伐他汀	高脂血症、冠心病和脑卒中的防治	①晚间顿服②血清AST及ALT升高至正常值上限3倍时，须停药③弥散性肌痛、肌软弱及CK升高至正常值10倍以上应考虑为肌病，立即停用
普罗布考	高胆固醇血症	①一日2次，早、晚餐时服用②可引起心电图Q-Tc间期延长和严重室性心律失常，定期检查心电图Q-Tc间期③与可导致心律失常的药物（三环类抗抑郁药、Ⅰ类及Ⅲ类抗心律失常药和吩噻嗪类药物）合用时应注意不良反应风险增加④加强香豆素类的抗凝血作用⑤加强降糖药的作用
依折麦布	原发性高胆固醇血症、纯合子家族性高胆固醇血症、纯合子谷甾醇血症	①单独或与他汀类合用②一日1次，可任何时间服用，空腹或与食物同服③不受饮食或脂肪影响而相应降低LDL-ch水平，但剂量超过10mg/d无增效作用

续表

药品	适应证	临床应用注意
依洛尤单抗	①降低心血管事件的风险：已有动脉粥样硬化性心血管疾病的成人患者，降低心肌梗死、卒中以及冠脉血运重建的风险 ②原发性高胆固醇血症（包括杂合子型家族性高胆固醇血症）和混合型血脂异常 ③纯合子型家族性高胆固醇血症：用于成人或12岁以上青少年的纯合子型家族性高胆固醇血症	①皮下注射 ②如果存在严重超敏反应的体征或症状，应终止治疗 ③常见不良反应包括注射部位发痒和流感样症状。用药后可能出现肌痛、肌肉骨骼疼痛、过敏（如皮疹、荨麻疹）、鼻咽等上呼吸道感染、流感、咳嗽、尿路感染、头晕、头痛、高血压、腹泻、胃肠炎等不良反应

第二亚类　主要降甘油三酯的药物

考点7 药理作用和作用机制★★

类别	作用机制	药理作用
贝特类药物	①过氧化物酶体增殖物激活受体α（PPARα）的激动剂 ②能显著增加LPL活性，同时减少AopCⅢ的合成，促进血清TG脂解及VLDL清除	降低血清TG水平，升高HDL-C水平
ω-3脂肪酸乙酯	ω-3脂肪酸通过减少TG合成与分泌，增强TG从VLDL颗粒中清除来降低血清TG浓度	降低血清TG水平
烟酸类药物	降脂作用与抑制脂肪组织中激素敏感酶活性、减少游离脂肪酸进入肝脏和降低VLDL分泌有关	大剂量时具有降低TC、LDL-C和TG以及升高HDL-C的作用

考点8 典型不良反应★

类别	不良反应
贝特类药物	常见不良反应与他汀类药物相似，包括肝脏、肌肉和肾毒性等，血清CK和ALT水平升高的发生率均<1%
ω-3脂肪酸乙酯	便秘
烟酸类药物	最常见的不良反应是颜面潮红，其他不良反应有皮肤瘙痒、皮疹、肝脏损害、高尿酸血症、高血糖、棘皮症和消化道不适等

考点9 代表药品★

药品	适应证	临床应用注意
非诺贝特	高胆固醇血症（Ⅱa型），内源性高甘油三酯血症，单纯型（Ⅳ）和混合型（Ⅱb和Ⅲ型）	①用餐时服 ②当AST及ALT升高至正常值3倍以上，应停用

续表

药品	适应证	临床应用注意
阿昔莫司	高甘油三酯血症（Ⅳ型高脂蛋白血症）、高胆固醇血症（Ⅱa型）、高甘油三酯和高胆固醇血症（Ⅱb、Ⅲ及Ⅴ型）	①餐中或餐后服用 ②为减轻胃肠道反应，初始服用时应用小剂量，逐渐增量 ③用药期间应低脂、低糖、低胆固醇饮食 ④长期应用者，应定期检查血脂及肝肾功能 ⑤偶有皮肤潮红及瘙痒，尤其在刚开始服药时，继续用药会消失

第四节　抗心绞痛药

考点1 药物分类 ★★

类别	药物
具有预防心肌梗死，改善预后的药物	抗血小板药（阿司匹林、氯吡格雷、替格瑞洛）
	抗凝药
	他汀类药物
	ACEI类或ARB类药物
	β受体拮抗剂
用于缓解心肌缺血和减轻心绞痛症状的药物	硝酸酯类（硝酸甘油、硝酸异山梨酯、单硝酸异山梨酯）
	β受体拮抗剂
	钙通道阻滞剂

硝酸酯类药

考点2 药理作用与作用机制 ★★

1. 作用机制　硝酸酯类药物进入机体部分经肝脏代谢后，在血管平滑肌内经谷胱甘肽转移酶催化释放一氧化氮（NO），NO与巯基相互作用生成亚硝基巯醇，使cGMP生成增多，cGMP可激活cGMP依赖性蛋白激酶，使钙离子从细胞释放而松弛血管平滑肌。

2. 药理作用　以扩张静脉为主，减低前负荷，兼有轻微的扩张动脉作用，使心肌耗氧量减少，同时也可直接扩张冠状动脉。

（1）改变血流动力学，减少心肌氧耗量。

（2）改变心肌血液的分布，增加缺血区血液供应。

（3）保护心肌细胞，减轻缺血性损伤。

（4）轻微的抗血小板作用。

考点3 作用特点 ★★

1.硝酸酯类药物作用相似，但显效快慢和维持时间不同。

（1）硝酸甘油：起效最快，2～3分钟起效，5分钟达最大效应。作用持续时间也最短。

舌下含服吸收迅速完全。硝酸甘油有舌下含片、注射液、口腔喷剂和透皮贴片等多种剂型供临床选用。

（2）硝酸异山梨酯：属于中效药，主要的药理学作用源于肝脏的活性代谢产物5-单硝酸异山梨酯，母药本身活性差。

（3）单硝酸异山梨酯：硝酸异山梨酯的代谢产物。有片剂和缓释剂型，在胃肠道吸收完全，无肝脏首关效应，生物利用度近100%。

2.硝酸酯类药物适用于各类心绞痛的治疗。

（1）既可用于缓解急性发作，又能预防用药，也可用于诊断性的治疗。

（2）目前临床用于预防和治疗心绞痛、充血性心力衰竭、高血压急症、亚急症及部分难治性高血压的治疗。

考点4 药物相互作用★★

（1）与乙酰胆碱、去甲肾上腺素、肾上腺素等拟交感活性药物联合应用，疗效可减弱。

（2）与其他血管扩张药或降压药联合应用，可使直立性降压作用增强。

（3）与三环类抗抑郁药同时使用，可加剧抗抑郁药的低血压和抗胆碱作用。

（4）中度或过量饮酒时会导致血压过低。

（5）与5型磷酸二酯酶抑制剂（西地那非）合用，可显著增强硝酸酯类的舒张血管作用，从而发生显著性低血压。

考点5 典型不良反应和禁忌★★★

（1）主要是继发于其舒张血管作用，舒张血管可引起搏动性头痛、面部潮红或有烧灼感、血压下降、反射性心率加快、晕厥、血硝酸盐水平升高等。

（2）不合理使用可致耐药性的发生，任何剂型连续使用24小时都有可能。采用偏心给药方法，可以减缓耐药性的发生。

（3）禁忌：过敏者；青光眼；严重低血压；使用5型磷酸二酯酶抑制剂（西地那非）者。

考点6 代表药品★

药品	适应证	临床应用注意
硝酸甘油	防治心绞痛、充血性心力衰竭和心肌梗死、外科手术所诱导的低血压和控制高血压	①可使肥厚性梗阻型心肌病引起的心绞痛恶化 ②不应突然停止用药，以避免反跳现象
硝酸异山梨酯	冠心病的长期治疗，心绞痛的预防，心肌梗死后持续心绞痛，与洋地黄、利尿剂联合用于慢性心力衰竭，肺动脉高压	参见硝酸甘油
单硝酸异山梨酯	冠心病的长期治疗，心绞痛的预防，心肌梗死后持续心绞痛的治疗，与洋地黄、利尿剂联合治疗慢性心功能衰竭	参见硝酸甘油

第五节 抗心力衰竭药

考点 1 药物分类和药理作用 ★★

类别	药理作用
利尿剂	促进水钠排出，缓解心力衰竭症状（呼吸困难、水肿等），改善运动耐量，降低住院风险
肾素-血管紧张素-醛固酮系统（RAAS）抑制剂（ARNI/ACEI/ARB）	改善射血分数降低的心衰患者心脏重构，降低其心血管死亡和住院风险 ①ACEI：抑制ACE，降低Ang Ⅱ水平，扩张血管、减少水钠潴留，降低血压，延长生存期 ②ARNI：同时作用于血管紧张素受体和脑啡肽酶，有助于降低心脏负荷，加强心脏保护作用 ③ARB：阻断血管紧张素Ⅱ与其受体结合，与ACEI效果类似，但不增加咳嗽的风险
β受体拮抗剂	抑制交感神经，降低心率、降低血压，减少心脏氧耗，延长生存期。具有适应证的射血分数降低性心衰（HFrEF）患者，应尽早使用β受体拮抗剂，以小剂量起始，逐渐滴定至目标剂量或最大耐受剂量后长期维持使用
盐皮质激素受体拮抗剂（MRA）	包括螺内酯和依普利酮。能够拮抗醛固酮受体，减少水钠潴留，降低血压。对于有症状的HFrEF患者，推荐使用MRA以降低心衰住院和死亡风险
钠-葡萄糖协同转运蛋白2抑制剂（SGLT-2i）	促使肾脏排出更多的葡萄糖和钠，降低血糖，可降低射血分数降低的心衰患者心衰住院和心血管死亡风险
可溶性鸟苷酸环化酶（sGC）刺激剂	维立西呱：口服sGC刺激剂，直接刺激sGC，增加cGMP合成，增加其对内源性NO的敏感性，通过修复受损的NO-sGC-cGMP通路，改善心肌重构和肾脏血流
伊伐布雷定	①用于已使用ACEI/ARB/ARNI、β受体拮抗剂、醛固酮受体拮抗剂，β受体拮抗剂已达到目标剂量或最大耐受 剂量，心率仍≥70次/分者 ②用于心率≥70次/分，对β受体拮抗剂禁忌或不能耐受者
洋地黄类	地高辛可减轻症状和改善心功能

第一亚类 强心苷类

考点 2 药理作用与作用机制 ★★

代表药品：去乙酰毛花苷、地高辛和毒毛花苷K。

（1）抑制衰竭心肌细胞膜上Na^+,K^+-ATP酶，使细胞内Na^+水平升高，促进Na^+-Ca^{2+}交换，提高细胞内Ca^{2+}水平，从而发挥正性肌力作用。

（2）抑制副交感神经Na^+，K^+-ATP酶，提高位于心脏、主动脉弓、颈动脉窦的压力感受器的敏感性。抑制传入冲动的数量增加，使中枢神经下达的交感兴奋减弱。

（3）抑制肾脏Na^+，K^+-ATP酶，减少肾小管对钠的重吸收，增加钠向远曲小管的转移，使肾脏分泌肾素减少。

考点 3 作用特点 ★

1. 药动学

（1）地高辛：中效强心苷。

（2）洋地黄毒苷：半衰期为 7 日以上，主要经肝脏代谢，可用于肾功能不全患者。体内消除缓慢，有蓄积性。

（3）去乙酰毛花苷（西地兰）：速效强心苷，给药后在体内失去葡萄糖基和乙酸转化为地高辛。作用较洋地黄、地高辛快，但比毒毛花苷 K 稍慢。

（4）毒毛花苷 K：速效、短效型强心苷，口服不易吸收，主要采用静脉给药。

2. 临床应用特点　强心苷类用于心力衰竭的主要治疗获益是减轻症状和改善心功能。

（1）适用于已经使用利尿剂、ACEI（或 ARB）和 β 受体拮抗剂治疗而仍持续有症状的慢性收缩性心力衰竭或合并心室率快的心房颤动患者。

（2）地高辛作为心力衰竭治疗的辅助药，更适用于心力衰竭伴有快速心室率的心房颤动患者。

考点 4 药物相互作用 ★★★

（1）地高辛与胺碘酮合用增加血清地高辛浓度。

（2）噻嗪类和袢利尿剂可以引起低钾血症和低镁血症，会增加洋地黄中毒的危险，应监测并及时纠正电解质紊乱。

（3）口服红霉素、克拉霉素和四环素等抗菌药物可减少地高辛的转化，生物利用度和血清药物浓度增加。

（4）普罗帕酮、螺内酯、维拉帕米、环孢素可不同程度减少地高辛的肾脏以及肾脏外的清除率，导致血清地高辛浓度增加，合用时需减量。

（5）洋地黄化时静脉应用硫酸镁可发生心脏传导阻滞，尤其是同时静脉注射钙盐时。

考点 5 典型不良反应和禁忌 ★★★

1. 不良反应（中毒症状）

（1）主要见于大剂量应用（血清地高辛浓度＞2 ng/ml）时，尤其是老年患者和低血钾、低血镁、甲状腺功能减退者。

（2）主要表现为心律失常，最多见的是室性早搏、室性心动过速，很少引起心房颤动或心房扑动。常见的还有房室传导阻滞和心电图的改变，包括 ST 段压低，T 波倒置，Q-Tc 间期缩短。

（3）中毒剂量的地高辛可以影响心肌收缩，加重心力衰竭。

（4）神经系统不良反应包括意识丧失、眩晕、嗜睡、烦躁不安、神经异常、亢奋和罕见癫痫。

（5）感官系统可见色觉异常（红-绿、蓝-黄辨认异常），在洋地黄中毒情况下更为常见。

2. 强心苷中毒易感因素

（1）肾功能损害。

（2）肝功能不全者应选用不经肝脏代谢的地高辛。

（3）电解质紊乱尤其是低钾血症、低镁血症、高钙血症可加大地高辛中毒的危险，发生心律失常。

（4）老年患者伴随年龄的增加，分布容积加大，消除半衰期延长。

（5）甲状腺功能减退者，由于基础代谢降低，洋地黄易在患者体内蓄积。

3. 监护临床中毒的症状

（1）强心苷中毒症状主要表现为胃肠道反应、中枢神经系统反应和心脏毒性三个方面。恶心、呕吐或腹泻是强心苷中毒最常见的早期症状；视物模糊或"色视"（如黄视症、绿视症）等中枢神经系统反应是强心苷中毒的指征；各类心律失常是最严重的中毒反应。

（2）各种心律失常都有发生的可能，但提示洋地黄中毒特异性较高的是非阵发性结性心动过速、阵发性房性心动过速伴传导阻滞、双向性室性心动过速。

（3）药物过量，可以表现为心力衰竭症状，注意鉴别。

（4）及时进行地高辛过量者的救治，对轻度中毒者可及时停药及利尿剂；对严重心律失常者可静脉滴注氯化钾、葡萄糖注射液；对异位心律者可静脉注射苯妥英钠；对心动过缓者可静脉注射阿托品。

4. 辩证对待治疗药物浓度监测

（1）强心苷类的选择与剂量调整应当以临床症状、体征改善为依据。血清地高辛的浓度为0.5～1.0ng/ml是相对安全的。

（2）不能单凭药物浓度来判定是否中毒，应结合临床症状。

（3）地高辛测定的血样应在最近一次给药后6小时或更长时间（最好12小时）采取。

5. 禁忌

（1）预激综合征伴心房颤动或扑动者。

（2）伴窦房传导阻滞、二度或三度房室传导阻滞又无起搏器保护者。

（3）肥厚型梗阻性心肌病、单纯的重度二尖瓣狭窄伴窦性心律者。

（4）室性心动过速、心室颤动者。

（5）急性心肌梗死后患者，特别是有进行性心肌缺血者，应慎用或不用地高辛。

考点6 代表药品★

药品	适应证	临床应用注意
地高辛	急、慢性心力衰竭，控制心房颤动，心房扑动引起的快速心室率，室上性心动过速	①可透过胎盘屏障，妊娠后期母体用量可能增加，分娩后6周须减量 ②用药期间定期监测地高辛血浆浓度、血压、心率及心律，心电图，心功能，电解质尤其是血钾、钙、镁及肾功能 ③不能与含钙注射液合用 ④紧急情况下可以静脉给药，一般不采用肌内注射和皮下给药 ⑤漏服地高辛，应尽快服药弥补，如果漏服的时间超过12小时，就不要补服
米力农	对洋地黄、利尿剂、血管扩张剂治疗无效或欠佳的急、慢性顽固性充血性心力衰竭	①仅限于短期使用，长期使用可增加死亡率 ②用药期间应监测心率、心律、血压、必要时调整剂量 ③对心房扑动、心房颤动患者，可增加房室传导作用导致心室率增快，宜先用强心苷制剂控制心室率 ④合用强利尿剂时，可使左室充盈压过度下降，易引起水、电解质失衡

第二亚类 其他治疗药物

考点7 药理作用与作用机制 ★★

1.伊伐布雷定 一种单纯降低心率的药物，通过选择性和特异性抑制心脏起搏If电流（If电流控制窦房结中自发的舒张期去极化并调节心率）而降低心率。只特异性对窦房结起作用。

2.沙库巴曲缬沙坦钠 含有脑啡肽酶抑制剂沙库巴曲和血管紧张素受体拮抗剂缬沙坦。沙库巴曲缬沙坦钠通过LBQ657（前药沙库巴曲的活性代谢产物）抑制脑啡肽酶（中性肽链内切酶；NEP），同时通过缬沙坦阻断血管紧张素Ⅱ的1型受体（AT1）。通过LBQ657增加脑啡肽酶所降解的肽类水平（利钠肽），同时通过缬沙坦抑制血管紧张素Ⅱ作用，在心力衰竭患者中沙库巴曲缬沙坦钠可产生心血管和肾脏作用。

考点8 药物相互作用 ★

1.伊伐布雷定 仅通过CYP3A4代谢

（1）CYP3A4抑制剂：①禁止与强效CYP3A4抑制剂合用。如唑类抗真菌药物（酮康唑、伊曲康唑），大环内酯类抗生素（克拉霉素、口服红霉素、交沙霉素、泰利霉素），HIV蛋白酶抑制剂（奈非那韦、利托那韦）和萘法唑酮。②慎重与中效CYP3A4抑制剂（氟康唑）合用。

（2）CYP3A4诱导剂：CYP3A4诱导剂（利福平、巴比妥类、苯妥英、贯叶金丝桃）降低伊伐布雷定的暴露和活性。

（3）西柚汁：与西柚汁同服会导致药物暴露量增加2倍。

2.沙库巴曲缬沙坦钠

（1）可使阿托伐他汀及其代谢产物峰浓度最高增加至2倍，谨慎合用。

（2）合用OATP1B1、OATP1B3、OAT3抑制剂（利福平，环孢菌素）或MRP2抑制剂（利托那韦）时可能增加LBQ657或缬沙坦的全身暴露量。在开始或结束合用这类药物时需谨慎。

考点9 典型不良反应和禁忌 ★

1.伊伐布雷定

（1）不良反应：常见闪光现象（光幻视）和心动过缓的不良反应，为剂量依赖性。严重的不良反应为心房颤动，传导阻滞。

（2）禁忌：①过敏者。②治疗前静息心率低于70次/分。③心源性休克。④急性心肌梗死。⑤重度低血压（<90/50mmHg）。⑥重度肝功能不全。⑦病窦综合征。⑧窦房传导阻滞。⑨不稳定或急性心力衰竭。⑩依赖起搏器起搏者（心率完全由起搏器控制）。⑪不稳定型心绞痛。⑫三度房室传导阻滞。⑬禁止与具有降低心率作用的钙拮抗剂，例如维拉帕米或者地尔硫䓬 联合使用。

2.沙库巴曲缬沙坦钠

（1）不良反应：常见不良反应为低血压、高钾血症、咳嗽、头晕。严重的不良反应为血管性水肿。

（2）禁忌：①过敏者。②与ACEI合用。③存在ACEI或ARB治疗相关的血管性水肿既往病史的患者。④遗传性或特发性血管性水肿患者。⑤在2型糖尿病患者中，禁止本药与阿利吉仑合用。⑥重度肝功能损害、胆汁性肝硬化和胆汁淤积。⑦中期和晚期妊娠女性。

考点10 代表药品★

药品	适应证	临床应用注意
伊伐布雷定	窦性心律且心率≥75次/分、伴有心脏收缩功能障碍的NYHAⅡ~Ⅳ级慢性心力衰竭患者，与标准治疗包括β-受体拮抗剂联合用药，或者用于禁忌或不能耐受β-受体拮抗剂治疗时	①一日2次，早、晚进餐时服用 ②妊娠期和哺乳期女性禁用 ③含乳糖，患遗传性半乳糖不耐受症、原发性肠乳糖酶缺乏或葡萄糖-乳糖吸收不良的患者不应使用
沙库巴曲缬沙坦钠	射血分数降低的慢性心力衰竭（NYHAⅡ~Ⅳ级，LVEF≤40%）成人患者，降低心血管死亡和心力衰竭住院的风险	①可以与食物同服，或空腹服用 ②如果从ACEI转换成本品，必须在停止ACEI治疗至少36小时之后才能开始应用本品 ③血钾水平>5.4mmol/L的患者不可开始给予本品治疗

第六章　血液系统用药

第一节　抗血栓药

考点1 药物分类★★★

类别			代表药物
抗凝药	维生素K拮抗剂		华法林
	肝素和低分子量肝素等药物		肝素钠（钙）、达肝素钠、那屈肝素钙、依诺肝素钠、贝米肝素钠、磺达肝癸钠
	直接抗凝药	直接凝血酶抑制剂	达比加群酯、比伐芦定、阿加曲班
		直接Xa因子抑制剂	利伐沙班、阿哌沙班、艾多沙班
	丝氨酸蛋白酶抑制剂		萘莫司他
抗血小板药	血栓素A_2抑制剂		阿司匹林、吲哚布芬
	血栓素A_2合成酶抑制剂		奥扎格雷钠
	$P2Y_{12}$受体拮抗剂		氯吡格雷、替格瑞洛
	血小板糖蛋白Ⅱb/Ⅲa受体拮抗剂		替罗非班
	磷酸二酯酶抑制剂		西洛他唑、双嘧达莫
	5-羟色胺受体拮抗剂		沙格雷酯
	前列环素受体激动剂		贝前列素（钠）
溶栓药	非特异性纤溶酶原激活剂		尿激酶、重组链激酶
	重组人组织纤维蛋白溶酶原激活剂		阿替普酶
	人组织纤维蛋白溶酶原激活剂的改构体或修饰体		瑞替普酶 重组人TNK组织型纤溶酶原激活剂
	非组织型纤溶酶原激活剂		重组人尿激酶原

第一亚类　维生素K拮抗剂

考点2 药理作用和作用机制★★★

（1）Ⅱ、Ⅶ、Ⅸ和Ⅹ因子在肝脏合成时，需要维生素K作为γ-谷胺酰羧化酶（维生素K依赖性羧化酶）的辅酶参与γ-羧化反应。参与γ-羧化反应后，维生素K变为维生素K环氧化物，经维生素K环氧化物还原酶复合体1（VKOR1）的作用，再生为维生素K，循环参与新的γ-羧化反应，华法林能抑制VKOR1，阻断维生素K的再生循环，抑制维生素K-依赖凝血因子（Ⅱ、Ⅶ、Ⅸ和Ⅹ因子）的合成，发挥抗凝作用。

（2）对已经完成γ-羧化反应、功能正常的凝血因子无影响，而随着凝血因子的消耗和无活性凝血因子比例的增加，华法林抗凝药效逐渐显现（常需要数日）。

（3）对已形成的血栓没有直接作用，也不能逆转缺血组织的损伤。血栓形成后，使用华法林抗凝的目的是防止已形成血栓的进一步扩大，并预防可能导致严重甚至致命后果的继发性血栓栓塞。

考点 3 作用特点★★★

1. CYP2C9 和 VKORC1 基因多态性对药效的影响

（1）华法林是由 $S-$ 对映体和 $R-$ 对映体组成的消旋体，活性更高的华法林 $S-$ 对映体（抗凝活性是 $R-$ 对映体的 $3\sim5$ 倍）由CYP2C9代谢，而 $R-$ 对映体则由CYP1A2和3A4代谢，因此CYP2C9的基因多态性对华法林药效的影响更大。

（2）VKORC1基因多态性比CYP2C9更能解释华法林个体用药的差异性，是个体间用药差异的决定性因素。VKORC1的基因多态性存在显著的种族间差异。

2. 国际标准化比率（INR）　所有接受华法林钠治疗的患者应定期监测INR，根据各适应证对应的INR目标值范围，结合患者用药后INR水平和临床情况，对剂量进行调整。

考点 4 药物相互作用★★

（1）药物与华法林相互作用的药效动力学机制：协同作用（止血功能受损、凝血因子合成减少）、竞争性拮抗作用（维生素K）和改变维生素K代谢的生理控制通路（遗传耐药性）。

（2）药物与华法林相互作用的药代动力学机制：酶诱导、酶抑制和血浆蛋白结合减少。如CYP2C9、1A2和3A4的抑制剂，有可能通过增加华法林的暴露量来增强华法林的活性，导致INR增加。

（3）食物中维生素K的含量可能会影响华法林的治疗作用。建议服用华法林的患者保持正常均衡饮食，以保持维生素K的稳定摄入量。服用华法林的患者应避免饮食习惯的剧烈变化，如大量食用绿叶蔬菜。

考点 5 典型不良反应和禁忌★

（1）出血：最常见的不良反应，包括皮下瘀斑、牙龈出血、消化道出血或颅内出血。

（2）其他：组织坏死、钙化防御、急性肾损伤、全身性动脉粥样硬化栓塞和胆固醇微栓塞、肝素诱导性血小板减少症（HIT）和肝素诱导性血小板减少症伴血栓综合征（HITTS）患者出现肢体缺血/坏死及坏疽、高血栓栓塞风险的带有机械心脏瓣膜的妊娠期女性使用华法林后引起的胎儿伤害。

考点 6 特殊人群用药★

（1）不能用于妊娠期女性，具有高血栓栓塞风险的机械心脏瓣膜的妊娠期女性除外。

（2）几乎完全通过肝脏代谢失活，肾功能不全患者无需调整剂量。

（3）中度至重度肝损伤可通过降低凝血因子的合成和华法林的代谢来增强对华法林的反应，中度至重度肝损伤患者使用华法林钠时，对出血征象应进行更频繁的监测。

考点 7 代表药品 ★

药品	适应证	临床应用注意
华法林钠	①预防和治疗深静脉血栓形成（DVT）、肺栓塞（PE） ②预防和治疗心房颤动（AF）和（或）心脏瓣膜置换术后血栓栓塞并发症 ③降低心肌梗死后死亡、心肌梗死复发和血栓栓塞（如卒中或体循环栓塞）事件的风险	①可引起大出血或致命性出血 ②所有接受华法林钠片治疗的患者应定期监测国际标准化比率（INR） ③静脉血栓栓塞（包括DVT和PE）：推荐INR的目标值为2.5（范围：2.0～3.0） ④妊娠期间服用会引起严重的先天畸形（华法林胚胎病和胎儿毒性），致命的胎儿出血，以及增加流产和胎儿死亡的风险

第二亚类 肝素和低分子量肝素等药物

考点 8 药物分类 ★★

类别	代表药物	来源
普通肝素（UFH）/肝素	肝素钠、肝素钙	猪肠黏膜中提取
低分子量肝素（LMWHs）	达肝素钠、那屈肝素钙、依诺肝素钠、贝米肝素钠	普通肝素经酶或化学解聚后衍生物
选择性Ⅹa抑制剂	磺达肝癸钠	人工合成

考点 9 药理作用与作用机制 ★★★

1. 肝素 通过增强抗凝血酶的活性间接发挥抗凝药效。

（1）抗凝血酶（AT）曾称为抗凝血酶Ⅲ（AT-Ⅲ），是血浆中重要的生理性抗凝因子，可以立体嵌合并失活凝血途径中的各种丝氨酸蛋白酶，如凝血酶（Ⅱa）、Ⅸa、Ⅹa、Ⅺa、Ⅻa等。

（2）肝素诱导抗凝血酶发生构象改变，使其更易与凝血酶结合，大大提升抗凝血酶的抗凝作用。

2. 低分子量肝素 同样通过增强AT-Ⅲ的活性发挥药效，但抑制Ⅹa的能力是抑制Ⅱa能力的数倍。

3. 磺达肝癸钠 人工合成的选择性Ⅹa抑制剂

（1）通过与抗凝血酶的活化部位特异性结合，特异性增强了抗凝血酶对Ⅹa的中和活性，使Ⅹa被快速抑制。

（2）不影响Ⅱa活性，也不影响血小板的聚集。

（3）可以皮下注射，也可以静脉给药，消除半衰期长达17小时。

	肝素	低分子量肝素	磺达肝癸钠
效价定义	抗Ⅱa活性	抗Ⅹa活性（AⅩa活性）	
平均分子量	约15000Da（3000Da–30000Da）	4000Da–5000Da	1728.08
结合位点	抗凝血酶	抗凝血酶	抗凝血酶
作用特点	同时抑制Ⅱa、Ⅸa、Ⅹa、Ⅺa、Ⅻa	主要抑制Ⅱa和Ⅹa，且抗Ⅹa效价>抗Ⅱa效价	只抑制Ⅹa
生物利用度（皮下注射）	15%～30%	90%	100%

考点 10 作用特点 ★★

1. 肝素

（1）可静脉注射、静脉滴注或深部皮下注射给药。

（2）肝素的血浆半衰期是剂量依赖性的，消除半衰期为 0.5～2 小时。

（3）肾功能不全或肾衰竭者通常不需要调整剂量。

（4）评估肝素药效的常用指标是活化部分凝血活酶时间（APTT）。

（5）潜在不良反应多，如肝素诱导的血小板减少（HIT）、皮肤不良反应和长期用药引起的骨质疏松。

2. 低分子量肝素

（1）可静脉注射给药和皮下注射给药，血液透析时可注入血管，也可注射到血液体外循环的管路中。

（2）达肝素钠和贝米肝素钠主要以原型经肾脏排泄，那曲肝素钙和依诺肝素钠大部分在肝脏代谢，也有少量以原型经肾脏排泄。

（3）低分子量肝素对 APTT 的影响不明显，需要监测低分子量肝素的药效时，应使用抗 Ⅹa 活性检测。

3. 磺达肝癸钠
适应证包括：①进行下肢重大骨科手术如髋关节骨折、重大膝关节手术或者髋关节置换术等患者，预防静脉血栓栓塞事件的发生；②无指征进行紧急 PCI 治疗的不稳定型心绞痛或非 ST 段抬高心肌梗死；③使用溶栓或初始不接受其他形式再灌注治疗的 ST 段抬高心肌梗死。

考点 11 药物相互作用 ★★★

（1）鱼精蛋白能中和普通肝素，也能部分中和低分子量肝素。解救低分子量肝素的效果可能不佳。

（2）同时应用影响止血的药物，例如抗血小板药、溶栓药、非甾体抗炎药、血小板糖蛋白Ⅱb/Ⅲa受体拮抗剂、维生素 K 拮抗剂，可能加强肝素类药物的抗凝血效果，增加出血危险。

考点 12 典型不良反应和禁忌 ★★★

1. 肝素

（1）出血：较常见，剂量依赖性，特别是皮肤、黏膜、伤口、胃肠道和泌尿生殖系统出血容易出现。

（2）偶见轻度血小板减少症，也可能发生严重的肝素诱导性血小板减少（HIT）。当患者使用肝素后出现急性 HIT 合并血栓形成时，可使用磺达肝癸钠或直接凝血酶抑制剂抗凝。

（3）骨质疏松：长时间（数月）使用可能发生。

（4）在出血高危的情况下，如出血性体质、细菌性心内膜炎、胃肠道活动性溃疡、出血性脑卒中、脊椎或眼科手术、合用其他抗凝药和血小板抑制剂等，使用肝素需非常谨慎。

（5）不能肌内注射，注射部位有血肿风险。

2. 低分子量肝素

（1）禁止肌内注射，存在血肿风险。

（2）禁用：出血或严重的凝血障碍相关的出血（与肝素治疗无关的DIC除外）；有确定或怀疑患有HIT病史者；活动性消化道溃疡；脑出血或其他活动性出血；急性感染性心内膜炎、脓毒性心内膜炎；近期有中枢神经系统、眼和耳损伤或手术。

3. 磺达肝癸钠

（1）常见不良反应是出血和紫癜。

（2）不能肌内注射给药。

（3）禁用：具有临床意义的活动性出血、急性细菌性心内膜炎和肌酐清除率<20ml/min的严重肾脏损害患者。

考点13 特殊人群用药★

（1）华法林有致畸性，肝素可作为妊娠期安全而重要的抗凝替代药品。与普通肝素相比，低分子量肝素给药相对容易且不会通过胎盘屏障，是妊娠期首选的抗凝药。

（2）磺达肝癸钠不应用于妊娠期女性。

考点14 代表药品★

药品	适应证	临床应用注意
肝素	①防治血栓形成或栓塞性疾病（心肌梗死、血栓性静脉炎、肺栓塞等） ②各种原因引起的弥漫性血管内凝血（DIC） ③血液透析、体外循环、导管术、微血管手术等操作中及某些血液标本或器械的抗凝处理	①禁用于对肝素过敏、有自发出血倾向者、血液凝固迟缓者（如血友病、紫癜、血小板减少）、溃疡病、创伤、产后出血者及严重肝功能不全者 ②剂量过大后，可致自发性出血，故每次注射前应测定凝血时间 ③偶可引起过敏反应及血小板减少，常发生在用药之初的5~9日，故治疗第1个月内应监测血小板计数
依诺肝素钠	①预防静脉血栓栓塞性疾病 ②治疗深静脉栓塞 ③治疗不稳定型心绞痛及Q波心肌梗死 ④血液透析体外循环 ⑤治疗急性ST段抬高型急性心肌梗死	①不良反应：最常见的是出血和肝酶升高，其他不良反应有过敏反应、皮肤反应、注射部位反应（血肿、疼痛） ②过量皮下注射可能导致出血（可使用鱼精蛋白治疗，但疗效远低于其用于普通肝素过量时的疗效）

第三亚类　直接抗凝药

考点15 药物分类★★★

类别	代表药物
直接凝血酶抑制剂	达比加群酯、比伐芦定、阿加曲班
直接Ｘa因子抑制剂	利伐沙班、阿哌沙班、艾多沙班
直接口服抗凝药（DOACs）	达比加群酯、利伐沙班、阿哌沙班、艾多沙班

考点16 药理作用和作用特点★★★

1. 直接凝血酶抑制剂

（1）水蛭素：最初从水蛭中唾液腺中分离出一种多肽，可以抑制凝血酶活性。

（2）比伐芦定：人工合成的水蛭素类似物，与天然水蛭素类似，可以与凝血酶1∶1形成复合物后直接抑制凝血酶活性，对凝血酶的抑制是可逆的。静脉注射。

（3）阿加曲班：合成的精氨酸小分子衍生物，是可逆的直接凝血酶抑制剂。静脉注射。

（4）达比加群酯：口服后在血浆和肝脏经由酯酶水解为达比加群发挥药效，后者是竞争性、可逆性、直接凝血酶抑制剂，对游离的凝血酶和已经与纤维蛋白结合的凝血酶，以及凝血酶诱导的血小板聚集都有抑制作用。

2. 直接Xa抑制剂 口服直接Xa抑制剂通过与Xa活性位点结合，阻止Xa对凝血酶原的作用，终止内源性和外源性凝血级联反应。

（1）竞争性、可逆性，对Xa的抑制呈剂量依赖性。

（2）不抑制凝血酶，对血小板也没有影响。

考点17 药物相互作用★

1. 达比加群酯 P-gp的底物

（1）与强效P-gp抑制剂（胺碘酮、维拉帕米、奎尼丁、决奈达隆、克拉霉素）合用，导致达比加群血药浓度升高，禁止合用环孢素、伊曲康唑、他克莫司和决奈达隆。

（2）与P-gp诱导物（利福平、贯叶连翘、卡马西平、苯妥英钠）合用，降低达比加群血药浓度，因此应该避免合用。

2. 利伐沙班、阿哌沙班

（1）不推荐与强效CYP3A4及P-gp抑制剂合用，包括吡咯类抗真菌药（伊曲康唑、伏立康唑及泊沙康唑）和HIV蛋白酶抑制剂（如利托那韦）等。

（2）与CYP3A4及P-gp强效诱导剂（利福平、苯妥英、苯巴比妥或圣约翰草）合用时，降低阿哌沙班血药浓度。不推荐与CYP3A4和P-gp的强效抑制剂合用

考点18 典型不良反应★

（1）出血：最常见。

（2）患者出现严重出血事件或需要实施紧急手术时，可使用特异性逆转剂快速逆转直接口服抗凝药的药效，目前有两个逆转剂：①依达赛珠单抗：达比加群酯的专用逆转剂；②Andexanet alfa：Xa因子抑制剂的逆转剂，用于利伐沙班、艾多沙班和阿哌沙班的逆转。

考点19 代表药品★

药品	适应证	临床应用注意
达比加群酯	①预防成人非瓣膜性房颤患者的卒中和全身性栓塞 ②治疗深静脉血栓形成或预防其复发 ③治疗肺栓塞或预防复发	①禁用：妊娠期和哺乳期女性、重度肾功能不全者禁用、显著的活动性出血、有大出血显著风险的疾病或状况者 ②最常见不良反应是出血 ③避免合用任何其他抗凝药物

续表

药品	适应证	临床应用注意
利伐沙班	①择期髋关节或膝关节置换手术成年患者，预防静脉血栓形成（VTE） ②治疗成人深静脉血栓形成（DVT）和肺栓塞（PE） ③具有一种或多种危险因素（充血性心力衰竭、高血压、年龄≥75岁、糖尿病、卒中或短暂性脑缺血发作病史）的非瓣膜性房颤成年患者，降低卒中和全身性栓塞的风险	①口服10mg时，可与食物同服，也可以单独服用，但15mg或20mg的片剂应与食物同服 ②妊娠期及哺乳期女性禁用 ③禁止合用任何其他抗凝药 ④常见不良反应是出血，也是导致永久性停药的最常见的不良反应

第四亚类　丝氨酸蛋白酶抑制剂

甲磺酸萘莫司他

考点20 药理作用和作用特点★★

（1）甲磺酸萘莫司他：人工合成的丝氨酸蛋白酶抑制剂，对凝血纤溶系统（凝血酶、Ⅻa、Ⅹa、Ⅶa、纤维蛋白溶酶）、激肽释放酶–激肽系统（激肽释放酶）、补体系统（Clr–、Cls–、B、D–）及胰酶（胰蛋白酶、胰激肽释放酶）、磷脂酶A_2等具有很强的抑制作用，可延长凝血时间、抑制血小板凝集及补体溶血反应。

（2）我国首个用于预防血液体外循环时灌流血液凝固的药物。

（3）仅在体外循环回路中发挥抗凝作用，在体内迅速失活，代谢产物无活性，出血风险低。

（4）对计划接受血液透析或血浆置换的凝血功能障碍患者，如不适合使用肝素或者枸橼酸抗凝时，可选用甲磺酸萘莫司。

第五亚类　抗血小板药

考点21 药物分类★★★

类别	代表药物
血栓素A_2抑制剂	阿司匹林、吲哚布芬
血栓素A_2合成酶抑制剂	奥扎格雷钠
$P2Y_{12}$受体拮抗剂	氯吡格雷、替格瑞洛
血小板糖蛋白Ⅱb/Ⅲa受体拮抗剂	替罗非班
磷酸二酯酶抑制剂	西洛他唑、双嘧达莫
5–羟色胺受体拮抗剂	沙格雷酯
前列环素受体激动剂	贝前列素（钠）

考点22 药理作用和作用机制★★

1. 血栓素A_2抑制剂（TXA_2抑制剂）　阿司匹林、吲哚布芬、奥扎格雷

（1）吲哚布芬：①可逆性的抑制血小板COX–1，减少TXA_2的合成，药物代谢消除后，血小板的COX–1活性能恢复。②抑制二磷酸腺苷（ADP）、肾上腺素和血小板活化因子（PAF）、胶原和花生四烯酸诱导的血小板聚集。③降低血小板黏附性和改善红细胞变形能力。

（2）奥扎格雷（钠）：**选择性的血栓素A_2合成酶抑制剂**，通过抑制TXA_2合成和促进前列环素2（PGI_2）合成来改善两者间的平衡失调，**具有抗血小板聚集和扩张血管作用**，能抑制大脑血管痉挛，增加大脑血流量，改善大脑内微循环障碍和能量代谢异常。

2. $P2Y_{12}$受体拮抗剂　氯吡格雷、替格瑞洛

（1）拮抗ADP对$P2Y_{12}$受体的作用，影响ADP介导的血小板糖蛋白Ⅱb/Ⅲa复合物的活化。

（2）噻氯匹定和氯吡格雷：前药，需在体内代谢转化为活性代谢物，对$P2Y_{12}$受体的拮抗是不可逆的。

（3）替格瑞洛：直接拮抗$P2Y_{12}$受体，起效更快，对$P2Y_{12}$受体的拮抗作用是可逆的。

3. 血小板糖蛋白Ⅱb/Ⅲa受体拮抗剂（GPⅡb/Ⅲa受体拮抗剂）　替罗非班、依替巴肽

（1）替罗非班：GPⅡb/Ⅲa受体的竞争性、可逆性拮抗剂，对GPⅡb/Ⅲa受体特异性高，但亲和力相对较低。

（2）依替巴肽：分子结构源于一种蛇毒的蛋白结构，作用机制与替罗非班相似，对GPⅡb/Ⅲa受体特异性高，但亲和力低，属于可逆性抑制剂。

4. 磷酸二酯酶（PDEs）抑制剂　西洛他唑、双嘧达莫

（1）抑制PDEs活性，使血小板的cAMP含量增加，抑制血小板聚集。

（2）西洛他唑：还可使血管平滑肌细胞内的cAMP浓度上升，使血管扩张，增加末梢动脉血流量，适应证：①改善由于慢性动脉闭塞症引起的溃疡、肢痛、冷感及间歇性跛行等缺血性症状。②预防脑梗死复发（心源性脑梗死除外）。

（3）双嘧达莫：①剂量依赖性地抑制血小板、上皮细胞和红细胞摄取腺苷，导致局部腺苷浓度增高。②抑制多种组织中的PDE。③抑制TXA_2的合成。④增强内源性PGI2的作用，但双嘧达莫的抗血小板活性低于阿司匹林和$P2Y_{12}$受体拮抗剂。

5. 5-HT受体拮抗剂　沙格雷酯

对血小板以及血管平滑肌的$5-HT_2$受体具有特异性拮抗作用，可抑制5-HT和胶原蛋白引起的血小板聚集，还可抑制5-HT引起的血管平滑肌收缩。

6. 前列环素受体激动剂　贝前列素（钠）

与前列环素（PGI_2）的结构和生理活性类似，作用于血小板和血管平滑肌的前列环素受体，激活腺苷酸环化酶，使细胞内cAMP浓度升高，抑制TXA_2生成和Ca^{2+}流入，有抗血小板和扩张血管的作用。

考点23 **作用特点★★★**

（1）阿司匹林和氯吡格雷都能不可逆的抑制血小板的COX-1酶。在停药7～10日后，人体血小板的聚集功能可恢复到用药前的基线水平。

（2）**肠溶剂型的阿司匹林建议餐前空腹服用。**

（3）**CYP2C19基因多态性对氯吡格雷药效的影响**：氯吡格雷是前药，经CYP3A4代谢为非活性代谢物，经CYP2C19转化为有抗血小板活性的活性代谢物。CYP2C19慢代谢型（我国人群占比较高）患者使用氯吡格雷后，更多比例的药物经CYP3A4代谢为非活性代谢物，而经CYP2C19转化的活性代谢物比例不足，可能导致药效差异。

考点24 特殊人群用药 ★

（1）严重肝脏损伤者，禁用氯吡格雷、替格瑞洛。重度肝衰竭者，禁用替罗非班。

（2）除了小剂量阿司匹林，其他抗血小板药都避免（或禁用）于妊娠期和哺乳期。

（3）妊娠期需要使用阿司匹林的情况：妊娠期原发性血小板增多症、预防子痫前期早产和宫内生长迟缓风险、人工心脏瓣膜的女性妊娠中晚期、慢性肾脏病患者、妊娠期系统性红斑狼疮患者伴抗磷脂抗体综合征等。

（4）如果受孕方式为试管婴儿，移植后需要使用阿司匹林，可提高子宫内膜血液循环速度，防止子宫血栓形成，从而改善子宫环境，利于胚胎在子宫内发育。

（5）子痫前期高风险妊娠期女性（子痫前期病史、慢性高血压、孕前糖尿病、妊娠期女性BMI>30kg/m^2、抗磷脂综合征和采用辅助生殖技术妊娠期女性）在妊娠期的前16周，每日使用75～162mg的小剂量阿司匹林预防子痫前期。

考点25 药物相互作用 ★

氯吡格雷

（1）与华法林、肝素、GPⅡb/Ⅲa受体拮抗剂、阿司匹林之间可能存在药效学相互作用，使出血危险性增加。

（2）不建议与强CYP2C19诱导剂（利福平）、强效或中度CYP2C19抑制剂（奥美拉唑、艾司奥美拉唑、氟伏沙明、氟西汀、吗氯贝胺、伏立康唑、氟康唑、噻氯匹定、卡马西平、依非韦伦）合用。

（3）阿片类激动剂：可能会延迟和减少氯吡格雷的吸收，急性冠脉综合征患者需要同时使用吗啡或其他阿片类激动剂时，可考虑使用肠外抗血小板药。

考点26 代表药品 ★

药品	适应证	临床应用注意
阿司匹林	**解热镇痛药（0.3g和0.5g）**：用于退热，缓解轻至中度疼痛（如头痛、牙痛、神经痛、肌肉痛、痛经及关节痛等） **抗血小板药（≤100mg）**： ①降低急性心肌梗死疑似患者的发病风险 ②预防心肌梗死复发 ③中风的二级预防 ④降低短暂性脑缺血发作（TIA）及其继发脑卒中的风险 ⑤降低稳定型和不稳定型心绞痛患者的发病风险 ⑥动脉外科手术或介入手术后，如经皮冠状动脉腔内成形术（PTCA），冠状动脉旁路术（CABG），颈动脉内膜剥离术，动静脉分流术 ⑦预防大手术后深静脉血栓和肺栓塞 ⑧降低心血管危险因素者（冠心病家族史、糖尿病、血脂异常、高血压、肥胖、抽烟史、年龄大于50岁者）心肌梗死发作的风险 ⑨卒中急性期	①易于通过胎盘 ②不良反应：常见有恶心、呕吐、上腹部不适或疼痛等胃肠道反应，小剂量长期使用可增加出血风险 ③可能导致支气管痉挛，并引起哮喘发作或其他过敏反应 ④用于退热连续应用不得超过3天，用于止痛不得超过5天 ⑤儿童服用时可能会发生瑞氏综合征（累及肝、脑），16岁以下的儿童和青少年不宜服用（川崎氏病除外） ⑥为减少出血风险，术前需停用阿司匹林7～10日

续表

药品	适应证	临床应用注意
氯吡格雷	动脉粥样硬化血栓形成事件的二级预防	近期心肌梗死患者（从几日到小于35日），近期缺血性卒中患者（从7日到小于6个月）或确诊外周动脉性疾病的患者 急性冠脉综合征 ①非ST段抬高型急性冠脉综合征（不稳定型心绞痛或非Q波心肌梗死），包括经皮冠状动脉介入术后置入支架的患者，与阿司匹林合用 ②ST段抬高型急性冠脉综合征患者，与阿司匹林联合，可合并在溶栓治疗中使用	①避免妊娠期女性使用 ②禁忌：严重的肝脏损害；活动性病理性出血，如消化性溃疡或颅内出血 ③常见不良反应有出血、腹泻、腹部疼痛、消化不良 ④漏服：在常规服药时间的12小时内漏服，应立即补服一次标准剂量；超过12小时后漏服，应在下次常规服药时间服用标准剂量，无需剂量加倍 ⑤择期手术，应在术前停用氯吡格雷7日以上

第六亚类　溶栓药

考点27 药物分类★★

类别	代表药物
非特异性纤溶酶原激活剂	尿激酶（UK）、重组链激酶
重组人组织纤维蛋白溶酶原激活剂	阿替普酶
人组织纤维蛋白溶酶原激活剂的改构体或修饰体	瑞替普酶、重组人TNK组织型纤溶酶原激活剂（rhTNK-tPA）/替奈普酶
非组织型纤溶酶原激活剂	重组人尿激酶原（rhPro-UK）

考点28 药理作用和作用机制★★

1. 尿激酶（UK）　从健康人尿中分离的，或从人肾组织培养中获得的一种酶蛋白，可用于多种血栓栓塞性疾病的溶栓治疗，也用于人工心瓣手术后预防血栓形成，保持血管插管和胸腔及心包腔引流管的通畅等，给药时需要持续静脉滴注。

2. 重组链激酶　最初是从乙型溶血性链球菌培养液提取的，但易导致过敏，目前市售的药品均为基因工程技术生产的"注射用重组链激酶"，致敏性明显降低。

3. 阿替普酶　曾用名"注射用重组人组织纤维蛋白溶酶原激活剂（rt-PA）"。适用于：①症状发生12小时内的急性心肌梗死。②血流不稳定的急性大面积肺栓塞。③症状发生4.5小时内的急性缺血性脑卒中。需持续静脉滴注给药。

4. 瑞替普酶　曾用名："注射用重组人组织型纤溶酶原激酶衍生物"。适用于：①症状发生12小时内的急性心肌梗死。②症状发生4.5小时内的急性缺血性脑卒中。

5. 重组人TNK组织型纤溶酶原激活剂（rhTNK-tPA）　替奈普酶

t-PA的多点变异体，适用于：①症状发生6小时以内的急性心肌梗死。②症状发生4.5小时内的急性缺血性脑卒中。

6. 重组人尿激酶原（rhPro-UK）　归类为非组织型纤溶酶原激活剂，用于发病6小时内的急性ST段抬高性心肌梗死患者的溶栓治疗。

考点29 作用特点★★

1. 溶栓药的纤维蛋白特异性

（1）阿替普酶、瑞替普酶、重组人TNK组织型纤溶酶原激活剂和重组人尿激酶原都具有纤维蛋白特异性。

（2）降低了溶栓药对非血栓部位纤溶酶原的活化，减少了溶栓时出血风险。

（3）基于t-PA结构开发的溶栓药，因具有纤维蛋白特异性，已经逐渐替代了尿激酶成为首选的静脉溶栓药。

2. 溶栓治疗时间窗

（1）急性心肌梗死溶栓的治疗时间窗，通常在12小时以内。

（2）急性肺栓塞的溶栓时间窗，通常是在14日以内。

（3）急性缺血性脑卒中静脉溶栓的时间窗，通常是在4.5小时内。

3. 溶栓后的出血风险和禁忌证

在使用溶栓药时，为改善高凝状态，减少血栓再发生，常常需要同期使用肝素（或低分子量肝素）和抗血小板药物，多重用药对凝血功能的叠加影响增加了出血风险。

考点30 代表药品★

药品	适应证	临床应用注意
阿替普酶	①急性心肌梗死 ②血流动力学不稳定的急性大面积肺栓塞 ③急性缺血性脑卒中	①有高危出血倾向者禁用，如目前或过去6个月中有显著的出血疾病、口服抗凝药、最近3个月有胃肠溃疡史或食管静脉曲张、严重的肝病（包括肝衰竭、肝硬化、门静脉高压等） ②急性缺血性脑卒中的阿替普酶治疗应在症状发作后的3小时内开始 ③不能用于18岁以下及80岁以上的急性脑卒中患者 ④常见的不良反应是出血

第二节　抗出血药

考点1 药物分类★★★

类别	代表药物
凝血因子	人凝血酶原复合物、人纤维蛋白原、人凝血因子Ⅷ、重组人凝血因子Ⅶ、重组人凝血因子Ⅸ、重组人凝血因子Ⅵa
维生素K	维生素K、甲萘醌、甲萘氢醌（维生素K_4）
肝素拮抗剂	硫酸鱼精蛋白
蛇毒血凝酶	矛头蝮蛇血凝酶、尖吻蝮蛇血凝酶、白眉蛇毒血凝酶
抗纤维蛋白溶解药	氨基己酸、氨甲环酸、氨甲苯酸
毛细血管止血药	卡络磺钠、酚磺乙胺

续表

类别	代表药物
血管收缩药	垂体后叶（注射液）、特利加压素
促血小板生成药	重组人血小板生成（rhTPO）
	人白介素–11
	口服血小板生成素受体激动剂（口服TPO–RA）：艾曲泊帕、海曲泊帕、阿伐曲泊帕、芦曲泊帕
	小分子拟肽类血小板生成素受体激动剂：罗普司亭
血管硬化剂	聚桂醇

考点 2 药理作用和作用机制★★

1. 凝血因子

（1）人凝血酶原复合物：从健康人血浆中提取的多种凝血因子混合物，主要含有4种维生素K–依赖凝血因子，即因子Ⅱ、Ⅷ、Ⅸ和Ⅹ。

（2）人凝血因子Ⅷ和重组人凝血因子Ⅷ：适用于血友病A（也称甲型血友病，缺乏因子Ⅷ）。

（3）重组凝血因子Ⅸ：适用于血友病B（也称乙型血友病，即缺乏因子Ⅸ）。

（4）重组人凝血因子Ⅶa：含有活化的因子Ⅷ，主要用于凝血因子Ⅷ或Ⅸ的抑制物>5BU的先天性血友病患者出血或外科手术出血的防治，也适合先天性因子Ⅷ缺乏症患者。

2. 维生素K

（1）维生素K参与凝血级联反应的7种蛋白质转录后修饰所必需的辅酶。

（2）能逆转华法林的药效，也可用于救治香豆素类鼠药中毒。

3. 肝素拮抗剂（硫酸鱼精蛋白）

（1）一种碱性蛋白，与强酸性的肝素结合形成无活性的稳定复合物，使肝素失活。

（2）可用于肝素过量所致出血，或用于心血管手术、体外循环或血液透析在结束时，中和术前用肝素抗凝后体内残余肝素。

4. 蛇毒血凝酶（矛头蝮蛇血凝酶、尖吻蝮蛇血凝酶和白眉蛇毒血凝酶）

（1）从这3种蝮蛇的蛇毒中提纯的血凝酶，作用机制与人凝血酶类似，可促进纤维蛋白原转化为纤维蛋白发挥止血作用。

（2）常用于围手术期防治出血，可静脉注射、肌内注射或皮下注射，也可用于局部止血（如腹腔术中喷洒到手术部位）。

5. 抗纤维蛋白溶解药（氨基己酸、氨甲环酸和氨甲苯酸）

（1）赖氨酸类似物，对纤溶酶原和纤溶酶上赖氨酸结合部位有高亲和力，可竞争性抑制纤维蛋白与纤溶酶的结合，阻断纤维蛋白凝块的溶解，从而达到止血作用。

（2）主要用于因原发性纤维蛋白溶解过度所引起的出血，以及内脏手术后的出血，术中早期用药或术前用药，可减少手术中渗血。

6. 毛细血管止血药

（1）卡络磺钠：能稳定血管及其周围组织中的酸性黏多糖，降低毛细血管的通透性，增进毛细血管断裂端的回缩作用，增加毛细血管对损伤的抵抗力，**常用于因毛细血管通透性增加而导致的出血。**

（2）酚磺乙胺：**能使血管收缩，降低毛细血管通透性，**并能增强血小板聚集性和粘附性，促进血小板释放凝血活性物质，缩短凝血时间，达到止血效果。

7. 收缩血管药

（1）垂体后叶注射液：从牛、猪的垂体后叶中提取的粗制品，主要成分是缩宫素和血管加压素，血管加压素可直接兴奋血管平滑肌，使肺小动脉、毛细血管收缩，减少肺循环血流量，降低肺循环阻力，利于血管破裂处血栓形成而发挥止血作用。可用于肺、支气管出血（如咯血）及消化道出血（呕血、便血），也适用于产科催产及产后收缩子宫、止血等。

（2）特利加压素：**适用于治疗食管静脉曲张出血。**长效血管加压素，无活性的前物，给药后缓慢转化为有活性的赖氨酸–加压素。

8. 促血小板生成药

（1）重组人血小板生成素（rhTPO）：基因工程技术生产的TPO，与天然TPO具有同源性。

（2）人白介素–11（IL–11）：应用基因工程技术生产的一种促血小板生长因子。适用于实体瘤、非髓系白血病化疗后Ⅲ、Ⅳ度血小板减少症的治疗，或既往有化疗后发生Ⅲ、Ⅳ度血小板减少症病史患者再次化疗前的预防给药。

（3）口服血小板生成素受体激动剂（口服TPO–RA）：艾曲泊帕、海曲泊帕、阿伐曲泊帕和芦曲泊帕，小分子的血小板生成素受体激动剂，可诱导髓系祖细胞和巨核细胞的增殖和分化，增加血小板的生成。不与内源性TPO竞争结合TPO受体，在血小板生成上与TPO具有累加效应。

（4）小分子拟肽类血小板生成素受体激动剂（罗普司亭）：利用基因工程技术生产的小分子拟肽类药品，用于慢性免疫性血小板减少症（ITP）的治疗。

9. 血管硬化剂（聚桂醇）

（1）注射到曲张静脉旁能使曲张静脉周围纤维化，压迫曲张静脉，达到止血目的。

（2）静脉注射后，可损伤血管内皮、促进血栓形成、堵塞血管，起到止血作用。

考点3 临床用药评价★★

（1）抑制物：血友病患者接受外源性凝血因子Ⅷ或因子Ⅸ输注后产生的抗因子Ⅷ、抗因子Ⅸ的中和抗体。是血友病治疗过程中最严重、最棘手的并发症，会表现为凝血因子替代治疗效果不如既往、出血频率增加、关节出血，也会限制患者接受手术操作。

（2）维生素K缺乏：在新生儿中较常见，婴儿出生时常需要肌内注射维生素K_1预防不足。一些广谱抗菌药物可以抑制一些产生维生素K的肠道细菌的生长，增加维生素K缺乏的发生风险。

（3）阿伐曲泊帕和芦曲泊帕：噻唑衍生物，分子结构中无金属离子螯合基团，不受饮食限制，随餐或不随餐服用均可。

（4）艾曲泊帕和海曲泊帕：偶氮苯衍生物，分子结构中含有金属离子螯合基团，与抗酸药或含多价阳离子的其他产品（如奶制品和矿物质补充剂）合用时会显著降低药物暴露量，因此需空腹给药，给药前后与食物或其他药品至少间隔2小时以上。

考点 4 代表药品 ★

药品	适应证	临床应用注意
维生素K₁	①维生素K缺乏引起的出血，如梗阻性黄疸、胆瘘、慢性腹泻等所致出血 ②香豆素类、水杨酸钠等所致的低凝血酶原血症 ③新生儿出血 ④长期应用广谱抗生素所致的体内维生素K缺乏	维生素K_1注射液可能引起严重药品不良反应，如过敏性休克，甚至死亡 ①静注过快，超过5mg/min，可引起面部潮红、出汗、支气管痉挛、心动过速、低血压等 ②肌注可引起局部红肿和疼痛 ③新生儿用后可能出现高胆红素血症，黄疸和溶血性贫血
重组人凝血因子Ⅷ	甲型血友病（先天性凝血因子Ⅷ缺乏）患者出血的治疗和预防	①常见不良反应：头痛、发热、产生凝血因子Ⅷ抑制物（中和抗体） ②警惕有可能发生过敏/变态反应，变态反应表现过敏性特征，如眩晕、感觉异常、皮疹、皮肤潮红、面部肿胀、荨麻疹和瘙痒
重组人凝血因子Ⅸ	①控制和预防成人及儿童乙型血友病（先天性凝血因子缺乏症或Christmas病）患者出血 ②成人及儿童乙型血友病患者围手术期使用	①常见不良反应是全身性超敏反应，包括支气管痉挛性反应，和（或）低血压、过敏反应以及需要使用因子Ⅸ替代治疗以外方法进行治疗的高滴度抑制物形成 ②中和抗体（抑制物）：使用含凝血因子Ⅸ产品的患者中曾检测到活性中和抗体（抑制物）
注射用矛头蝮蛇血凝酶	①需减少流血或止血的各种医疗情况：外科、内科、妇产科、眼科、耳鼻喉科、口腔科等临床科室的出血及出血性疾病 ②预防出血，如手术前用药，可避免或减少手术部位及手术后出血	①弥散性血管内凝血（DIC）及血液病导致的出血不是本品的适应证 ②血中缺乏血小板或某些凝血因子时，宜在补充血小板或缺乏的凝血因子，或输注新鲜血液的基础上应用本品 ③在原发性纤溶系统亢进（内分泌腺、癌症手术等）的情况下，宜与血抗纤溶酶的药物联合应用
氨基己酸	预防及治疗血纤维蛋白溶解亢进引起的各种出血	①有血栓形成倾向或过去有血管栓塞者忌用 ②常见不良反应为恶心、呕吐和腹泻，当每日剂量超过16g时，尤易发生 ③排泄快，需持续给药（静脉滴注）
重组人血小板生成素	仅用于血小板减少及临床状态具有增加出血风险的患者： ①治疗实体瘤化疗后所致的血小板减少症（血小板低于50×10^9/L） ②糖皮质激素治疗无效的特发性血小板减少性紫癜（ITP）的辅助治疗（血小板低于20×10^9/L）	①过量或错误使用可能会使血小板计数升高到可导致并发血栓形成/血栓栓子的水平 ②使用过程中应定期检查血常规（隔日1次），密切注意外周血小板计数的变化，血小板计数达到所需指标时，应及时停药

续表

药品	适应证	临床应用注意
艾曲泊帕乙醇胺	①免疫性血小板减少症的成人和儿童患者 ②难治性重型再生障碍性贫血（SAA）成年患者	①应采用能使血小板计数达到并维持≥50×10⁹/L的最低剂量，不得为了使血小板计数达到正常而使用 ②严重不良反应为肝毒性和血栓形成/血栓事件 ③与他汀类药物存在相互作用，合用时他汀类减量 ④应空腹服用（餐前间隔1小时或餐后间隔2小时） ⑤应在以下产品使用前间隔至少2小时或使用后间隔至少4小时服用，包括抗酸药、乳制品，或含有多价阳离子（如铝、钙、铁、镁、硒和锌）的矿物质补充剂 ⑥不得碾碎后混入食物或液体服用

第三节 抗贫血药

考点1 药物分类 ★★★

类别		代表药物	应用
铁剂	口服铁剂	无机铁剂：硫酸亚铁	缺铁性贫血
		有机铁剂：右旋糖酐铁、葡萄糖酸亚铁、富马酸亚铁、蛋白琥珀酸铁、多糖铁复合物	
	注射铁剂	蔗糖铁、右旋糖酐铁、山梨醇铁、异麦芽糖酐铁、羟基麦芽糖铁	
叶酸和维生素B₁₂			巨幼红细胞性贫血
红细胞生成刺激剂	人促红素类	重组人促红素 达依泊汀α 甲氧基聚乙二醇红细胞生成素	肾性贫血
	人促红素模拟肽	培莫沙肽	
	低氧诱导因子脯氨酰羟化酶抑制剂	罗沙司他、恩那度司他	
	红细胞成熟剂	罗特西普	输血依赖型β-地中海贫血
	蛋白同化激素	十一酸睾酮	再生障碍性贫血的辅助治疗

考点2 药理作用和作用特点 ★★★

1. 铁剂 铁是红细胞成熟阶段合成血红素必不可少的物质。缺铁会导致红细胞内铁缺乏，表现为缺铁引起的小细胞低色素性贫血。可以用口服铁剂或注射铁剂补铁。

（1）口服铁剂的胃肠道吸收有自限现象，即铁的吸收率与体内铁储存量有关。治疗缺铁性贫血时，待血红蛋白恢复正常后，仍需继续服用铁剂3～6个月来补充缺失的贮存铁量。

（2）注射铁剂适用于以下情况：服药后胃肠道反应严重而不能耐受口服铁剂者；需要迅

速纠正缺铁的患者，如妊娠后期严重贫血者；严重消化道疾病（如溃疡性结肠炎或克罗恩病），口服铁剂可能加重原发疾病患者；不易控制的慢性出血，失铁量超过肠道所能吸收的铁量。

（3）用药期间为观察治疗效果，需定期检查：血红蛋白、网织红细胞计数、血清铁蛋白和血清铁。

2. 叶酸和维生素 B_{12} 叶酸和维生素 B_{12} 是细胞合成 DNA 的重要辅酶，任何一种缺乏都会导致 DNA 合成障碍，使原红细胞和幼红细胞的生长及分裂停滞不前，引起巨幼红细胞性贫血。

贫血类型	病因	治疗
营养性巨幼红细胞性贫血	妊娠期、婴儿期对叶酸的需求量增加所致的叶酸缺乏	补充叶酸
恶性贫血	维生素 B_{12} 缺乏所导致的贫血，也会引起神经系统病变	同时补充维生素 B_{12} 和叶酸
药物性巨幼红细胞性贫血	二氢叶酸还原酶抑制剂（抗肿瘤药物甲氨蝶呤、抗疟药乙胺嘧啶、抗菌药甲氧苄啶）导致叶酸利用障碍	亚叶酸钙 甲酰四氢亚叶酸钙

3. 红细胞生成刺激剂（ESAs） 人促红素（EPO）是由肾脏分泌的一种糖蛋白，作用于骨髓的红系造血祖细胞，促进其增殖和分化。慢性肾功能衰竭时，人促红素（EPO）的分泌会相对或绝对不足，导致肾性贫血。长期使用 hEPO 或其他红细胞生成刺激剂治疗肾性贫血的患者容易发生 EPO 抵抗。

（1）人促红素类药物：①重组人促红素（rHuEPO），消除半衰期短，每周需要给药 2～3 次。②达依泊汀 α，长效 ESAs 制剂，新增了两个糖基化位点的重组人促红素，每周给药 1 次。③甲氧基聚乙二醇红细胞生成素，聚乙二醇化重组人促红素，每 2 周给药 1 次。

（2）人促红素模拟肽（EPO 模拟肽）：培莫沙肽是在化学合成的 EPO 模拟肽的结构基础上，再进行聚乙二醇化修饰，每 4 周给药 1 次。

（3）低氧诱导因子脯氨酰羟化酶抑制剂（HIF-PHI）：HIF-PHI（罗沙司他、恩那度司他）抑制脯氨酰羟化酶（PHD）活性，稳定低氧诱导因子（HIF）的表达，促进 EPO 生成，提高体内 EPO 水平。

（4）红细胞成熟剂：罗特西普是一种人工设计的融合蛋白，作用于红细胞成熟的晚期阶段，与特定的转化生长因子 β（TGF-β）超家族配体结合，调控红细胞成熟过程，使机体能够产生更多正常红细胞，该药适用于输血依赖型 β-地中海贫血的成人患者。

（5）蛋白同化激素：十一酸睾酮是人工合成的雄激素类药，为睾酮的衍生物，有促进男性生长、促进蛋白质合成和减少分解，以及促进红细胞生成的药效，可用于再生障碍性贫血的辅助治疗。

考点 3 药物相互作用★

（1）胃内酸性环境能促进铁剂的吸收，抑酸剂和抗酸药能降低口服铁剂的吸收。

（2）铁剂可以和富含维生素 C 的果汁一起服用，但应避免和牛奶、茶、咖啡同用，茶叶中的鞣酸与铁结合成不易吸收的物质，牛奶含磷高，会与铁竞争，影响铁剂的吸收。

考点 4 典型不良反应★★

（1）口服铁剂常有胃肠道反应，如胃肠不适、腹痛、腹泻或便秘等副作用。餐前空腹服用有利于铁的吸收，若空腹不能耐受，可改为餐后服用，并将每日用量分3次服用。

（2）使用叶酸、维生素B_{12}治疗巨幼细胞贫血时，当患者血红蛋白恢复正常时，尤其是严重巨幼细胞贫血的患者，可出现血钾降低，在此期间应注意补钾。

（3）红细胞生成刺激剂有升高血压、促血栓形成和增加心血管不良事件的风险。

考点 5 代表药品★

药品	适应证	临床应用注意
硫酸亚铁	各种原因引起的缺铁性贫血（如慢性失血、营养不良、妊娠、儿童发育期等）	①餐后服用 ②禁用：肝肾功能严重不全（尤其是伴有未经治疗的尿路感染者），铁负荷过高、血色病或含铁血黄素沉着症患者，非缺铁性贫血（如地中海贫血）患者 ③可减少肠蠕动，引起便秘，并排黑便 ④维生素C同服，有利于吸收；与磷酸盐类、四环素类及鞣酸等同服可妨碍铁的吸收
右旋糖酐铁	不能口服铁剂或口服铁剂治疗不满意的缺铁患者	①可肌内注射、静脉注射或静脉滴注 ②不能用于妊娠前3个月的女性 ③主要不良反应为过敏反应，可在给药后的几分钟内发生。因此建议给予首次剂量前，先给予0.5ml右旋糖酐铁注射液（相当于25mg铁），如60分钟后无不良反应发生，再给予剩余量
叶酸	0.4mg规格片剂 ①预防胎儿先天性神经管畸形 ②妊娠期、哺乳期女性预防用药 5mg规格片剂 ①各种原因引起的叶酸缺乏及叶酸缺乏所致的巨幼细胞贫血 ②妊娠期、哺乳期女性预防给药 ③慢性溶血性贫血所致的叶酸缺乏 注射剂：用于各种原因引起的叶酸缺乏及叶酸缺乏所致的巨幼细胞贫血	①维生素B_{12}缺乏引起的巨幼细胞贫血不能单用叶酸治疗 ②营养性巨幼红细胞性贫血常合并缺铁，应同时补充铁，并补充蛋白质及其他B族维生素 ③恶性贫血及疑有维生素B_{12}缺乏的病人，不单独用叶酸 ④大剂量叶酸能拮抗苯巴比妥、苯妥英钠和扑米酮的抗癫痫作用 ⑤口服大剂量叶酸，可以影响微量元素锌的吸收
维生素B_{12}	①内因子缺乏所致的巨幼细胞性贫血 ②亚急性联合变性神经系统病变，如神经炎的辅助治疗	①可致过敏反应，甚至过敏性休克 ②用药过程中监测血中维生素B_{12}浓度 ③痛风患者使用，注意血尿酸升高，可诱发痛风发作 ④治疗巨细胞性贫血，在起始48小时，宜查血钾，以防止低钾血症
重组人促红素（CHO细胞）	①肾功能不全所致贫血，包括透析及非透析病人 ②外科围手术期的红细胞动员	①未控制的重度高血压患者禁用 ②常见不良反应是血压升高。极少数出现皮疹或荨麻疹等过敏反应 ③用药期间应定期检查红细胞比容（用药初期每周1次，维持期每2周1次），避免过度的红细胞生成 ④治疗期间因出现有效造血，铁需求量增加，应每日补充铁剂

第四节　升白细胞药

考点 **1** 药物分类 ★

类别	代表药物
刺激因子类	人粒细胞刺激因子（hG-CSF） 人粒细胞巨噬细胞刺激因子（hGM-CSF）
其他升白细胞药	肌苷、利可君、腺嘌呤（曾用名：维生素 B_4）、小檗胺、鲨肝醇、脱氧核苷酸钠

考点 **2** 药理作用与作用机制 ★

1. 人粒细胞刺激因子（hG-CSF）　作用于粒系造血祖细胞，促进其增殖、分化，并可增加粒系终末分化细胞的功能。

（1）重组人粒细胞集落刺激因子（rhG-CSF）：短效药物，需每日给药1次。

（2）聚乙二醇化重组人粒细胞刺激因子（PEG-rhG-CSF）：聚乙二醇化修饰后，半衰期延长，免疫原性降低，在每个化疗周期给药结束后，皮下注射一次固定剂量6mg即可。

2. 人粒细胞巨噬细胞刺激因子（hGM-CSF）　作用于造血祖细胞，促进其增殖和分化，其重要作用是刺激粒、单核巨噬细胞成熟，促进成熟细胞向外周血释放，并能促进巨噬细胞及嗜酸性细胞的多种功能。刺激因子类与化疗药合用可影响刺激因子类促白细胞增生的疗效，应于停用化疗药1~3日后再开始刺激因子类药物。

3. 利可君　噻唑羧酸类升白细胞药。

（1）半胱氨酸的衍生物，能分解为半胱氨酸和醛，具有促进骨髓内粒细胞生长和成熟的作用，可促进白细胞增生。

（2）用于预防和治疗肿瘤放化疗引起的白细胞减少症。

4. 小檗胺　小檗科植物中提取的双苄基异喹啉类生物碱。

（1）作用广泛，具有促进白细胞增生、抗炎、降低血压、抗肿瘤、抗心肌缺氧缺血、抗心律失常等作用。

（2）用于防治放化疗患者白细胞减少症。

5. 腺嘌呤（维生素 B_4）

（1）生物体内辅酶与核酸的组成和活性成分，具有刺激骨髓白细胞增生的作用。

（2）用于防治各种原因引起的白细胞减少症、急性粒细胞减少症，尤其是防治肿瘤放化疗引起的白细胞减少症。

（3）是核酸前体，需考虑是否有促进肿瘤发展的可能性，腺嘌呤与化疗药合用有可能促进肿瘤的发展。

6. 鲨肝醇　动物骨髓造血组织中含量较多，具有促进白细胞增生及抗放射线的作用。用于防治因放疗、化疗及苯中毒等引起的白细胞减少症。

7. 脱氧核苷酸钠　复方制剂，具有促进细胞活力的功能，以及改变机体代谢的作用。用于急、慢性肝炎，白细胞减少症，血小板减少症及再生障碍性贫血等的辅助治疗。

考点 3 代表药品★

药品	适应证	临床应用注意
重组人粒细胞刺激因子	①肿瘤化疗等原因导致中性粒细胞减少症 ②急性白血病化疗所致的中性粒细胞减少症 ③骨髓增生异常综合征伴中性粒细胞减少症 ④再生障碍性贫血所致中性粒细胞减少 ⑤周期性中性粒细胞减少症、自身免疫性中性粒细胞减少症和慢性中性粒细胞减少症 ⑥促进骨髓移植患者中性粒细胞增加	①严重肝、肾、心、肺功能障碍者禁用 ②出现过敏反应时，应立即停药并采取适当处置 ③主要的不良反应有骨痛（胸部、腰部、骨盆等）、发热、腰痛、肝功能异常 ④对肿瘤化疗引起的中性粒细胞减少症患者，在给予癌症化疗药物的前24小时内以及给药后的24小时内应避免使用
重组人粒细胞巨噬细胞刺激因子	①预防和治疗肿瘤放疗或化疗后引起的白细胞减少症 ②治疗骨髓造血功能障碍及骨髓增生异常综合征 ③预防白细胞减少时可能潜在的感染并发症 ④使中性粒细胞因感染引起数量减少的回升速度加快	①自身免疫性血小板减少性紫癜的患者禁用 ②最常见不良反应为发热、寒战、恶心、呼吸困难、腹泻 ③不宜与化疗药物同时使用，可加重骨髓毒性，应于化疗结束后24～48小时使用 ④可引起血浆白蛋白降低，同时使用具有血浆白蛋白高结合的药物应注意调整药物的剂量 ⑤注射丙种球蛋白者，应间隔1个月以上再接种本品

第五节　骨髓保护药

细胞周期蛋白依赖性激酶（CDK）是细胞周期调控的关键酶。骨髓中造血干细胞和造血祖细胞产生中性粒细胞、红细胞和血小板增殖过程依赖于CDK4/6的活性。

考点 1 药理作用与临床应用★★

CDK4/6抑制剂：细胞周期蛋白依赖性激酶（CDK）4和6选择性抑制剂

CDK4/6抑制剂		药理作用	临床应用
肿瘤治疗	瑞波西利 哌柏西利	通过阻滞肿瘤细胞从G₁期进入S期，而减少雌激素受体阳性乳腺癌细胞系的细胞增殖作用	用于激素受体阳性、人表皮生长因子受体2阴性局部晚期或转移性乳腺癌
肿瘤化疗前预防性给药	曲拉西利	化疗前给药，短暂将骨髓细胞阻滞在G₁期，避免化疗损伤，骨髓造血干/祖细胞即逐渐恢复增殖，降低化疗引起的骨髓抑制的发生率	用于既往未接受过系统性化疗的广泛期小细胞肺癌患者，在接受含铂类药物联合依托泊苷方案治疗前预防性给药，以降低化疗引起的骨髓抑制的发生率

考点 2 临床用药评价★

（1）传统药物G-CSF等：只能针对单系骨髓损伤。曲拉西利对骨髓的全系不良反应均有保护作用。

（2）曲拉西利药效短暂可逆，半衰期仅14小时，用药32小时后骨髓造血干/祖细胞即逐渐恢复增殖。

第七章　泌尿系统用药

第一节　利尿药

考点 1 药物分类★★★

类别	代表药物		药物靶点
（髓）袢利尿药（Na^+,K^+-$2Cl^-$共转运体抑制药）	磺胺衍生物：呋塞米、托拉塞米、布美他尼		Na^+,K^+-$2Cl^-$共转运体（$NKCC_2$）
	苯氧乙酸衍生物：依他尼酸		
远曲小管利尿药（Na^+-Cl^-共转运体抑制药）	噻嗪类：氢氯噻嗪、氯噻嗪		Na^+-Cl^-共转运体（NCC）
	类噻嗪类：氯噻酮、吲达帕胺		
皮质集合管利尿药（留钾利尿药）	盐皮质激素受体拮抗药（醛固酮拮抗药）：螺内酯、依普利酮、非奈利酮		Na^+通道、K^+通道、H^+转运体和水通道蛋白
	肾上皮细胞Na^+通道（ENaC）抑制药：氨苯蝶啶、阿米洛利		
碳酸酐酶抑制药（近曲小管）	乙酰唑胺、醋甲唑胺		近曲小管Na^+-H^+交换体、碳酸酐酶
渗透性利尿药	甘露醇、（高渗）葡萄糖、异山梨醇		近曲小管和髓袢
其他利尿药	血管加压素拮抗药：伐托普坦		髓质部集合管水通道蛋白
	钠-葡萄糖协同转运蛋白2（SGLT-2）抑制药：恩格列净、达格列净、卡格列净		近曲小管SGLT-2

考点 2 药理作用和作用机制★★★

1. Na^+,K^+-$2Cl^-$共转运体抑制药（袢利尿药）

（1）又称为**强效利尿药**，已知最有效的利尿药。

（2）主要作用部位在**髓袢升支粗段，选择性地抑制NaCl的重吸收**。

（3）利尿作用的机制：①特异性地与髓袢升支粗段管腔膜上的 Na^+,K^+-$2Cl^-$共转运体 的 Cl^- 结合而抑制Na^+的重吸收，**降低肾的稀释与浓缩功能，排出大量接近于等渗的尿液**。②由于K^+的重吸收减少，降低了其再循环引起的管腔正电位，减小了Ca^{2+}、Mg^{2+}重吸收的驱动力，从而使它们的重吸收减少，排泄增加。③输送到远曲小管和集合管的Na^+增加促使 Na^+-K^+交换增加，从而使K^+的排泄进一步增加。④**呋塞米（大剂量）也可以抑制近曲小管的碳酸酐酶活性，使HCO_3^-排出增加**。

（4）人体内有2种Na^+,K^+-$2Cl^-$共转运体，其中存在于肾脏中的$NKCC_2$为吸收型。若该转运体的基因发生突变，则易罹患巴特综合征（Bartter syndrome），患者主要表现为低钾性碱中毒。

2. Na⁺–Cl⁻ 共转运体抑制药（噻嗪类和类噻嗪类利尿药）

（1）作用于远曲小管近端，又称为中效利尿药。增强NaCl和水的排出，产生温和持久的利尿作用。

（2）噻嗪类利尿药分子结构中皆含磺酰胺基团，氢氯噻嗪、氯噻嗪同时含有苯并噻二嗪环；吲达帕胺的分子中没有噻嗪环，但有磺酰胺基团，故其利尿作用机制与噻嗪类相似，被称为类噻嗪类利尿药。

（3）作用机制：①抑制远曲小管近端管壁上 Na⁺–Cl⁻ 共转运体的功能，由此减少了肾小管上皮细胞对 Na⁺ 和 Cl⁻ 的重吸收，促进肾小管液中 Na⁺、Cl⁻ 和水的排出。需注意，由于转运至远曲小管的 Na⁺ 增加，促进了 K⁺–Na⁺ 交换，使尿中除排出 Na⁺ 和 Cl⁻ 外，K⁺ 的排泄也随之增多，长期服用可引起低血钾。②对碳酸酐酶有抑制作用，故略增加 HCO_3^- 的排泄，此乃其在近曲小管上的次要作用点。

3. 留钾利尿药

（1）肾上皮细胞 Na⁺ 通道抑制药

作用机制：阻滞了肾单位远曲小管末端和集合管的肾上皮细胞 Na⁺ 通道。

药效学表现：①略增加 Na⁺ 和 Cl⁻ 的排泄（因为这些离子中的大部分在到达远端小管和收集管时被重新吸收）。②减少了 K⁺、H⁺、Ca²⁺ 和 Mg²⁺ 的排泄。长期使用可增加尿酸的排泄。③对肾血流动力学无影响，也不影响管球反馈机制。

（2）盐皮质激素受体拮抗药（MRA）：不与管腔受体结合，仅与细胞质靶点结合，是唯一不需要分泌到管腔发挥作用的利尿药。

作用机制：醛固酮与远曲小管和集合管（主要是皮质部集合管）上皮细胞质中的盐皮质激素受体结合，形成MR–醛固酮复合物。盐皮质激素受体拮抗药与MR竞争性结合，形成的MR–MRA复合物抑制了醛固酮的作用。因此也被称为醛固酮受体拮抗药。

药效学表现：①利尿作用的最终结果与肾上皮细胞 Na⁺ 通道抑制药的作用相同，减少ENaC的数量或降低其活性。②当内生醛固酮水平高时，如原发性醛固酮增多症；醛固酮拮抗药通常有很强的尿排泄作用。③螺内酯可与孕激素受体和雄激素受体有部分亲和力，从而产生如男性乳房发育、性功能降低、月经异常等不良反应。

4. 碳酸酐酶抑制药　主要作用在近球小管（PCT），集合管是这类药物的次要作用部位，集合管的碳酸酐酶还与 HCO_3 和 NH_4 分泌有关。

5. 渗透性利尿药　又称脱水药。静脉注射给药后，可以产生组织脱水作用和利尿作用。

（1）脱水作用：由于药物的渗透性，当静脉给药后，随着药物在血浆中浓度增加，血浆的渗透压也会增加，使组织间液向血浆转移而产生组织脱水作用，并降低颅压和眼压；同时也有助于降低血液黏度，抑制肾素释放，增加肾血流量和进入肾小管的水量。

（2）利尿作用：渗透性利尿药作用于近曲小管和髓袢。在近曲小管中，渗透性利尿药阻止管液中的水被重吸收，使管液中 Na⁺ 的浓度降低，减少了 Na⁺ 的重吸收。髓袢是渗透性利尿药的主要作用部位，由于 Na⁺ 的管腔浓度降低，尿液稀释，同时也由于肾血流量增加，髓质浓度梯度降低，使髓袢升支细段Na$^+$的被动重吸收减少。此外，渗透性利尿药可抑制髓袢升支粗段中Mg^{2+}的重吸收。

（3）药效学表现：①可增加包括Na$^+$、K$^+$、Ca^{2+}、Mg^{2+}、Cl$^-$、HCO$_3^-$和磷酸盐几乎所有电解质的尿排泄量。②通过多种机制增加肾血流量（RBF），但总肾小球滤过率（GFR）无明显改变。

考点3 作用特点★★★

1. Na$^+$,K$^+$-2Cl$^-$共转运体抑制药（袢利尿药）

（1）利尿作用快速而强大，因抑制NaCl的重吸收，降低肾的稀释与浓缩功能，排出大量接近于等渗的尿液；且不易导致酸中毒，是目前最有效的利尿药。袢利尿药还可用于肾功能不全水肿的治疗，是改善其他利尿药无效的肾病综合征水肿的唯一药物。

（2）利尿作用与剂量反应呈"S"形曲线，剂量效应表现为：①初始给药浓度应该大于利尿阈值效应的浓度。②药物浓度增加的初期，较小浓度即可获得利尿效应快速的增加。③具有"天花板"效应，即持续增加剂量不会产生更多的利尿效应。因此，在确定有效利尿药量后，每日利尿作用强度应通过增减给药频次来控制。

（3）呋塞米的口服生物利用度受个体差异因素影响很大，若除外该因素，该类药物的利尿作用的效价是：布美他尼>托拉塞米>呋塞米>依他尼酸。

（4）使尿中Na$^+$、K$^+$、Cl$^-$、Mg^{2+}、Ca^{2+}排出增多。

（5）短期使用可使尿酸的尿排泄增加，长期使用则减少尿酸的尿排泄。

（6）只要维持水合状态，袢利尿药就可增加肾血流量。

（7）利尿带来细胞外液容量减少和交感神经系统反射性激活，可刺激肾素释放。

（8）对心力衰竭的患者，其产生有效的静脉血管扩张作用与利尿作用无关。

（9）可诱导参与花生四烯酸合成前列腺素的COX-2的表达，这些前列腺素中至少有一种PGE$_2$通过抑制髓袢升支粗段Na$^+$的转运，从而参与了袢利尿药的肾脏作用。非甾体抗炎药（如吲哚美辛）可通过抑制COX-2的活性，减少肾脏中前列腺素的合成，最终减弱袢利尿药的作用。

（10）可增加Ca^{2+}的排泄和尿流量，用于治疗轻中度高钙血症，属非利尿用途。对于血钙正常者，由于Ca^{2+}在远曲小管被重吸收，因此不会导致低钙血症。

2. Na$^+$-Cl$^-$共转运体抑制药（噻嗪类和类噻嗪类利尿药）

（1）利尿作用效价强度不同：氯噻酮>吲达帕胺>氢氯噻嗪>氯噻嗪，超过常规剂量后，其利尿作用不会进一步增加。

（2）增加肾脏Na$^+$、Cl$^-$、HCO$_3^-$和磷酸盐的排泄；长期使用时可增加Ca^{2+}的重吸收，减少尿钙的排泄，而尿中Mg^{2+}的排泄略有增加。长期使用该类药物，特别是老年人易发生镁缺乏。

（3）短期给药可增加尿尿酸的排泄，而长期用药可减少尿尿酸的排泄。

（4）不会影响肾小管-肾小球的反馈机制，因此不影响肾血流和肾小球滤过率。

（5）在用药初期（一至数周）通过排Na$^+$利尿作用，使细胞外液体和血容量减少，从而使心输出量降低、血压下降。长期用药，则通过扩张外周血管而降低血压。

（6）与祥利尿药一样，噻嗪类利尿药的作用依赖于前列腺素的产生，因而也能被非甾体抗炎药抑制。

（7）随着肾功能的下降，噻嗪类药物的疗效降低，如肌酐清除率低于30～50ml/min，应避免使用；美托拉宗在肌酐清除率10ml/min时仍然有效，并用于水肿伴肾功能衰竭和肾病综合征，也用于治疗心力衰竭相关的水肿。

（8）吲达帕胺不干扰脂质或葡萄糖代谢，用于高血压治疗更安全，适用于糖尿病患者。

（9）噻嗪类和类噻嗪类利尿药，通常早上给药，一日1次，可有效避免夜间起夜。

3. 留钾利尿药

（1）长期使用可升高血钾水平。在大剂量使用或肾功能不全患者中，易发生高钾血症。

（2）利尿作用相对较弱，通常与噻嗪类利尿药或祥利尿药联用。在留钾利尿药中，阿米洛利利尿作用最强（是氨苯蝶啶的10倍）。

（3）醛固酮受体拮抗药的利尿效果与醛固酮水平有关，在大多数水肿状态下，血液中醛固酮水平升高，导致Na^+潴留。当大剂量使用醛固酮拮抗药治疗继发性醛固酮增多症（如肝硬化和肾病综合征）相关的水肿时，其利尿效果非常显著。螺内酯是肝硬化腹腔积液患者的首选利尿药。在醛固酮水平不高的患者中，其利尿作用很小。

4. 渗透性利尿药

（1）特点：①易经肾小球滤过。②不易被肾小管再吸收。③在体内几乎不被代谢。④无药理活性（利尿作用取决于管液中药物分子产生的渗透压）。⑤不易从血管透入组织液中。⑥这些药物在相同浓度时，分子量愈小，所产生的渗透压愈高，脱水利尿能力愈强。

（2）临床上可以使用足够大的剂量，以显著增加血浆渗透压和肾小管内液量，从而发挥利尿脱水作用。

（3）不同渗透性利尿药的药代谢动力学不尽相同，一般给药后15～30分钟内起效，药效可持续6～8小时。临床常用渗透性利尿药甘露醇口服给药胃肠吸收差，可引起渗透性腹泻而非发挥利尿作用。因此，只有通过静脉注射给药才能产生利尿作用。

考点4 典型不良反应和禁忌★★★

1. 不良反应

（1）血容量减少导致的短暂脱水和口渴是最为常见的不良反应；其他常见的不良反应主要有头痛、尿频、烦躁不安、虚弱、疲劳和嗜睡等。

（2）在大量或长期使用时，可导致血容量严重不足，出现低血压、头晕和晕厥。

（3）与其他利尿药比较，祥利尿药和留钾利尿药的胃肠道不良反应发生率更高，如恶心、呕吐、便秘、腹泻、厌食和腹痛等。

（4）电解质紊乱是所有利尿药使用有关的不良反应，尤其是祥利尿药、噻嗪类利尿药和留钾利尿药。特点：①低钠血症多见于噻嗪类利尿药。②留钾利尿药可引起高钾血症；祥利尿药和噻嗪类利尿药可引起低钾血症。③祥利尿药可引起低钙血症和高尿钙症。④高钙血症多见于噻嗪类利尿药。⑤噻嗪类和祥类利尿药可引起低镁血症和低磷血症。

（5）留钾利尿药和乙酰唑胺可导致代谢性酸中毒；噻嗪类利尿药和袢利尿药可导致代谢性碱中毒。

（6）罕见的不良反应有勃起功能障碍（螺内酯）、非酮症高渗性高血糖综合征（HHNS）、皮肤反应、再生障碍性贫血、血小板减少症、粒细胞缺乏症、溶血性贫血、肌痉挛和肌痛。

（7）不良反应与用药剂量相关，由于袢利尿药具有强效利尿作用，不良反应发生率更高。

2. 禁忌

药物	禁忌
袢利尿药	对磺胺药物过敏者、痛风患者、妊娠期女性、不可逆转的无尿者
噻嗪类利尿药	对磺胺药物过敏者、痛风患者、肝功能衰竭和肾功能衰竭者
留钾利尿药	高钾血症、同时使用 ACEI 或 ARB 者、肾功能衰竭和肝功能衰竭者；妊娠期女性（氨苯蝶啶）
渗透性利尿药（甘露醇）	充血性心力衰竭、体液容量不足和不可逆转的无尿者
碳酸酐酶抑制剂（乙酰唑胺）	对磺胺药物过敏者、代谢性酸中毒、妊娠期女性、肾功能衰竭和肝功能衰竭者

考点 5 药物相互作用 ★★

药物	药物相互作用
袢利尿药	①增加使用氨基糖苷类和顺铂患者耳毒性和肾毒性的发生风险 ②减少锂的肾排泄，增加血浆锂的浓度 ③与可引起低钾血症的药物合用，增加心律失常发生风险 ④与非甾体抗炎药合用，利尿作用减弱 ⑤与 ACEIs 合用，可引起低血压
噻嗪类利尿药	①与 β 受体激动剂、茶碱、糖皮质激素和两性霉素等药物合用，可增加低钾血症发生风险 ②与洋地黄类药物合用，增加洋地黄中毒的发生风险（增加低钾血症发生风险所致） ③与抗凝药和促尿酸排泄药等合用，可降低上述药物的疗效 ④与 NSIADs 合用，利尿作用减弱 ⑤与 β 受体拮抗剂合用，增加高血糖、高脂血症发生风险 ⑥可升高血浆锂的浓度 ⑦可增加袢利尿药的利尿作用
留钾利尿药	①与 ACE 抑制剂合用，增加高钾血症的发生风险 ②与 NSIADs 合用，利尿作用减弱
渗透性利尿药（甘露醇）	增加其他利尿药的利尿作用
碳酸酐酶抑制剂（乙酰唑胺）	①增加苯丙胺、麻黄碱和奎尼丁等弱碱性药物的血药浓度 ②与水杨酸盐合用血药浓度升高

考点 6 临床应用 ★★

1. 治疗水肿相关疾病

（1）心力衰竭（HF）：①袢利尿药是症状性心力衰竭治疗的基石，其中呋塞米使用最为广泛。使用袢利尿药治疗心力衰竭时，应从小剂量开始，监测尿量和体重逐步调整给药剂量（滴定）；当袢利尿药治疗心力衰竭疗效不佳时，应加入噻嗪类利尿药（如氢氯噻嗪、美托拉宗）以提高疗效并改善心力衰竭症状。②盐皮质激素受体拮抗药（MRA）可降低晚期收缩期心力衰竭和射血分数低于35%（NYHA的HF分类Ⅱ~Ⅳ类）的患者的发病率和死亡率。

（2）肝硬化：①利尿药和限盐已被推荐作为肝硬化腹水的一线治疗方案。但肝硬化患者使用袢利尿药会发生利尿抵抗，使药物利尿作用减弱。②螺内酯和依普利酮由于其抗醛固酮作用成为肝硬化腹水初始治疗的首选药物。③肝硬化患者使用醛固酮拮抗药时，要监测血钾水平，肾功能能障碍时更需谨慎，避免发生高钾血症。

（3）肾病和肾衰竭：肾功能不全或急性肾损伤可使体液大量潴留并增加死亡率，袢利尿药是首选初始治疗药物。

当肾功能衰竭时（肾小球滤过率<5ml/min），肾小球滤过功能不再有利钠排尿作用，使用利尿药剂无效；而严重肾功能不全时（GFR为5~15ml/min），可使用利尿药治疗。

肾病患者选择利尿药时，要注意：①避免使用乙酰唑胺，易发生酸中毒。②留钾利尿药可引起高钾血症。③当GFR<30ml/min时使用噻嗪利尿药无效。④对于GFR为5~15ml/min的患者，噻嗪类药物可显著减少袢利尿药的用量，两药联合用于透析或透析前患者过量的水潴留的治疗。⑤利尿药可影响肾功能，尤其是已有肾脏疾病患者，避免利尿药过度使用造成严重肾损伤。

（4）脑水肿后颅内压升高：渗透性利尿药主要用于治疗创伤性脑损伤和脑水肿后颅内压升高（ICP）。使用高渗的甘露醇治疗可在1小时内迅速降低升高的颅内压和脑容量。

（5）特发性水肿（周期性水钠潴留症）：在限制盐的摄入和使用压力袜基础上可口服螺内酯治疗。

2. 治疗非水肿相关疾病

（1）高血压：①噻嗪类利尿药具有利尿和轻度血管扩张作用，是各类原发性高血压的有效治疗药物。②袢利尿药通常用于轻度肾功能不全（GFR<30~40ml/min）或心力衰竭的高血压患者。③噻嗪类利尿药与其他降压药物（如ACEI或ARB）联合使用，增加降压效果。④螺内酯可用于治疗耐药性高血压，而且对透析的患者同样有效。

（2）肾结石：噻嗪类利尿药通过增强钙离子在远曲小管的重吸收，从而降低尿钙排泄量，可用于治疗钙性肾结石。噻嗪类利尿药也可用于治疗骨质疏松症。

（3）高钙血症：袢利尿药可显著减少Ca^{2+}的重吸收，促进尿Ca^{2+}排泄，因此用于治疗高钙血症。使用袢利尿药时必须同时静脉滴注生理盐水，以维持有效的尿Ca^{2+}排泄作用。

（4）肾性尿崩症：精氨酸加压素抵抗（AVP-R）的曾用名，是肾脏对抗利尿激素（ADH）作用的部分或完全抵抗。①噻嗪类利尿药配合低溶质膳食可降低AVP-R患者的多尿症程度。②留钾利尿药阿米洛利也可能有一定作用，即与噻嗪类利尿药联合使用，或治疗锂剂诱导的肾性尿崩症。③噻嗪类药物作用的机制可能是低血容量诱导的近端小管钠水重吸收增加，从而减少了输送至集合管ADH敏感部位的水分，因此降低了尿量。④长期使用锂盐可引起ADH抵抗，推荐同时使用留钾利尿药阿米洛利或氨苯蝶啶，可阻断锂盐进入集合管主细胞，减少其进一步蓄积。乙酰唑胺也可治疗锂盐诱导的AVP-R多尿症状，且不良反应更少。

（5）对肾脏和心脏的保护作用：①醛固酮拮抗药对心脏有保护作用，能降低心血管死亡率；此外还可降低糖尿病和微蛋白尿患者的尿蛋白水平。②阿米洛利和氨苯蝶啶除具有降压作用外，还可以改善肾病患者的蛋白尿（尿蛋白减少30%～40%）。

3. 用于诊断 呋塞米可用于诊断远端肾小管酸中毒（RTA）（也称为 I 型 RTA）。

4. 利尿药的联合使用

（1）两个作用于不同肾单位部位的利尿药联合使用（如噻嗪类利尿药与袢利尿药联合）可产生更强的利尿作用，用于单一利尿药的利尿效果不佳或难治性水肿的治疗。

（2）噻嗪类利尿药与袢利尿药联合使用易引起人体严重脱水和电解质紊乱，如需要长期使用这两类利尿药，可分别与留钾利尿药联合使用。

5. 利尿药抵抗及处理 造成利尿药抵抗的原因如下。

（1）利尿药利尿效应减弱：袢利尿药是"阈药物"，只有超过"阈剂量"才能达到治疗效果，而心力衰竭患者较健康人群的"阈剂量"明显提高。①药物的吸收减少。②药效学及药代动力学改变。慢性心力衰竭患者由于药效学及药代动力学的改变，剂量-反应曲线向右向下移，利尿药物达到阈值时间延长，利尿效应减弱。③利尿药与NSAIDs利尿效应减弱。NSAIDs可通过抑制环氧化酶而减少肾脏合成前列腺素，从而收缩肾小球血管，减少肾脏血流量，进而影响利尿药物进入肾单位的作用部位。④肾源性因素。长期使用袢利尿药会使髓袢对钠的重吸收处于长期抑制，致远曲小管的绿叶中钠的浓度长期处于高水平，而这种高钠的刺激使得远曲小管细胞代偿性肥大增生，最终增强其对水钠的重吸收。

（2）神经内分泌系统的激活：服用利尿药均可以引起钠和水的损失，从而激活RAAS和交感神经系统（SNS），使远端小管中尿素被动吸收以及钠吸收增加，最终导致利尿药的疗效降低。

（3）低钠、低蛋白血症：①低钠血症可以引起继发性醛固酮增加，导致水钠潴留，减弱利尿药效应。②利尿药在体内发挥作用必须与白蛋白结合，当发生低蛋白血症时（心力衰竭患者常见症状），会影响利尿药物的吸收和分泌并促进其代谢为无活性产物，从而减弱利尿药的利尿效应。

6. 特殊人群用药 ①儿童使用利尿药发生液体过量、电解质损失、低血压和休克等不良反应和毒性的风险更大。②在新生儿中呋塞米的消除半衰期延长，因此需增加给药间隔；噻嗪类利尿药可透过胎盘进入胎儿体内。③利尿药可少量分布在母乳中，不建议哺乳期女性服药期间进行哺乳。④运动员禁止使用。在体育运动中，利尿药已被列入世界反兴奋剂机构（WADA）的禁用物质清单，是反兴奋剂实验室例行检查的药品。

考点 7 其他利尿药——加压素受体（V₂R）拮抗药★

（1）该类药物也被称为排水利尿药，可以在不损失电解质的情况下增加水的排泄（脱水）。

（2）已用于临床的加压素拮抗药是托伐普坦。托伐普坦通过对V_2受体拮抗，阻断水的重吸收，产生脱水作用，并增加无溶质水的排泄。

（3）临床用于治疗低钠血症，尤其是抗利尿激素分泌失调综合征（SIADH）等多种原因引起的低钠血症。

（4）严重药物不良反应是当快速纠正低钠血症时，可能导致渗透性脱髓鞘综合征。因此，不要与高渗盐水一起使用。其他副作用有低钾血症、脱水、口干、头痛、高血糖和胃肠道不良反应，长期服用托伐普坦会导致肝功能衰竭。

考点8 代表药品★

药品	适应证	临床应用注意
呋塞米	①充血性心力衰竭、肝硬化、肾脏疾病（肾炎、肾病及各种原因所致的急、慢性肾衰竭），与其他药物合用治疗急性肺水肿和急性脑水肿等 ②高血压危象 ③高钾血症、高钙血症、稀释性低钠血症（尤其是当血钠<120mmol/L时） ④预防急性肾衰竭 ⑤抗利尿激素分泌过多综合征（SIADH） ⑥急性药物、毒物中毒，如巴比妥类药物中毒等	①存在低钾血症或低钾血症倾向时，应注意补充钾盐 ②肠道外用药宜静脉给药、不主张肌内注射 ③静脉注射时宜用氯化钠注射液稀释，不宜用葡萄糖注射液稀释 ④少尿或无尿患者应用最大剂量后24小时仍无效时应停药 ⑤为避免夜尿过多，应该白天给药
托拉塞米	充血性心力衰竭引起的水肿、肝硬化腹水、肾脏疾病所致水肿、原发性高血压	①与醛固酮拮抗剂一起使用可防止低钾血症和代谢性碱中毒 ②前列腺增生的患者排尿困难，使用本品尿量增多可导致尿潴留和膀胱扩张 ③必须缓慢静脉注射，不应与其他药物混合后静脉注射，可用0.9%氯化钠注射液或5%葡萄糖注射液稀释 ④氯吡格雷高浓度时可抑制CPY2C9，干扰本品的代谢
布美他尼	同呋塞米，对某些呋塞米无效的病例仍可能有效	①对磺胺药过敏者，可能对布美他尼或呋塞米过敏；严重的磺胺药过敏者可以选择依他尼酸作为祥利尿药的替代药物 ②增加近曲小管对钙的再吸收，升高血钙 ③增加尿磷的排泄量，干扰尿磷的测定
氢氯噻嗪	①水肿性疾病（充血性心力衰竭、肝硬化腹水、肾病综合征、急慢性肾炎水肿、慢性肾功能衰竭早期、肾上腺皮质激素和雌激素治疗所致的钠、水潴留） ②高血压：可单独或与其他降压药联合应用，主要用于治疗原发性高血压 ③中枢性或肾性尿崩症 ④特发性高钙尿症	①与磺胺类药物、呋塞米、布美他尼、碳酸酐酶抑制剂有交叉过敏反应 ②无尿或严重肾功能减退者大剂量可致药物蓄积 ③严重肝功能损害者，水、电解质紊乱可诱发肝昏迷 ④能通过胎盘屏障，对妊娠高血压综合征无预防作用，妊娠期女性慎用 ⑤老年人应用本类药物较易发生低血压、电解质紊乱和肾功能损害 ⑥用药期间，应定期检查血电解质、血糖、血尿酸、血肌酐、尿素氮和血压 ⑦应从最小有效剂量开始用药，以减少副作用的发生，减少反射性肾素和醛固酮分泌 ⑧有低钾血症倾向的患者，应酌情补钾或与补钾利尿药合用

续表

药品	适应证	临床应用注意
吲达帕胺	原发性高血压	①为减少电解质平衡失调，宜用较小的有效剂量，并应定期监测血钾、钠、钙及尿酸等，注意维持水与电解质平衡，尤其是对老年人等高危人群，注意及时补钾 ②用于利尿时，最好每日早晨给药一次，以免夜间起床排尿 ③对无尿或严重肾功能不全者，可诱发氮质血症 ④对糖尿病者，可使其糖耐量更差 ⑤痛风或高尿酸血症患者用药后，血尿酸可进一步增高 ⑥对肝功能不全者，利尿后可促发肝昏迷 ⑦对交感神经切除术后患者，其降压作用会加强
螺内酯	①水肿性疾病，与其他利尿药合用治疗充血性水肿、肝硬化腹水、肾性水肿等水肿性疾病，也用于特发性水肿的治疗 ②作为治疗高血压的辅助药物 ③原发性醛固酮增多症的诊断和治疗 ④与噻嗪类利尿药合用，增强利尿作用和预防低钾血症	①妊娠期女性用药时间应尽量短 ②本药的代谢物坎利酮可从乳汁中分泌，哺乳期女性应慎用
氨苯蝶啶	①慢性心力衰竭、肝硬化腹水、肾病综合征、糖皮质激素治疗过程中发生的水钠潴留，特发性水肿 ②对氢氯噻嗪或螺内酯无效者	常见的不良反应有高钾血症、胃肠道反应（恶心、呕吐、胃痉挛和腹泻等）、低钠血症、头晕、头痛和对光敏感
甘露醇	①组织脱水药。用于治疗各种原因引起的脑水肿，降低颅内压，防止脑疝 ②降低眼内压。可有效降低眼内压，应用于其他降眼内压药无效时或眼内手术前准备 ③渗透性利尿药。用于鉴别肾前性因素或急性肾功能衰竭引起的少尿。亦可应用于预防各种原因引起的急性肾小管坏死 ④作为辅助性利尿措施治疗肾病综合征、肝硬化腹水，尤其是当伴有低蛋白血症时 ⑤某些药物过量或毒物中毒（如巴比妥类药物、锂、水杨酸盐和溴化物等），本药可促进上述物质的排泄，并防止肾毒性 ⑥作为冲洗剂，应用于经尿道内作前列腺切除术 ⑦术前肠道准备	①作肠道准备用，均应静脉内给药 ②遇冷易结晶，如有结晶，可置热水中或用力振荡待结晶完全溶解后再使用 ③使用低浓度和含氯化钠溶液的甘露醇能降低过度脱水和电解质紊乱的发生机会 ④用于治疗水杨酸盐或巴比妥类药物中毒时，应合用碳酸氢钠以碱化尿液 ⑤老年人应用较易出现肾损害，应适当控制用量 ⑥随访检查血压、肾功能、血电解质浓度（尤其是 Na^+ 和 K^+）和尿量

第二节　治疗男性勃起功能障碍药

考点 1 药物分类和药理作用 ★★★

类别	代表药物	药理作用
5型磷酸二酯酶（PDE-5）抑制药	西地那非、伐地那非、他达拉非、阿伐那非、爱地那非	结构与PDE-5催化底物cGMP相似，选择性抑制PDE-5，使cGMP降解减少而提高其浓度，促使阴茎勃起，增加了勃起功能障碍（ED）男性的勃起次数及持续时间。ED的首选。
其他	前列地尔、酚妥拉明、罂粟碱	—

第一亚类　5型磷酸二酯酶抑制药

考点 2 作用特点 ★★

1. 必须要有充分性刺激才能起效　PDE-5 抑制药治疗 ED 具有相同药理作用机制、有效率及疗效。都需要在充足的环境和心理暗示引起充分的性刺激，进而启动阴茎内的生理变化，起到促进勃起的作用。否则 PDE-5 抑制药将不起作用。

2. 获得满意的效果还与性活动前给药时间、服药前摄入高脂食物有直接关系

（1）西地那非、伐地那非和他达拉非应该在性行为前60分钟使用；伐地那非口腔崩解片（ODT）和阿伐那非起效更快，可在性行为前30分钟使用。

（2）他达拉非的有效作用时间最长，可达36小时。

（2）西地那非和伐地那非应空腹服用，至少在餐前2小时服用，以获得最快的反应，但他达拉非和阿伐那非或伐地那非口腔崩解片的吸收不受食物影响。

3. 用药方案

（1）按需使用。

（2）规律使用：每日使用低剂量他达拉非可消除起效时间和作用持续时间的顾虑。

考点 3 典型不良反应和禁忌 ★★★

1. 不良反应

（1）低血压：抑制外周血管系统的PDE-1，外周血管扩张可降低血压，尤其是服用硝酸盐、α 受体拮抗药或抗高血压药物的患者更容易发生，并导致颜面潮红、反射性心动过速、鼻塞和眩晕，与西地那非和伐地那非相比，他达拉非和阿伐那非引起低血压不良反应风险更低。

（2）阴茎异常勃起：患有镰状细胞贫血或镰状细胞性状、白血病、骨髓病症（例如多发性骨髓瘤）者是异常勃起高危人群。

（3）视觉反应：①"蓝视"现象：除他达拉非外，西地那非、伐地那非和阿伐那非对视网膜上PDE-6有不同程度的抑制作用，当剂量使用或血药浓度过高时可致男性视觉异常，主要表现为眩光、蓝视。这种现象会持续2~3小时，然后自然消失。②非动脉性缺血性视神经病变（NAION）：一种更严重的眼部反应。NAION与ED具有一些共同的危险因素：年龄>50岁、高血压、血脂异常和糖尿病。

（4）听力减退：西地那非、伐地那非和他达拉非可能引起突发性听力损失。听力损失通常累及单侧，发生于用药后最初24小时内，并且在约1/3的患者是短暂发作。

（5）肌痛和背痛：与抑制位于骨骼肌的PDE11有关。他达拉非对PDE-11的抑制作用最大。

（6）其他：食管下括约肌松弛可引起胃反流和消化不良、恶心、呕吐。

2. 禁忌

（1）正在使用硝酸酯类药或利奥西呱（鸟苷酸环化酶刺激剂）者。

（2）在过去1个月内患有心肌梗死、中风或危及生命的心律失常的患者。

（3）低血压（血压<90/50mmHg）或高血压（血压>170/100mmHg）的患者。

（4）不稳定型心绞痛、充血性心力衰竭的患者。

（5）伐地那非可引起轻度Q-T间期延长，禁忌与Ⅰa类（奎尼丁、普鲁卡因胺）或Ⅲ类（胺碘酮）抗心律失常药合用。

考点 4 药物相互作用★★

（1）硝酸酯类药：PDE-5抑制药禁用于定期或间歇性使用各种硝酸酯类药物的患者，因为联用会导致严重低血压。

（2）CYP3A4抑制剂（西咪替丁、红霉素、克拉霉素、伊曲康唑、利托那韦、茚地那韦、沙奎那韦等）：阻断CYP3A4，影响西地那非的肝代谢，并延长西地那非半衰期。

（3）CYP3A诱导剂（波生坦）：该类药血药浓度降低。

（4）α受体拮抗药（治疗良性前列腺增生）：联用PDE-5抑制药可能导致症状性低血压。相比多沙唑嗪或特拉唑嗪，优选坦索罗辛和赛洛多辛（无低血压或低血压较轻）。

（5）雄激素补充治疗：对睾酮水平较低的ED患者，雄激素补充治疗能改善初次对PDE-5抑制药无反应者的勃起功能，且与PDE-5抑制药合用增强效应。

考点 5 临床应用★★

（1）口服PDE-5抑制药是ED的一线治疗；他达拉非还用于治疗ED合并BPH，改善下尿路症状，剂量为一日5mg。

（2）西地那非抑制PDE-5还可以引起肺血管等其他血管的舒张，故用于改善缺氧性肺血管收缩，治疗肺动脉高压。尤其是严重且治疗不力的儿童患者。西地那非和他达拉非获得美国FDA批准治疗肺动脉高压。

（3）年龄>65岁，严重肝肾功能障碍、使用α受体拮抗药或CYP3A4抑制药者建议初始剂量减半。

（4）初始剂量应从小剂量使用，逐渐增加至获得满意效果的耐受剂量。出于安全考量，每天只能给药1次，也不要同时使用2种PDE-5抑制剂。

考点6 代表药品 ★

药品	适应证	临床应用注意
西地那非	勃起功能障碍	①当用药过量时，采取常规支持疗法。因西地那非与血浆蛋白结合率高，故肾脏透析不会增加清除率 ②在已有心血管危险因素存在时，用药后性活动有发生非致命性/致命性心脏事件的危险 ③有少量勃起时间延长（超过4小时）和异常勃起（痛性勃起超过6小时）的报告。应立即就诊
他达拉非	①勃起功能障碍 ②勃起功能障碍合并良性前列腺增生的症状和体征	①慎用：容易发生异常勃起的患者（如镰状细胞贫血、多发性骨髓瘤或白血病），阴茎解剖异常的患者，患有心血管疾病者，以及正在使用强效的CYP3A4抑制剂（利托那韦、沙奎那韦、酮康唑、伊曲康唑、红霉素）患者 ②正在使用 α_1 受体拮抗药（多沙唑嗪）的患者，如联合使用本品，可能发生症状性低血压

第二亚类　其他ED治疗药物

药物	药理作用与作用特点
前列地尔 （前列腺素 E_1）	①通过平滑肌细胞表面受体刺激产生腺苷酸环化酶，促使ATP转化为cAMP，使阴茎海绵体平滑肌细胞内钙离子浓度下降，平滑肌松弛 ②唯一获得FDA批准用于阴茎自行注射的药物。也可以经尿道内使用 ③目前罂粟碱、前列地尔、酚妥拉明3种药物联合应用的有效率最高，可达92%
罂粟碱	①非特异性PDE抑制剂，通过阻断cGMP和cAMP降解，使细胞内钙离子浓度下降，导致海绵体平滑肌松弛 ②单独使用不良反应率较高
酚妥拉明	α受体拮抗药，单独使用疗效差，以上3个药物常采用联合治疗（如注射复方药剂）的方法，但属于超适应证用药，也会增加阴茎斑块形成的风险

第三节　治疗良性前列腺增生用药

考点1 药物分类和药理作用 ★★★

类别	代表药物	药理作用
α_1受体拮抗药	特拉唑嗪、多沙唑嗪、阿夫唑嗪、坦洛新（坦索罗辛）、赛洛多辛	拮抗分布在前列腺和膀胱颈部平滑肌表面的肾上腺素能 α_1 受体，松弛平滑肌，达到缓解膀胱出口动力性梗阻的作用，增加尿流通畅，同时可以缓解储尿期的膀胱刺激症状
5α还原酶抑制药	①非那雄胺、爱普列特（依立雄胺）：Ⅱ型5α还原酶抑制药 ②度他雄胺：Ⅰ型、Ⅱ型5α还原酶抑制药（双重抑制药）	抑制雄激素转化为双氢睾酮（DHT），降低PSA水平，降低前列腺内DHT的含量，抑制前列腺增生，使前列腺体积缩小，缓解良性前列腺增生（BPH）临床症状

续表

类别	代表药物	药理作用
其他	植物制剂（普适泰）	①与阻碍体内睾酮转化为二氢睾酮及抑制白三烯、前列腺素合成有关 ②治疗BPH和慢性、非细菌性前列腺炎用药
	①PDE-5抑制药（他达拉非） ②M胆碱受体拮抗药（奥昔布宁、托特罗定、索利那新） ③β₃受体激动药（米拉贝隆）	伴有残余尿量增加不多或伴下尿路刺激症状的BPH男性也会使用，但很少单独使用，常与α₁受体拮抗药联合使用

第一亚类　α₁受体拮抗剂

考点2 作用特点★★★

1. 治疗中度BPH的一线药物　α₁受体拮抗药是中度BPH患者的一线治疗药物或重度BPH患者在术前的临时治疗措施。

（1）所有α₁受体拮抗药改善BPH症状具有相同的疗效。疗效大小与不良反应严重程度与给药剂量有关。

（2）治疗后可快速见效，但采用国际前列腺症状评分（IPSS）评估症状改善应在用药4~6周后进行。该类药物不能减小前列腺体积；不能降低血清前列腺特异抗原（PSA）水平也不能减少急性尿潴留的发生。

2. 尿路选择性不同

（1）非选择性α₁受体拮抗药（特拉唑嗪、多沙唑嗪和阿夫唑嗪）对前列腺和外周血管平滑肌上α₁受体都有拮抗作用，因此，在使用过程中易发生体位性低血压、眩晕，甚至有"首剂效应"和出现晕厥。

（2）坦索罗辛和赛洛多辛是具有尿路选择性的α₁受体拮抗药，对位于前列腺、尿道和膀胱颈的α₁A受体具有显著抑制作用，而对外周血管α₁B受体的拮抗作用差，因此，在使用过程中二者很少发生低血压不良反应。与坦索罗辛比较，赛洛多辛有着更强的尿路选择性，更少发生低血压不良反应。

（3）阿夫唑嗪虽然在药理学上不属于尿路选择性α₁受体拮抗药，但是阿夫唑嗪的缓释制剂由于只需要每日给药一次，勿需滴定给药，而且该药在前列腺中的浓度高于血中药物浓度，与特拉唑嗪、多沙唑嗪比较少发生心血管系统不良反应，在临床上具有尿路选择性α₁受体拮抗药的作用特点。

3. 有些α₁受体拮抗药初始给药需要逐步调整剂量　使用特拉唑嗪、多沙唑嗪（常释或缓释制剂）宜从小剂量开始，逐渐增加剂量到常规治疗剂量。与阿夫唑嗪缓释制剂、坦索罗新缓释制剂和赛洛多辛比较，发挥最大作用的时间被延迟。

考点3 药物相互作用★

（1）与PDE-5抑制药（西地那非、伐地那非和阿伐那非）合用，低血压的不良反应累加，需要联合使用时应加强血压的监护。使用他达拉非治疗BPH时不要与α₁受体拮抗药联用。

（2）与其他具有降压作用的药物联用时，需慎重。

（3）与强CYP3A4抑制药（如西咪替丁、地尔硫䓬、克拉霉素、伊曲康唑、利托那韦)联用时，减弱药物的代谢；当与强CYP3A4诱导剂（如卡马西平、苯妥英）联用时，增加了肝脏的药物代谢。

（4）赛洛多辛与强P-gp抑制药（如环孢素）联用，可使本药血药浓度升高。

（5）阿夫唑嗪可引起Q-T间期延长，因此不能与其他导致Q-T间期延长的药物联用。

考点 4 典型不良反应和禁忌 ★★★

1. 不良反应

（1）体位性低血压：多见于特拉唑嗪和多沙唑嗪速释制剂。为减少首次使用特拉唑嗪和多沙唑嗪速释制剂产生"首剂效应"，晕厥的风险，第一剂应在就寝时间给药，从小剂量（1mg/d）开始，逐渐增加到最低有效剂量。每次增加剂量之间应间隔3~7日。

（2）虹膜松弛综合征（FIS）：多见于使用坦索罗辛者。该不良反应增加术中及术后疼痛，延长恢复时间，降低视力改善的预期。

（3）其他：疲倦、头痛、眩晕、鼻塞和异常射精，所有 α_1 受体拮抗药均可出现这些不良反应，但是在使用坦索罗辛和西洛多辛的患者中更常见。

2. 禁忌

①严重肝功能障碍者。②严重肾功能障碍者禁用赛洛多辛。③有 Q-T 间期延长风险者禁用阿夫唑嗪。

考点 5 代表药品 ★

药品	适应证	临床应用注意
坦索罗辛（坦洛新）	治疗前列腺增生所致的异常排尿症状，如尿频、夜尿增多、排尿困难等	①适用于轻、中度患者及未导致严重排尿障碍者，如已发生严重尿潴留时不应单独服用本品 ②常见的不良反应有头痛和眩晕，射精异常，如射精失败、射精减少和逆行射精 ③合用降压药时应密切注意血压变化
赛洛多辛	治疗BPH引起的症状和体征	①可能导致射精障碍（逆行性射精等） ②不良反应：体位性低血压、头晕，同时服用降压药的患者要注意血压变化

第二亚类 5α还原酶抑制药

考点 6 作用特点 ★★★

（1）主要用于中重度前列腺体积较大（>40ml）和（或）血清PSA水平较高（>1.4~1.6ng/ml）BPH的治疗。长期使用可缩小前列腺的体积，并降低PSA水平。

（2）起效慢，不适于需要尽快解决急性排尿症状的患者。3~6个月后见效，获得最大疗效则需要6~12个月，度他雄胺起效相对较快（1个月）。

（3）非那雄胺与度他雄胺治疗BPH的疗效没有差异。度他雄胺为Ⅰ型、Ⅱ型5α还原酶抑制剂（双重抑制剂），对5α还原酶抑制作用更迅速而完全。

（4）性功能障碍不良反应发生率更高，临床作为BPH的二线治疗药物。

考点 7 典型不良反应和禁忌 ★★

1.常见不良反应

（1）性功能障碍：如性欲下降、勃起功能障碍、射精障碍。多发生在开始治疗1年后。度他雄安比非那雄胺更多发生该类不良反应。

（2）非那雄胺用后综合征（PFS）：PFS是患者服用非那雄胺（或度他雄胺）而产生持续的生理和心理方面的不良反应。①生理方面：男性乳房发育；易疲劳、精神萎靡；肌肉疼痛、无力、僵硬、抽搐、溶解、萎缩、肌酸激酶升高；皮脂减少、皮肤干燥；黄褐斑；脂肪萎缩（局部脂肪组织缺失）；耳鸣；脂肪沉积增加、肥胖和体重指数大幅升高；体温下降；HDL胆固醇降低空腹血糖和甘油三酯升高。②心理方面：出现记忆障碍；思维缓慢，理解能力下降；抑郁、焦虑，甚至出现自杀倾向；出现自残行为；也有可能出现无情绪波动，对事物毫无兴趣的情况；失眠或者睡眠时出现呼吸暂停。

（3）其他：睾丸痛、皮疹和口唇肿胀。

2.禁忌 儿童和妊娠期女性或计划妊娠的女性禁用。妊娠期女性或计划妊娠女性不要接触破碎非那雄胺片剂，可能被皮肤吸收继而导致男性胎儿畸形，故也不要接触服用该类药物男性的精液。

考点 8 临床应用 ★★

1.5α 还原酶抑制药

（1）主要用于BPH的治疗，减少尿道腔狭窄相关的静态因素，与 α_1 受体拮抗药联用改善下尿路症状、减少急性尿潴留的发生风险及减少手术的需求。

（2）优先用于心律失常或心绞痛控制不佳患者，已使用多个降压药的高血压患者，以及对不耐受 α_1 受体拮抗药的低血压不良反应的患者。

（3）通过抑制前列腺血管内皮生长因子来减少或终止前列腺相关性出血。

2.非那雄胺 临床上用于治疗男性雄激素性脱发，能促进头发生长并防止继续脱发。

3.其他 服用非那雄胺的男性需在停药1个月后方可献血；而服用度他雄胺的男性需在停药6个月后方可献血。哺乳期女性服药期间（超适应证用药治疗多毛症）不应哺乳。

考点 9 代表药品 ★

药品	适应证	临床应用注意
非那雄胺	治疗和控制BPH以及预防泌尿系统事件，如降低发生急性尿潴留的危险性；降低需进行经尿道切除前列腺（TURP）和前列腺切除术的危险性	①前列腺癌和BPH可能共存 ②对于有大量残留尿和/或严重尿流减少的患者，应密切监测其堵塞性尿路疾病 ③情绪变化和抑郁：在接受非那雄胺治疗的患者中，有包括情绪低落、抑郁以及自杀意念的情绪变化，应监测患者的精神状况 ④对精液特性的影响：健康男性志愿者服用后，未发现非那雄胺对精子浓度、活动性、形态或pH产生任何有临床意义的影响

第三亚类　其他

植物制剂普适泰等其他药的药理作用见考点1。

考点10 治疗BPH的联合治疗方案 ★

联合用药方案	适用下尿路症状（LUTS）
α₁受体拮抗药+5α还原酶抑制药	中、重度LUTS且前列腺增大≥40ml，或PSA>1.4ng/ml的
①α₁受体拮抗药+M受体拮抗药 ②5α还原酶抑制药+M受体拮抗药 ③α₁受体拮抗药+β₃受体激动药 ④5α还原酶抑制药+β₃受体激动药	伴有膀胱刺激症状的中、重度LUTS，使用α₁受体拮抗剂单药治疗无效的；或伴有膀胱刺激症状的中、重度LUTS，且前列腺增大≥40ml的
α₁受体拮抗药+PDE-5抑制药	伴有膀胱刺激症状的中、重度LUTS，使用α受体拮抗剂单药治疗无效的；或中、重度LUTS伴ED的
5α还原酶抑制药+PDE-5抑制药	伴有膀胱刺激或梗阻症状的中、重度LUTS，且前列腺增大≥40ml；使用5α还原酶抑制剂单药治疗无效的

第四节　治疗膀胱过度活动症用药

考点1 药物分类 ★★

类别	代表药物	用途
M受体拮抗药	奥昔布宁、托特罗定、索利那新、丙哌维林、曲司氯铵、黄酮哌酯	治疗膀胱过度活动症（OAB）的一线药物
β₃肾上腺素受体激动药	米拉贝隆	二线治疗药物
A型肉毒毒素	—	三线治疗药物

第一亚类　M受体拮抗药

考点2 药理作用与作用机制 ★

M_3受体在膀胱中是唯一直接参与膀胱收缩的重要受体，刺激M_3受体与发生膀胱刺激症状有关。M受体拮抗药通过选择性作用于膀胱，阻断乙酰胆碱与调控逼尿肌收缩的M_3受体结合，抑制逼尿肌不自主收缩，从而降低膀胱内压力，增加膀胱储尿容量，降低膀胱的收缩频率。

考点3 作用特点 ★★

该类药物产生最佳疗效，需用药8周。

1. **奥昔布宁**　非选择性M受体拮抗药。

2. **托特罗定、索利那新**　高选择性的M_3受体拮抗剂，对中枢神经系统中的M_1受体影响极小。M_1受体与认知功能相关，因此索利那新适用于痴呆和认知功能减退的患者。

3. **曲司氯胺**　季胺类抗胆碱受体药物，须空腹服用（餐前1小时或餐后2小时）。

4. 丙哌维林 同时具有抗胆碱和钙拮抗作用。能够有效缓解尿频症状和减少 24 小时排尿次数，副作用较小，可用于对其他 M 受体拮抗药不耐受的患者。

5. 黄酮哌酯 具有与奥昔布宁相同的作用特点，抗胆碱作用很弱；还具有抑制腺苷酸环化酶、磷酸二酯酶的作用及拮抗钙离子作用，使平滑肌松弛，消除尿频、尿急、尿失禁及尿道膀胱平滑肌痉挛引起的下腹部疼痛。

考点 4 药物相互作用 ★

奥昔布宁、托特罗定、索利那新

（1）与其他具有抗胆碱作用的药物（抗组胺药物、三环类抗抑郁药、吩噻嗪类抗精神分裂症药）合用时，增加抗胆碱作用的不良反应。

（2）奥昔布宁、托特罗定与索利那新都是CYP3A4的代谢底物，与强效CYP3A4抑制药（如利托那韦、克拉霉素）合用时应使用最小剂量。

（3）对于托特罗定的弱代谢人群（CYP3A4为主）合用CYP3A4抑制药（包括氟西汀、舍曲林、氟伏沙明、大环内酯类抗生素、唑类抗真菌药和葡萄柚汁），可升高托特罗定的血药浓度。

考点 5 典型不良反应和禁忌 ★★

1. 常见不良反应 当该类药物阻断位于胃肠道、唾液腺、中枢神经系统和眼部的 M_3 受体，可引起口干、便秘、意识模糊、嗜睡、眩晕、头痛、消化不良、眼干症、认知功能减退、心动过速及视物模糊。老年患者尤其容易发生这些不良反应。

2. 禁忌 闭角型青光眼、心动过速、胃滞纳和重症肌无力。

考点 6 临床应用 ★

（1）优先选择缓释（长效）制剂，口干不良反应更少，增加用药依从性。当缓释（长效）制剂使用受限时，可使用常释制剂，给药应逐渐增加剂量。

（2）可单独使用，对不能耐受口干等不良反应者，米拉贝隆可作为替代药物。

（3）能与 β_3 肾上腺素受体激动剂联用，当单独使用M受体拮抗药治疗6～12周后，疗效未达预期的难治性OAB可联用 β_3 肾上腺素受体激动剂。

（4）用药的老年人更容易发生药物不良反应。有认知障碍或虚弱的老年人使用该类药物，可引起谵妄和恶化认知功能障碍，增加由体位性低血压和镇静不良反应导致的跌倒风险。此外，还可干扰乙酰胆碱酯酶抑制剂治疗痴呆症的疗效。

考点 7 代表药品 ★

药品	适应证	临床应用注意
托特罗定	因膀胱过度兴奋引起的尿频、尿急或紧迫性尿失禁症状的治疗	①可能引起视物模糊，用药期间驾驶车辆、开动机器和进行危险作业者应当注意 ②慎用于肾功能低下、自主性神经疾病、裂孔疝患者；膀胱出口梗阻的患者（尿潴留的风险）；胃肠道梗阻性疾病患者（胃滞纳的风险）

续表

药品	适应证	临床应用注意
奥昔布宁	解痉药,用于无抑制性和返流性神经源性膀胱功能障碍与排尿有关的症状缓解,如尿急、尿频、尿失禁、夜尿和遗尿等	①司机、机器操作工、高空作业人员及从事危险工作的人员应告知可能产生视物模糊或瞌睡等症状 ②伴有感染者,应合并使用相应抗菌药物 ③溃疡性结肠炎患者,大剂量使用可能产生麻痹性肠梗阻 ④甲亢、冠心病、充血性心力衰竭、心律失常、高血压及前列腺肥大等患者使用后,可加重症状
索利那新	伴有尿急、尿频、急迫性尿失禁的膀胱过度活动症	慎用: ①有Q-T间期延长史 ②明显的下尿道梗阻,有尿潴留的风险 ③胃肠道梗阻性疾病,有胃肠蠕动减弱的危险 ④严重肾功能障碍、中度肝功能障碍 ⑤食管裂孔疝/胃食管反流和/或正在服用能引起或加重食管炎的药物 ⑥同时使用酮康唑等强力CYP3A4抑制剂
黄酮哌酯	用于下列疾病引起的尿频、尿急、尿痛、排尿困难以及尿失禁等症状:①下尿路感染性疾病②下尿路梗阻性疾病③下尿路器械检查后或手术后④尿道综合征⑤急迫性尿失禁	①12岁以下儿童不宜使用 ②青光眼、白内障及残余尿量较多者慎用 ③伴有炎症的患者应同时加用抗感染药物 ④勿与大量维生素C或钾盐合用

第二亚类　β_3肾上腺素受体激动药(米拉贝隆)

考点8 药理作用与作用特点★

(1)激动逼尿肌平滑肌细胞上的β_3肾上腺素受体,诱导膀胱逼尿肌松弛,从而改善膀胱储尿功能,增加膀胱容量和延长排尿间隔时间,且基本不影响膀胱排空。

(2)膀胱过度活动症和急迫性尿失禁采取药物治疗,对M胆碱受体拮抗药不耐者常选择米拉贝隆作为替代药。

(3)米拉贝隆可单独使用,也可与M胆碱受体拮抗药联用,联合用药治疗效果明显优于各单药的治疗效果。

考点9 典型不良反应和禁忌★

1.不良反应　与托特罗定缓释制剂相似,包括高血压、鼻咽炎、尿路感染、头痛和血管性水肿(面部、唇、舌或咽喉部)等。

2.禁忌　终末期肾病、严重肝功能损害或控制不佳的严重高血压($\geqslant 180/110$mmHg)患者。

考点10 药物相互作用★

米拉贝隆是CYP2D6中度抑制剂。

(1)与经CYP2D6代谢的治疗指数窄的药物(硫利达嗪和普罗帕酮)联用时需慎重,同时加强血药浓度监测。

（2）与美托洛尔联用时，升高美托洛尔的血药浓度。

（3）与他莫昔芬联用时，降低他莫昔芬的血药浓度。

（4）与地高辛联用时，地高辛应使用最小有效剂量并监测血药浓度。

考点11 临床应用★

（1）适应证：成年膀胱过度活动症（OAB）患者尿急、尿频和/或急迫性尿失禁的对症治疗。

（2）**餐后服用**。由于本品是缓释片，**应整片吞服**，不得咀嚼、掰开或压碎。

（3）临床应用注意：可使Q–T间期延长，对心血管疾病患者，应在给药前实施心电图检查等，并在用药期间监测心血管系统状态。对于合并患有下尿路梗阻疾病的患者，应优先使用 α_1 受体拮抗药。对青光眼患者给药时，应定期进行眼科检查。

第八章　内分泌系统用药

第一节　下丘脑-垂体激素及相关药物

考点 1 药物分类★★

类别	代表药物
垂体前叶激素和类似物	重组人生长激素、促皮质素
垂体后叶激素	垂体后叶素、去氨加压素、缩宫素、卡贝缩宫素、鞣酸加压素
下丘脑激素	奥曲肽、生长抑素

第一亚类　生长激素和生长抑素

考点 2 药理作用和作用特点★★

1. **生长激素（GH）**　由腺垂体含有嗜酸颗粒的分泌细胞产生的 191 个氨基酸的肽类激素。重组人生长激素（rhGH），其氨基酸序列与人生长激素完全相同。

（1）刺激骨骼细胞分化、增殖，刺激儿童的身高生长。

（2）特异性代谢作用，包括：①促进全身蛋白质合成，纠正手术等创伤后的负氮平衡状态，纠正重度感染及肝硬化等所致的低蛋白血症。②刺激免疫球蛋白合成，刺激淋巴样组织、巨噬细胞和淋巴细胞的增殖，增强抗感染能力。③刺激合成纤维细胞，加速伤口愈合。④促进心肌蛋白合成，增加心肌收缩力，降低心肌耗氧量。⑤调节脂肪代谢，促进脂质分解和脂质氧化，动员储存的甘油三酯，降低血清胆固醇、低密度脂蛋白的水平。⑥调控磷酸盐、水和钠潴留，维持骨骼矿化并调控影响成人的代谢功能。

2. **生长抑素**　作为一种关键调节肽，主要是作为旁分泌介质而发挥作用。生长抑素可抑制生长激素的释放，还可以抑制胃肠道的内分泌功能。

考点 3 临床应用特点★★

1. **重组人生长激素**　主要用于治疗生长激素缺乏。

（1）在儿童期和青春期，生长激素最重要的作用是影响身高生长，因此需要高剂量的 GH 用于替代治疗。

（2）在成人期，生长激素分泌不足可改变身体成分并降低生存质量，只需要很小剂量的 GH 来消除这些影响。

2. **生长抑素**

（1）抑制胃泌素和胃酸以及胃蛋白酶的分泌，从而治疗上消化道出血。

（2）减少胰腺的内分泌和外分泌，用于预防和治疗胰腺外科手术后并发症。

（3）抑制胰高血糖素的分泌，从而有效地治疗糖尿病酮症酸中毒。

考点 4 典型不良反应和禁忌 ★★

	不良反应	禁忌
生长激素	①常见注射部位局部一过性疼痛、麻木、红肿等；外周水肿、关节痛或肌痛 ②一过性高血糖现象，随用药时间延长或停药后恢复正常 ③长期注射在少数患者体内引起抗体产生	①过敏者 ②罹患肿瘤或近2年内有恶性肿瘤病史者 ③活动性颅内损伤 ④活动性增殖性或重度非增殖性糖尿病视网膜病变患者 ⑤骨骺已经闭合的儿童 ⑥在心脏直视手术、腹部手术、多发性意外创伤、急性呼吸衰竭或类似情况下有并发症的急性危重病患者 ⑦患慢性肾脏疾病的儿童在肾移植时应停用
生长抑素	①滴注速度高于每分钟50μg时，可能出现干呕，面部潮红 ②心悸、眩晕、血压升高伴有意识水平下降 ③腹痛、胃痉挛、腹泻以及全身发痒 ④对胰高血糖素的分泌具有阻断作用，开始使用时会出现血糖降低及低血糖风险	①过敏者 ②幼儿及16岁以下儿童 ③妊娠期、围产期及哺乳期女性

考点 5 药物相互作用 ★

1. 生长激素 ①治疗过程中同时使用糖皮质激素可能抑制生长激素的作用。②同时使用蛋白同化激素可进一步促进生长速度。

2. 生长抑素 ①与普萘洛尔合用，加剧血糖升高。②延长环己烯巴比妥导致的睡眠时间，且加剧戊烯四唑的作用。③注射或静脉滴注给药时，应单独使用。

考点 6 特殊人群用药 ★

1. 生长激素

（1）生长激素可导致胰岛素耐受，必须注意患者是否有葡萄糖耐量减低的现象。治疗期间血糖高于10mmol/L，则需胰岛素治疗。糖尿病患者可能需要调整抗糖尿病药物的剂量。

（2）皮质激素可能抑制生长激素的促生长作用，因此患促肾上腺皮质激素（ACTH）缺乏症的患者应适当调整其皮质激素的用量。

（3）内分泌疾病（包括生长激素缺乏症）的患者可能发生股骨头骺板滑脱，在生长激素治疗期间若出现跛行现象，应注意评估。

（4）长期在同一部位皮下注射可导致脂肪营养不良，需要经常变换注射部位。

（5）治疗中若出现严重或复发性头痛、视力损害、恶心或呕吐、建议做眼底检查，判断有无视神经乳头水肿，若确认有视神经乳头水肿，应考虑诊断为良性颅内高压，同时终止生长激素治疗。

2. 生长抑素

（1）抑制胰岛素及胰高血糖素的分泌，在治疗初期会引起短暂的血糖水平下降。1型糖尿病患者使用本品后，每隔3～4小时应测试一次血糖浓度。

（2）连续给药通过输液泵输入，换药间隔最好不超过3分钟。当两次输液给药间隔超过5分钟时，应重新静脉注射以确保给药的连续性。

（3）当大出血停止后（一般在12～24小时内），应继续治疗48～72小时，以防止再次出血。

考点 7 代表药品★

药物	适应证
重组人生长激素	①内源性生长激素缺乏引起的儿童生长缓慢 ②儿童慢性肾功能不全导致的生长障碍 ③成人生长激素缺乏症；特纳氏综合征 ④重度烧伤治疗、手术、创伤后高代谢状态（负氮平衡），烧伤，脓毒败血症 ⑤已明确的下丘脑–垂体疾病所致的生长激素缺乏症和经至少2周不同的生长激素刺激试验确诊的生长激素显著缺乏症
生长抑素	①严重急性食管静脉曲张出血 ②严重急性胃或十二指肠溃疡出血，或并发急性糜烂性胃炎或出血性胃炎 ③胰腺外科术后并发症的预防和治疗 ④胰瘘、胆瘘和肠瘘的辅助治疗 ⑤糖尿病酮症酸中毒的辅助治疗

第二亚类　促皮质素

考点 8 药理作用和作用特点★★

促皮质素（ACTH）是维持肾上腺正常形态和功能的重要激素，由39个氨基酸组成。

（1）目前临床使用的ACTH是从牛、羊、猪的脑垂体中提取的。

（2）人血浆中ACTH水平具有规律性昼夜节律变化。

（3）ACTH与肾上腺皮质细胞膜上的受体结合，促进肾上腺皮质细胞增生，并兴奋肾上腺皮质细胞合成及分泌肾上腺皮质激素，主要为糖皮质激素；盐皮质激素在用药初期有所增加，继续用药即不再增多；雄激素的合成和分泌也增多。

（4）主要作用是促进皮质醇的合成而增加其分泌，皮质醇有助于调控机体的糖代谢及利用的方式。糖皮质激素分泌的速率取决于垂体的促皮质激素引起的释放波动。

（5）ACTH是以脉冲方式从垂体中释放出来。脑垂体中储存的ACTH量很少，紧张情况下则分泌增加。

考点 9 典型不良反应和禁忌★

（1）长期使用可产生糖皮质激素的副作用，出现医源性库欣综合征及明显的水钠潴留和相当程度的失钾，致糖尿病、胃肠道反应和骨质疏松，较糖皮质激素相对轻。

（2）刺激肾上腺皮质分泌雄激素，痤疮和多毛的发生率较使用糖皮质类固醇者高。

（3）长期使用可使皮肤色素沉着。

（4）严重的不良反应包括过敏反应，发热、皮疹、血管神经性水肿，偶可发生过敏性休克，这些反应在垂体前叶功能减退，尤其是原发性肾上腺皮质功能减退者较易发生。

（5）过敏者禁用。

考点10 药物相互作用★

（1）静脉滴注时遇碱性溶液配伍可发生混浊、失效。

（2）与排钾性利尿合用会加重失钾。

（3）与水杨酸类药物、吲哚美辛等非甾体抗炎药长期合用可发生或加重消化道溃疡。

（4）糖尿病患者使用时会减弱降糖药物的作用，需根据血糖调整降血糖药方案。

（5）降低口服抗凝药的作用。

考点11 代表药品★

药物	适应证	临床应用注意
促皮质素	①活动性风湿病、类风湿关节炎、红斑性狼疮等结缔组织病 ②严重的支气管哮喘、严重湿疹/皮炎等过敏性疾病及急性白血病、霍奇金病等 ③促皮质素兴奋试验（评估肾上腺功能）	①粉针剂使用时不可用氯化钠注射液溶解，也不宜加入氯化钠中静脉滴注 ②停药较糖皮质类固醇容易，但应用促皮质素时皮质醇的负反馈作用，HPA轴对应激的反应能力降低，突然撤除ACTH可引起垂体功能减退，停药时也应逐渐减量

第三亚类 抗利尿激素

考点12 药理作用和作用特点★★

1.**精氨酸血管加压素（AVP）** 被称为抗利尿激素（ADH），除了有抗利尿、血管收缩、糖原分解和血小板聚集作用外，在ACTH-肾上腺轴的调节中也起到重要作用。被认为是调控血容量、尿量、血电解质及血浆渗透压的重要激素。

（1）AVP的受体（AVPR）是一类G蛋白偶联受体，分为AVPR1A、AVPR1B和AVPR2三个亚型。AVP与3种亚型都能结合。AVPR2主要分布于肾小管，参与调节体内水代谢，AVPR1B基因突变可导致肾性尿崩症。

（2）AVP的衍生物去氨加压素（DDAVP）具有选择性，优先与AVPR2受体结合。

2.**醋酸去氨加压素**

（1）具有较强的抗利尿作用及较弱的加压作用，其抗利尿作用/加压作用比是精氨酸血管加压素的2000～3000倍，作用维持时间也较精氨酸血管加压素长，对神经垂体功能不足引起的中枢性尿崩症有良好的抑制作用，可减少尿量，提高尿渗透压，降低血浆渗透压。醋酸去氨加压素的催产素活性弱，仅为精氨酸血管加压素的1.3%～25%。

（2）经鼻、舌下、口腔或口服给药均能迅速吸收，皮下或肌内注射吸收迅速而完全。

考点13 典型不良反应和禁忌★

（1）常见头晕、头痛、恶心、胃痛、疲劳、高血压、口腔干燥、背痛；鼻腔副作用可能包括鼻咽炎、鼻部不适或鼻塞、鼻炎、支气管炎、鼻出血、打喷嚏或结膜炎。

（2）大剂量可见疲劳、短暂的血压降低、反射性心率加快及眩晕。药物过量会引起头痛、恶心、水潴留、低钠血症、少尿、惊厥及肺水肿。

（3）注射给药时，可致注射部位疼痛、肿胀。

（4）禁忌：①过敏者。②中度至重度肾功能不全（肌酐清除率低于50ml/min）。③习惯性或精神性烦渴症。④代偿失调的心功能不全。⑤不稳定型心绞痛。⑥因其他疾患需服用利尿剂患者。⑦2B型血管性血友病。⑧抗利尿激素分泌异常综合征（SIADH）。⑨低钠血症。

考点14 药物相互作用★

（1）与三环类抗抑郁药、选择性5-HT再摄取抑制剂、氯丙嗪、卡马西平合用时，可加强抗利尿作用导致体液潴留危险性升高。

（2）与非甾体抗炎药合用时，可能会引起水潴留和低钠血症。

（3）合用二甲硅油可能会减少药物吸收。

（4）用药的同时进食会影响药物作用。

考点15 代表药品★

药物	适应证	临床应用注意
醋酸去氨加压素	①中枢性尿崩症 ②夜间遗尿症（6岁或以上的患者） ③肾尿液浓缩功能试验	①女性对于夜尿症，可能需要较低的剂量；治疗夜尿症时，需限制饮水量 ②婴儿及老年患者，体液或电解质平衡紊乱，易产生颅内压增高患者慎用 ③有导致低钠血症的风险，用药期间需要监测患者的尿量、尿渗透压和血浆渗透压

第二节　肾上腺糖皮质激素类药物

考点1 药物分类★

类别	代表药物
短效	可的松、氢化可的松
中效	泼尼松、泼尼松龙、甲泼尼龙、地夫可特、氟氢可的松、曲安西龙
长效	倍他米松、地塞米松
关节腔内注射	醋酸曲安奈德、醋酸甲泼尼龙、帕拉米松

考点2 药理作用与作用机制★★★

1. **抗炎作用**　抑制炎症，减轻充血、降低毛细血管的通透性，抑制炎症细胞向炎症部位移动，阻止炎症介质，抑制炎症后组织损伤的修复等。

2. **免疫抑制作用**　影响免疫反应的多个环节，可缓解过敏反应及自身免疫性疾病的症状，对抗异体器官移植的排异反应。

3. **抗毒素作用**　提高机体对有害刺激的应激能力，减轻细菌内毒素对机体的损害，缓解毒血症症状，也能减少内热原的释放，对感染毒血症的高热有退热作用。

4. 抗休克作用 解除小动脉痉挛，增强心肌收缩力，改善微循环，对中毒性休克、低血容量性休克、心源性休克都有对抗作用。

5. 影响代谢 增高肝糖原，升高血糖；提高蛋白质的分解代谢；改变身体脂肪的分布，形成向心性肥胖；增强钠离子再吸收，并促进钾、钙、磷的排泄。

6. 影响血液和造血系统的作用 增加红细胞和血红蛋白含量，大剂量可使血小板增多并提高纤维蛋白原浓度，缩短凝血时间。使血液中嗜酸粒细胞及淋巴细胞减少。

7. 其他 减轻结缔组织病的病理增生、提高中枢神经系统的兴奋性及促进胃酸及胃蛋白酶分解等作用。

考点3 临床应用特点 ★★★

糖皮质激素的分泌具昼夜节律性，一日上午8时左右为分泌高潮，随后逐渐下降，午夜12时为低潮，这是由ACTH分泌的昼夜节律引起。临床应用根据皮质醇分泌的特点，选择最接近于皮质醇生理分泌、最有效的给药方法。

广泛用于各类急危重疾病：①急性或暴发性感染，如肺炎、脑膜炎、病毒性心肌炎、脓毒性休克等；②自身免疫性疾病急性发作，如系统性红斑狼疮、原发性免疫性血小板减少症/特发性血小板减少性紫癜、自身免疫性溶血性贫血等；③过敏性疾病重症或急性发作期，如过敏性休克、过敏性哮喘急性发作、过敏性重症药疹等；④内分泌急症如肾上腺危象和甲状腺危象、亚急性甲状腺炎发作期等；⑤急性创伤性疾病，在进入休克失代偿期后，如外伤骨折、急性脊髓损伤、脂肪栓塞综合征等。

1. 给药途径 包括口服、肌内注射、静脉注射或静脉滴注等全身用药，以及吸入、鼻喷、局部注射、点滴和涂抹等局部用药。

（1）口服的糖皮质激素：氢化可的松、泼尼松、泼尼松龙、地塞米松等。

（2）可供静脉注射或滴注：氢化可的松琥珀酸钠、泼尼松龙琥珀酸钠、地塞米松注射剂等，适用于病情危重需迅速从糖皮质激素治疗获益者。

（3）局部外用制剂：软膏、栓剂和气雾剂等，要注意某些皮肤表面（面、颈、腋窝、会阴、生殖器）的吸收过量问题。

2. 治疗方案及疗程

方案及疗程	应用	注意
冲击治疗（<5日）	危重患者的抢救（重度感染、中毒性休克、过敏性休克、严重哮喘持续状态、过敏性喉头水肿等）	配合其他有效治疗措施 因疗程短可迅速停药
短程治疗（<1个月）	应激性治疗，或感染及变态反应类疾病所致的机体严重器质性损伤（结核性脑膜炎及胸膜炎、剥脱性皮炎或器官移植急性排斥反应等）	配合其他有效治疗措施 停药时须逐渐减量以至停药
中程治疗（<3个月）	病程较长且多器官受累性疾病，如风湿热等	治疗剂量起效后减至维持量，逐渐递减直至停药
长程治疗（>3个月）	预防和治疗器官移植后排斥反应及反复发作的多器官受累的慢性系统性自身免疫性疾病（如系统性红斑狼疮类风湿关节炎、血小板减少性紫癜、溶血性贫血、肾病综合征等）	采用每日或隔日给药 逐步减量至最低有效维持剂量，停药前需逐步过渡到隔日疗法

续表

方案及疗程	应用	注意
替代治疗	长程替代方案：适用于原发或继发性慢性肾上腺皮质功能减退症 应急替代方案：适用于急性肾上腺皮质功能不全及肾上腺危象 抑制替代方案：适用于先天性肾上腺皮质增生症	

3. 使用方法　生理剂量和药理剂量的糖皮质激素具有不同作用，应按不同治疗目的选择剂量。

（1）冲击剂量：以甲泼尼龙为例，$7.5 \sim 30 mg/（kg \cdot d）$。

（2）大剂量：以泼尼松为例，$>1 mg/（kg \cdot d）$。

（3）中等剂量：以泼尼松为例，$0.5 \sim 1 mg/（kg \cdot d）$。

（4）小剂量：以泼尼松为例，$<0.5 mg/（kg \cdot d）$。

（5）长期服药维持剂量：以泼尼松为例，$2.5 \sim 15 mg/d$。

考点4 典型不良反应和禁忌 ★★★

1. 不良反应

器官系统	不良反应
皮肤和外貌	皮肤变薄和瘀斑（最常见）、痤疮、轻度多毛症、面部红斑和皮肤紫纹、类库欣表现（水牛背和满月脸）和体重增加等
眼部	长期应用会增加白内障和青光眼的发生风险。还可能出现眼球突出和中心性浆液性脉络膜视网膜病变等罕见眼科并发症
心血管系统	液体潴留和高脂血症可引起高血压和早发动脉粥样硬化性疾病。血栓栓塞性并发症（肺栓塞和深静脉血栓形成）的发生风险也增高
消化系统	①食欲亢进、体重增加或二者兼有 ②可诱发或加剧胃炎、胃和十二指肠溃疡，甚至导致消化道出血或穿孔，以及严重中毒性肝损伤
血液系统	白细胞计数、中性粒细胞增多
骨骼和肌肉	①儿童、绝经女性和老人多见骨质疏松，严重者出现自发性骨折 ②高脂血症引起的血管栓塞会导致骨缺血性坏死（股骨头无菌性坏死） ③肌病表现近端肌无力甚至肌萎缩
内分泌和代谢	①引发糖代谢紊乱造成糖耐量受损或糖尿病 ②增高血浆胆固醇和促使皮下脂肪分解影响脂肪代谢 ③抑制HPA轴，持续大剂量可引发医源性库欣综合征；停药过快可引发撤药性肾上腺皮质功能不全
神经精神症状	睡眠紊乱、谵妄、意识模糊或定向障碍等神经症状 情绪不稳、轻躁狂、抑郁等精神病性症状
免疫系统	金黄色葡萄球菌、病毒和真菌感染，以及结核等不常见病原体感染

2. 禁忌　①严重精神病或癫痫病史者、活动性消化性溃疡病或新近接受胃肠吻合术的患者、骨折患者、创伤修复期患者、角膜溃疡者、肾上腺皮质功能亢进者、严重高血压、糖尿病患者。②妊娠早期女性。③抗感染药物未能控制的结核、细菌、病毒和真菌感染者。

考点5 药物相互作用 ★★

（1）苯巴比妥、苯妥英钠、卡马西平、利福平等肝药酶诱导剂可加快糖皮质激素代谢，合用时增加激素用量。进行地塞米松抑制试验时应避免合用利福平（诱导CYP3A4活性）。

（2）克拉霉素、奈法唑酮、地尔硫䓬、酮康唑和伊曲康唑能够抑制CYP3A4活性，从而升高甲泼尼龙的血浆浓度，合用时注意减少激素用量。

（3）与噻嗪类利尿剂或两性霉素B合用时，注意发生低血钾。

（4）与水杨酸盐合用，更易致消化性溃疡。

（5）泼尼松龙可能加快口服避孕药和西罗莫司的代谢而降低其疗效，合用需谨慎。

（6）甘草制剂中的甘草甜素和甘草次酸能抑制5α还原酶、5β还原酶和11β-羟化类固醇脱氢酶，影响泼尼松等激素的代谢。

考点 6 特殊人群用药 ★

（1）儿童：应严格掌握指征和选用合理的治疗方法。接受糖皮质激素的儿童中生长障碍最常见，尤其在接受长程每日疗法时，应定期监测生长和发育情况。

（2）妊娠期：应严格掌握指征和选用合理的治疗方法。使用最低有效剂量，最常用的短中效糖皮质激素是泼尼松、泼尼松龙和甲泼尼龙。最常用的长效药物是地塞米松和倍他米松。对有早产风险的女性给予产前糖皮质激素治疗（ACS）能显著降低新生儿呼吸窘迫综合征、脑室内出血、坏死性小肠结肠炎、脓毒症及新生儿死亡的发生率。

（3）哺乳期：母乳中的糖皮质激素浓度很低，生理或维持剂量的糖皮质激素对婴儿一般无严重不良影响。接受超生理剂量或进行冲击治疗时，建议丢弃用药后4小时内的母乳。哺乳期女性接受中等以上剂量的糖皮质激素不推荐哺乳。

（4）老年人：长期使用需要预防消化道溃疡、感染、骨质疏松症和高血压等；有精神病史的患者避免使用。

（5）肝功能不全者：可的松和泼尼松为前药，需在肝内分别转化为氢化可的松和泼尼松龙而生效，故严重肝功能不全者宜选择氢化可的松或泼尼松龙。

考点 7 应用时的注意事项以及监护要点 ★

1. 一般感染不要应用糖皮质激素 本类药物抑制炎性反应和免疫反应，降低机体防御功能，反而有可能使潜在的感染灶活动和扩散。

（1）急性细菌感染中毒时，必须与足量的有效抗菌药物配合应用，对重度结核病应合并使用足量的抗结核药，并应掌握病情，及时减量和停药。

（2）对病毒性感染应慎用，因目前尚缺乏对病毒确实有效的药物。使用皮质激素抑制了机体免疫功能，可使病毒感染扩散和加重。

（3）新型冠状病毒感染患者氧合指标进行性恶化、影像学进展迅速、机体炎症反应过度激活状态的重型或危重型新型冠状病毒感染患者，酌情短期内（不超过10日）使用糖皮质激素。可选择地塞米松、甲泼尼龙、泼尼松、氢化可的松。

2. 治疗注意事项

（1）开始应用前必须权衡利弊。只要合理应先采用局部而非全身用药。在确保达到治疗目标情况下使用最小剂量和最短持续时间。只有在危及生命的情况下才可应用大剂量糖皮质激素。

（2）治疗已有的合并症，避免加剧不良反应的发生风险。开始治疗前需要评估和治疗的已有疾病包括：糖尿病、控制不佳的高血压、心力衰竭和外周性水肿、白内障或青光眼、消化性溃疡病、感染、骨密度低或骨质疏松、非甾体抗炎药或抗凝药物的使用。

（3）药物使用期间严密监测相关不良反应，长期使用须定期监测血糖和尿糖；注意白内障、青光眼或眼部感染、血清电解质紊乱、大便隐血、血压变化及骨质疏松等。

3. 停药反应

（1）长期使用大剂量糖皮质激素会抑制体内HPA轴，自身糖皮质激素分泌能力严重下降。因此，减量过快或突然停用可出现肾上腺皮质功能减退样症状，轻者表现为精神萎靡、乏力、食欲减退、骨骼和肌肉疼痛，重者可出现发热、恶心、呕吐、低血压等，危重者甚至发生肾上腺皮质危象，须及时抢救。

（2）停药时宜缓慢：停药时应逐渐减量，不宜骤停，以免复发或出现肾上腺皮质功能不足症状。长期应用本类药物，在病情控制后，可由原来的每日数次给药改为每日上午6~8时1次或隔日上午1次给药。

（3）肾上腺皮质功能恢复的时间与用药剂量、疗程和个体差异有关：停用激素后，垂体分泌ACTH的功能需经3~5个月才恢复，而肾上腺皮质对ACTH起反应功能的恢复需6~9个月或更久。

4. 反跳现象　长期使用糖皮质激素时，突然停药或减量过快导致原发病复发或加重，应恢复糖皮质激素治疗并重新调整剂量。

考点8 代表药品★

药品	适应证
泼尼松	结缔组织病、系统性红斑狼疮、严重的支气管哮喘、皮肌炎、血管炎等过敏性疾病，以及急性白血病、恶性淋巴瘤等
甲泼尼龙	血管炎、哮喘发作、严重急性感染、防止癌症化疗引起的呕吐、危重型系统性红斑狼疮、重症多肌炎、皮肌炎；用于器官移植的抗排异反应
地塞米松	①过敏性与自身免疫性炎症性疾病，如严重的支气管哮喘、皮炎等过敏性疾病，以及结缔组织病、溃疡性结肠炎、急性白血病、恶性淋巴瘤等 ②诊断肾上腺皮质疾病的地塞米松抑制试验

第三节　甲状腺激素类药物与抗甲状腺药物

考点1 药物分类★★

类别		代表药物
甲状腺激素类药		甲状腺片、左甲状腺素、碘塞罗宁
抗甲状腺药	硫氧嘧啶类	丙硫氧嘧啶（PTU）、甲硫氧嘧啶
	咪唑类	甲巯咪唑（MMI）、卡比马唑
	碘制剂	大剂量碘

第一亚类　甲状腺激素类药

考点2 药理作用与作用机制 ★★

甲状腺激素（TH） 由甲状腺内囊状小泡分泌，包括甲状腺素（四碘甲状腺原氨酸，T_4）和三碘甲状腺原氨酸（T_3）。T_3是主要的生理活性物质，T_4要转变为T_3才能发挥作用。人体中循环的T_3约有80%是来自甲状腺外由T_4脱碘转化为T_3，约20%是由甲状腺直接分泌。T_3含量是T_4含量的1/80～1/50，但T_3的生物活性是T_4的5～10倍。

甲状腺激素的主要靶点是神经、骨骼、心脏和代谢调节。

（1）维持正常生长发育，促进生长：神经细胞和胶质细胞的生长、神经系统功能的发生与成熟、脑血流量的正常供应、骨的生长发育等。

（2）心脏：T_3可增加心输出量，降低体循环和肺循环阻力。

（3）胃肠蠕动和消化吸收功能。

（4）代谢调节：加快糖代谢速率，促进糖的吸收、利用，加速糖原的合成与分解；增加蛋白质（包括酶类、受体等）的合成；加速脂肪代谢，T_3可诱导多种脂肪代谢酶的合成，胆固醇的合成和分解均加快，但分解大于合成。故甲亢者的血总胆固醇降低。上述作用的整体效应是提高组织的耗氧量，增强生物氧化提高代谢率，促进新陈代谢和增加产热。

（5）增加肾上腺素能受体表达，提高交感肾上腺系统的感受性：甲亢时的心动过速、心悸、出汗、不耐热、脉压差增大、第一心音亢进、手抖及部分眼征等。

考点3 临床应用特点 ★★

1.左甲状腺素（L-T_4） 人工合成的T_4，常用其钠盐，制剂稳定，价格便宜。

（1）合成的外源性L-T_4与内源性T_4一样，在外周被转化为T_3，然后通过与T_3受体结合发挥其特定作用。

（2）口服L-T_4：每日可1次顿服，通常首选早餐前30～60分钟服用，次选睡前服用；作用较慢而持久，服药后1个月疗效明显。

（3）L-T_4替代治疗后4～8周需监测血清促甲状腺激素（TSH）。替代治疗过程中要注意避免用药过量导致临床或亚临床甲状腺功能亢进症。

5.碘塞罗宁 人工合成的T_3，作用快，持续时间短，适用于黏液性水肿昏迷的抢救。

考点4 典型不良反应和禁忌 ★

（1）治疗开始时可能出现心动过速、心悸、心律不齐、心绞痛、头痛、肌肉无力和痉挛、潮红、发热、呕吐、月经紊乱、震颤、坐立不安、失眠、多汗、体重下降和腹泻。

（2）过量给药可出现甲状腺功能亢进症、甲状腺肿大，重复给药可引起抗体形成、促甲状腺素假性升高或对以后给予的促甲状腺素产生抗药性。

（3）禁忌：①冠心病、动脉粥样硬化、高血压、垂体功能不足、肾上腺功能不足和自主性高功能性甲状腺腺瘤。②急性心肌梗死、急性心肌炎、急性全心炎、非甲状腺功能减退性心力衰竭和快速型心律失常患者。③过敏者。④未经治疗的肾上腺功能减退、垂体功能不全、甲状腺毒症。

考点 5 药物相互作用（L–T4）★

（1）降低降糖药的降血糖效应。

（2）增强香豆素衍生物作用。应定期监测凝血指标，必要时应调整抗凝药的剂量。

（3）丙硫氧嘧啶、糖皮质激素、β–拟交感神经药、胺碘酮和含碘造影剂抑制外周T_4向T_3的转化。

（4）氢氧化铝、碳酸钙、考来烯胺、硫糖铝、硫酸亚铁等均可影响小肠对L–T4的吸收。

（5）巴比妥、苯妥英钠、卡马西平、利福平、异烟肼、洛伐他汀、胺碘酮、舍曲林、氯喹等药物可以加速L–T4的清除，升高血清TSH的水平。

（6）含大豆物质、高纤维素和高蛋白的食物或食物纤维添加剂会降低本品在肠道中的吸收量。口服甲状腺素制剂时，空腹服药后至少30分钟后才能进食。

考点 6 特殊人群用药★

（1）妊娠期甲减患者L–T4剂量起始$50 \sim 100\mu g/d$，应尽快增至治疗剂量。妊娠期需要规律监测甲状腺功能。

（2）哺乳期女性服用适量甲状腺素对婴儿无不良影响。

（3）老年患者对甲状腺激素较敏感，超过60岁者甲状腺激素替代需要量比年轻人约低25%。老年人、有心脏病者宜小剂量起始$12.5\mu g/d$，每$1 \sim 2$周增加$12.5\mu g$，缓慢增加剂量。

（4）合并冠心病、心功能不全或者心动过速性心律失常的患者必须注意避免应用左甲状腺素引起的甲亢症状。

（5）病程长、病情重的甲状腺功能减退或黏液性水肿患者开始用小剂量，以后缓慢增加直至生理替代剂量。

（6）伴有腺垂体功能减退或肾上腺皮质功能不全者应先用皮质类固醇，待肾上腺皮质功能恢复正常后再用本类药。

（7）服用后起效较慢，几周后才能达到最高疗效。停药后药物作用仍能存在几周。

考点 7 代表药品★★★

药品	适应证
左甲状腺素	①非毒性的甲状腺肿（甲状腺功能正常） ②甲状腺肿切除术后服用，预防甲状腺肿复发 ③各种原因引起的甲状腺功能减退 ④甲状腺功能亢进症患者，药物治疗甲状腺功能正常时联合应用本药 ⑤甲状腺癌甲状腺切除术后 ⑥甲状腺抑制试验

第二亚类　抗甲状腺药（ATD）

考点 8 药理作用和作用特点★★★

1.**丙硫氧嘧啶（PTU）** 抑制过氧化酶系统，使摄入甲状腺细胞内的碘化物不能氧化成活性碘，酪氨酸不能碘化；一碘酪氨酸和二碘酪氨酸的缩合过程受阻，以致不能生成甲状腺激素。通过抑制脱碘酶活性而减少甲状腺外组织中的 T_4 转化为 T_3。

（1）PTU不能直接对抗甲状腺激素，待储备的甲状腺激素耗竭后才能产生疗效，故作用较慢。

（2）PTU肝毒性大于MMI，故除严重病例、甲状腺危象、孕早期或对MMI过敏者首选PTU治疗外，其他情况MMI应列为首选药物。

2. 甲巯咪唑（MMI） 抑制甲状腺素的合成来治疗甲状腺功能亢进症，MMI并不阻断甲状腺和血液循环中已有的 T_4 和 T_3 的作用。卡比马唑在体内逐渐水解，游离出MMI而发挥作用，故作用起效较慢、维持时间较长。

3. 大剂量碘 有抗甲状腺的作用，可用于甲亢危象患者治疗；甲亢外科手术治疗前使用，可减少甲状腺血供及术中出血，硬化甲状腺腺体，以便于手术操作。作用时间短暂（最多维持2周），且服用时间过长时可使病情加重，因此不能作为常规的抗甲状腺药。

考点 9 临床应用特点★

1. ATD 的优点 ①疗效较肯定。②不会导致永久性甲减。③方便、经济、使用较安全。

2. ATD 的缺点 ①疗程长，分为初始治疗阶段、治疗减量阶段和维持治疗三个阶段，一般全程需 1.5～2 年。②过早停药或者疗程不足时，甲亢复发率较高，并存在原发性或继发性失败可能。③可伴发肝损害或粒细胞减少症，缺乏可预测性；治疗期间也可能出现过敏和严重的药疹等不良反应所致停药。

考点 10 典型不良反应和禁忌★★

1. 丙硫氧嘧啶（PTU）

（1）常见头痛、眩晕、关节痛、唾液腺和淋巴结肿大，胃肠道反应，皮疹、药热等过敏反应。

（2）偶发严重的粒细胞减少症、粒细胞缺乏症、贫血、再生障碍性贫血和血小板减少症。用药期间应定期监测血常规。

（3）可引起中性粒细胞胞浆抗体相关性血管炎：中性粒细胞聚集，诱导中性粒细胞胞浆抗体。以肾脏受累多见，主要表现为蛋白尿、进行性肾损伤、发热、关节痛、肌痛、咳嗽、咯血等。停药后缓解，但严重病例需要大剂量糖皮质激素治疗。

（4）活性代谢物具有肝细胞毒性，应注意监测肝功。

（5）禁用：严重肝功能损害、白细胞严重缺乏、对硫脲类药物过敏者。

2. 甲巯咪唑（MMI）

（1）常见过敏性皮肤反应（瘙痒症、皮疹、风疹）；少见严重的粒细胞缺乏症；可能出现再生障碍性贫血；致味觉减退、恶心、呕吐、上腹部不适、关节痛、头晕头痛、脉管炎、红斑狼疮样综合征。

（2）罕见引起胰岛素自身免疫综合征，诱发产生胰岛素自身抗体，在进食后血糖高峰过后，诱发低血糖反应。

（3）禁用：①过敏者。②中重度中性粒细胞减少患者。③严重肝功能损害者。④在接受甲巯咪唑或卡比马唑或丙硫氧嘧啶治疗后，曾出现粒细胞缺乏或严重骨髓抑制者。⑤既往给予甲巯咪唑或卡比马唑后，曾出现急性胰腺炎者。⑥在妊娠期间，禁忌应用甲巯咪唑与甲状腺激素联合治疗。⑦结节性甲状腺肿伴甲状腺功能亢进者。

考点 11　药物相互作用 ★

（1）PTU与口服抗凝药合用，可增强抗凝作用。

（2）磺胺类、对氨基水杨酸、保泰松、巴比妥类、酚妥拉明、妥拉唑林、维生素B_{12}、磺酰脲类等，都有抑制甲状腺功能和致甲状腺肿大的作用。

（3）高碘食物或药物可加重甲亢病情，使抗甲状腺药需要量增加或用药时间延长。

（4）丙硫氧嘧啶、甲巯咪唑和卡比马唑均可引起粒细胞减少症，避免合用能减少粒细胞的药物。

考点 12　特殊人群用药 ★ ★

（1）妊娠期：妊娠6～10周是ATD导致出生缺陷的危险窗口期，MMI和PTU均有影响，PTU相关畸形发生率与MMI相当，只是程度较轻。所以在妊娠前和妊娠早期优先选择PTU。

（2）哺乳期：服用低至中等剂量PTU和MMI对母乳喂养儿是安全的。正在哺乳的甲亢患者如需使用ATD应权衡用药利弊。建议最大剂量为MMI 20mg/d或PTU 300mg/d；应当在每次哺乳后服用。

（3）结节性甲状腺肿合并甲状腺功能亢进症者、甲状腺癌患者忌用。

（4）治疗中应监测甲状腺激素水平，出现甲状腺功能减退或甲状腺明显增大时，可酌情谨慎加用左甲状腺素或甲状腺片。

（5）服药期间应避免摄入高碘食物或含碘药物。

（6）治疗开始或在其后数周或数月突然出现咽喉痛、吞咽困难、发热、口腔黏膜炎症或疖肿，应谨慎粒细胞缺乏症可能。

（7）硫脲类抗甲状腺药物之间存在交叉过敏现象。

考点 13　代表药品 ★

药品	适应证
丙硫氧嘧啶	①轻症和不适宜手术或放射性碘治疗者，如儿童、青少年及手术后复发而不适于放射性碘治疗者，也可做放射性碘治疗时的辅助治疗 ②甲状腺危象（大剂量本品可作为辅助治疗以阻断T_4转化为T_3） ③术前准备，为减少麻醉和术后并发症，防止术后发生甲状腺危象，术前应先服用本品使甲状腺功能恢复到正常或接近正常，然后术前2周左右加服碘剂
甲巯咪唑	①轻症和不适宜手术或放射性碘治疗者 ②甲状腺危象 ③术前准备，为减少麻醉和术后并发症，防止术后发生甲状腺危象

第四节　胰岛素与其他影响血糖的药物

胰岛素和胰岛素类似物

考点 1 药物分类和作用特点★★★

类别	代表药物	作用特点
常规（短效）胰岛素（RI）	人胰岛素	又称"普通胰岛素""常规胰岛素""中性胰岛素"，可静脉输注（抢救糖尿病酮症酸中毒和高血糖高渗性昏迷）
超短效胰岛素类似物	门冬胰岛素、赖脯胰岛素、谷赖胰岛素	①起效迅速，持续时间短，能更加有效地控制餐后血糖 ②用药时间较短效胰岛素灵活，即便是临近餐前或餐后立刻给药也可以迅速达到有效的降糖效果
中效胰岛素（NPH）	精蛋白人胰岛素（旧称：精蛋白重组人胰岛素注射液、精蛋白锌重组人胰岛素注射液）	①人胰岛素基础上添加不同比例的鱼精蛋白及锌离子，使其更加接近人的体液pH值，溶解度降低，释放更加缓慢，从而延长胰岛素作用持续时间 ②中效胰岛素使用相对广泛，长效胰岛素使用较少
长效胰岛（PZI）	长效胰岛素（PZI）	
长效胰岛素类似物	甘精胰岛素 地特胰岛素 德谷胰岛素	①利用重组DNA技术，延长了胰岛素的治疗时效 ②降糖时效性长，作为基础胰岛素，维持基础血糖的稳定
混合胰岛素（旧称预混胰岛素）	精蛋白人胰岛素混合注射液（30R、40R、50R）	①即"双时相胰岛素"，含有两种不同时效的胰岛素或胰岛素类似物的混合物，可同时具有速效/短效（控制餐后高血糖）和长效胰岛素（基础胰岛素）的作用 ②精蛋白人胰岛素混合注射液（30R）的组成为30%人胰岛素和70%精蛋白人胰岛素
混合胰岛素类似物（旧称预混胰岛素类似物）	门冬胰岛素30注射液、门冬胰岛素50注射液、精蛋白锌重组赖脯胰岛素混合注射液（25R、50R）	①速效胰岛素类似物和长效胰岛素类似物的混合制剂 ②精蛋白锌重组赖脯胰岛素混合注射液（25R）的组成为赖脯胰岛素25%，精蛋白锌赖脯胰岛素75% ③混悬型胰岛素注射液禁止静脉注射，只有可溶性胰岛素如短效胰岛素、门冬胰岛素、赖脯胰岛素等可以静脉给药
双胰岛素类似物	德谷门冬双胰岛素	—

考点 2 药理作用与作用机制★★

胰岛素主要用于糖尿病，特别是TIDM的治疗，在降低血糖的同时还可纠正细胞内钾离子的缺乏。

（1）降低血糖：①抑制糖原分解和糖异生。②增加葡萄糖转运入脂肪和肌肉。③增强脂肪和肌肉中的糖酵解。④刺激糖原合成。

（2）促进脂肪合成，抑制脂肪分解，使酮体生成减少，纠正酮症酸血症的各种症状。

（3）促进蛋白质合成，抑制蛋白质分解。

（4）和葡萄糖合用，促使钾从细胞外液进入组织细胞内，纠正细胞内缺钾。

考点 3　胰岛素的治疗时机和方案选择★★★

1. 起始胰岛素治疗的时机

（1）TIDM患者：起病时就需要胰岛素治疗，且需终身胰岛素替代治疗。

（2）新诊断T2DM患者：如有明显的高血糖症状、酮症或DKA，首选胰岛素治疗。

（3）新诊断糖尿病患者分型困难，与TIDM难以鉴别时，可首选胰岛素治疗。

（4）T2DM患者在生活方式和口服降糖药治疗的基础上，若血糖仍未达到控制目标，即可开始口服降糖药和胰岛素的联合治疗。通常经足量口服降糖药物治疗3个月后仍HbAlc≥7.0%时，可考虑启动胰岛素治疗。

（5）在糖尿病病程中（包括新诊断的T2DM），出现无明显诱因的体重显著下降时，应该尽早使用胰岛素治疗。

2. 胰岛素的方案选择　胰岛素治疗方案的确定需要基于患者的胰岛功能和治疗目标。

（1）短效胰岛素和速效胰岛素类似物：餐前给药，控制餐后高血糖。

（2）中效、长效胰岛素及长效胰岛素类似物：作为基础胰岛素，控制患者基础血糖。

（3）混合胰岛素：兼顾餐后高血糖和基础血糖的控制。

（4）患者的胰岛功能差异是决定胰岛素治疗方案的关键，例如：对于口服降糖药能让餐后血糖控制达标，但是未能让基础血糖达标的糖尿病患者，可使用基础胰岛素联合口服降糖药的治疗方案；胰岛素的多次皮下注射和持续皮下胰岛素输注（CSII）方案，则适用于胰岛功能较差，病程较长，并发症相对较多较重的糖尿病患者。

（5）胰岛素的治疗方案和剂量也需要根据血糖反应进行调整，直至血糖控制稳定达标。

考点 4　典型不良反应★★

1. 低血糖反应　注射后发生，首先出现心慌、出汗，并有面色苍白、饥饿感、虚弱、反应迟钝、视力或听力异常、意识障碍、头痛、眩晕、抑郁、心悸、言语障碍、运动失调甚至昏迷。

2. 体重增长　开始治疗后，应告知患者体重可能增加，并通过调整饮食及生活方式来预防体重增加。体重增长会加剧胰岛素抵抗，导致胰岛素剂量增加，进而形成恶性循环。体重增长的程度取决于胰岛素方案的强度（剂量、频率）和饮食特征。

3. 过敏反应　荨麻疹、紫癜、低血压等。使用纯度不高的动物胰岛素易出现注射部位皮下脂肪萎缩或肥厚，可能是由于胰岛素中的大分子物质产生的免疫刺激引起的一种过敏反应。改用高纯度人胰岛素后可使局部脂肪萎缩恢复正常，同时需要注意每一次注射需要改换不同部位。

4. 低钾血症　胰岛素会导致钾从细胞外转移到细胞内，可能导致低钾血症。未经治疗的低钾血症可能导致呼吸麻痹、室性心律失常和死亡。

考点5 禁忌★

（1）对胰岛素过敏者和低血糖者禁用。

（2）精蛋白锌胰岛素和低精蛋白锌胰岛素含有鱼精蛋白，对鱼精蛋白过敏者禁用。

考点6 药物相互作用★

（1）口服抗凝血药、水杨酸盐、磺胺类、甲氨蝶呤可与胰岛素竞争血浆蛋白，使血中游离胰岛素升高，增强胰岛素的作用。

（2）抗糖尿病药、ACEI、血管紧张素Ⅱ受体拮抗剂、丙吡胺、贝特类、氟西汀、单胺氧化酶抑制剂、生长抑素类似物（如奥曲肽）等，可能增加胰岛素的低血糖风险。

（3）非典型抗精神病药（如奥氮平和氯氮平）、肾上腺皮质激素、甲状腺素、生长激素、达那唑、利尿剂、雌激素、胰高血糖素、异烟肼、烟酸、口服避孕药、吩噻嗪、孕激素（如口服避孕药）、生长激素、肾上腺素、特布他林等药物能升高血糖，合用时能对抗胰岛素的降血糖作用。

（4）β受体拮抗剂可阻断肾上腺素的升高血糖反应，干扰机体调节血糖功能，掩盖低血糖症，与胰岛素合用时，要注意调整剂量，否则易引起低血糖或延缓低血糖症状的恢复时间。

（5）乙醇能直接导致低血糖，应避免酗酒和空腹饮酒。

考点7 特殊人群应用时的注意事项及监护要点★

1.糖尿病低血糖是指糖尿病患者在药物治疗过程中发生的血糖过低现象。

（1）临床表现为交感神经兴奋（心悸、焦虑、出汗、饥饿感等）和中枢神经症状（神志改变、认知障碍、抽搐和昏迷）。老年患者发生低血糖时常可表现为行为异常或其他非典型症状。

（2）低血糖可分为：①严重低血糖：需要有人帮助，常有意识障碍。②症状性低血糖：血糖≤3.9mmol/L，且有低血糖症状。③无症状性低血糖：血糖≤3.9mmol/L，但无低血糖症状。

（3）应用胰岛素或促胰岛素分泌剂，应从小剂量开始，渐增剂量，谨慎地调整剂量。

（4）患者应定时定量进餐，如果进餐量减少应相应减少降糖药剂量。运动前应增加额外的碳水化合物摄入。

2.老年T2DM患者在生活方式干预和非胰岛素治疗的基础上，如血糖控制仍未达标，可加用胰岛素治疗。老年糖尿病患者HbA1c>10.0%，或伴有高血糖症状（如烦渴、多尿），或有分解代谢证据（如体重降低），或严重高血糖（空腹血糖>16.7mmol/L）时，根据患者的健康状态及治疗目标，可采用短期胰岛素治疗。

3.妊娠期胰岛素应用方案：①对于空腹及餐后血糖均升高，推荐三餐前短效或超短效胰岛素类似物，联合中效胰岛素或地特胰岛素治疗。②由于孕期胎盘引起的胰岛素抵抗导致的餐后血糖升高更为显著的特点，混合胰岛素或混合胰岛素类似物应用存在局限性，不作为常规推荐。

4.儿童及青少年糖尿病TIDM需终生胰岛素替代治疗。儿童T2DM如果存在糖尿病症状、严重高血糖，存在酮症或DKA则需要胰岛素治疗。

5.对于有低钾血症风险的患者，如使用降钾药物以及服用对血清钾浓度敏感点药物的患者，应监测血钾水平。

6.未开封使用的胰岛素应在2～8℃冷处保存。对于已开封使用的胰岛素注射液，一般可在室温保存至少4周、30日或5周（各产品规定不同），无需刻意放回冰箱在2～8℃冷藏。

7.需要特别强调的是误被冷冻后的胰岛素，即便复温融化以后也不可使用。

口服降糖药

考点 8 药物分类 ★★★

类别	代表药物
磺酰脲类促胰岛素分泌药（SU）	格列本脲、格列吡嗪、格列齐特、格列美脲
格列奈类促胰岛素分泌药（GLN）（非磺酰脲类胰岛素促泌药，也被称为氯茴苯酸类）	瑞格列奈、那格列奈、米格列奈
双胍类（MET）	二甲双胍（T2DM患者控制高血糖的一线用药和药物联合中的基本用药）
α-葡萄糖苷酶抑制剂（AGI）	阿卡波糖、伏格列波特、米格列醇
胰岛素增敏剂	噻唑烷二酮类（TZD）：吡格列酮、罗格列酮
	过氧化物酶体增殖物激活受体（PPAR）泛激动剂：西格列他钠
二肽基肽酶-4抑制剂（DPP-4i）	西格列汀、沙格列汀、维格列汀、利格列汀、阿格列汀
钠-葡萄糖协同转运蛋白2抑制剂（SGLT-2i）	达格列净、恩格列净、卡格列净、艾托格列净
葡萄糖激酶激活剂	多格列艾汀

第一亚类　磺酰脲类（SU）促胰岛素分泌药

考点 9 药理作用与作用机制 ★★

（1）刺激胰岛素分泌：SU的受体是胰岛β细胞上ATP敏感的钾离子通道（K^+-ATP通道）的一部分。K^+-ATP通道调控胰岛β细胞释放胰岛素。SU-受体结合抑制K^+-ATP通道，改变细胞的静息电位，使钙离子内流，刺激胰岛素分泌。

（2）增加组织对胰岛素的敏感性：但临床价值有限。

（3）去除安慰剂效应后SU可使HbAlc降低1.0%～1.5%。

考点 10 临床应用特点 ★★

（1）有二甲双胍禁忌证或不能耐受二甲双胍，并且没有已确诊心血管疾病（CVD）的患者，可选择短效SU（格列吡嗪）。

（2）应用SU治疗的患者需要有一定的胰岛功能。

（3）格列喹酮、格列吡嗪普通剂型属于短效制剂，作用时间较短；格列美脲、格列吡嗪控释剂、格列齐特、格列齐特缓释片、格列本脲为中、长效制剂，作用时间较长。

（4）"**继发失效**"：使用磺酰脲类降糖药之初的1个月或更长的时间，血糖控制满意，但后来疗效逐渐下降，不能有效控制血糖，最后不得不换用或加用其他口服降糖药及胰岛素治疗。

（5）**心血管安全性：格列本脲**可削弱心肌缺血预适应的作用，对缺血的心肌可能有害。格列齐特和格列喹酮对心肌可能无影响或影响很小。格列齐特和格列美脲可降低T2DM患者的全因死亡风险。

考点11 典型不良反应★★★

（1）**最常见的不良反应为低血糖**，特别是在老年患者和肝、肾功能不全者易发生。

（2）常见口腔金属味、食欲减退或食欲增强，与食物同服可减少这些反应。

（3）体重轻度增加。

（4）血液系统：粒细胞计数减少、血小板减少症等。

考点12 禁忌★

（1）1型糖尿病、糖尿病低血糖昏迷、酮症酸中毒者。

（2）2型糖尿病伴有酮症酸中毒、昏迷、严重烧伤、感染、外伤和重大手术等应激情况者。

（3）严重的肾或肝功能不全者、晚期尿毒症者。

（4）妊娠期及哺乳期女性。

（5）**对磺酰脲类、磺胺类或赋形剂过敏者**。

（6）应用咪康唑全身给药治疗者禁用格列齐特。

考点13 药物相互作用★

（1）与NSAIDs（阿司匹林、布洛芬、双氯芬酸）联用时竞争血浆蛋白，SU的游离型血浆浓度升高，降糖作用增强，可导致严重低血糖的发生。

（2）与香豆素类衍生物、氯霉素、胰岛素、单胺氧化酶抑制剂、磺胺类药物与磺酰脲类同时使用，加强降血糖作用。

（3）**经由CYP2C9代谢**。抗真菌药（如氟康唑、伏立康唑）能够抑制CYP2C9，减慢SU代谢，增强降糖作用，增加低血糖风险。利福平为CYP2C9酶诱导剂，可加速SU代谢，减弱降糖作用，血糖升高。

（4）与肝素合用时，SU血药浓度升高，增强降糖作用，引起低血糖。

（5）β受体拮抗剂（如普萘洛尔、美托洛尔、比索洛尔）可通过抑制交感神经兴奋而掩盖心悸、颤抖等低血糖症状，增加低血糖的突发风险和严重性。

（6）肾上腺皮质激素、肾上腺素、苯妥英钠、噻嗪类利尿剂、甲状腺素可对抗磺酰脲类降糖药效应，升高血糖。

（7）喹诺酮类药物可能导致血糖的波动，合用时血糖波动明显。

（8）乙醇通过抑制代偿性反应增加低血糖风险，同时可能导致低血糖昏迷发作。

考点14 特殊人群应用时的注意事项及监护要点 ★ ★

1. SU 在肝功能不全患者中的应用 重度肝功能不全禁用。在临床使用中，伴有肝性脑病、腹水或凝血障碍的失代偿肝硬化患者应禁用以防发生低血糖。

2. SU 在慢性肾脏病中的应用

（1）格列本脲：本身及其代谢产物均具有降糖活性，肾功能不全的T2DM患者使用格列本脲容易发生严重的低血糖事件。

（2）格列喹酮、格列齐特及格列吡嗪：代谢产物均为非活性物质。

3. 老年患者使用 SU 老年患者应着重考虑药物的低血糖风险。避免使用格列本脲。从最小剂量开始，严密监测血糖变化，根据血糖逐步调整至合适剂量。

4. 注意用药监护和管理

（1）对空腹血糖较高者宜选用长效的格列齐特和格列美脲；餐后血糖升高者宜选用格列吡嗪、格列喹酮；格列吡嗪可增强第一时相胰岛素分泌；病程较长，且空腹血糖较高者可选用格列本脲、格列美脲、格列齐特或上述药的控、缓释制剂。

（2）轻、中度肾功能不全者，宜选用格列喹酮。

（3）既往发生心肌梗死或存在心血管疾病高危因素者，宜选用格列美脲、格列吡嗪，不宜选择格列本脲。对急性心肌梗死者，急性期可使用胰岛素，急性期后再选择磺酰脲类药。

（4）格列本脲降糖作用强，持续时间长，在使用时一定要注意不可过量，防止出现持久低血糖危及患者。

（5）应激状态如发热、昏迷、感染和外科手术时，口服降糖药必须换成胰岛素治疗。

（6）促胰岛素分泌药须在进餐前即刻或餐中服用，因为服药后不进餐会引起低血糖。

考点15 代表药品 ★

药品	适应证	用法用量
格列苯脲	轻、中度2型糖尿病	起始剂量一次2.5mg，早餐前或早餐及午餐前各1次。轻症者一次1.25mg，一日3次，3餐前服。用药7日后剂量递增（一周增加2.5mg）。一般用量为5～10mg/d
格列美脲	控制饮食、运动疗法及减轻体重均不能满意控制血糖的2型糖尿病（不适用于1型糖尿病、糖尿病酮症酸中毒或糖尿病前驱昏迷或昏迷的治疗）	起始剂量一次1mg，一日1次顿服；早餐前或早餐中服用

第二亚类　格列奈类促胰岛素分泌药

考点16 药理作用与作用机制 ★ ★

作用靶位与磺酰脲类相同，亦作用于胰岛 β 细胞膜上的磺酰脲受体，但结合的区域不同。

（1）与磺酰脲受体的结合与解离的速度均较迅速，促进胰岛素分泌的作用快而短，具有吸收快、起效快和作用时间短的特点，可使 HbA1c 降低0.5%～1.5%。

（2）主要通过刺激胰岛素的早时相分泌而降低餐后血糖，也有一定的降空腹血糖作用，作用时间短，有效地模拟生理性胰岛素分泌；既可降低空腹血糖，又可降低餐后血糖，无需餐前30分钟服用，可以在就餐前即刻服用，因而又称为"餐时血糖调节剂"。

（3）瑞格列奈在体内无蓄积，适用于老年和糖尿病肾病者。

考点17 临床应用特点★

（1）可作为初始治疗，用于不能耐受二甲双胍、磺酰脲类药物或存在这些药物的禁忌证的患者，尤其是有低血糖风险的慢性肾脏病患者。

（2）可作为使用二甲双胍后，血糖控制未达标患者的辅助治疗；尤其是在磺酰脲类药物有禁忌或患者不适宜使用胰岛素时。

（3）可用于对磺酰脲类药过敏的患者。

（4）可单独使用，也可以与除磺酰脲类外的其他降糖药联合应用

考点18 典型不良反应和禁忌★

（1）常见：低血糖和体重增加。

（2）其他：胃肠道反应（腹痛、消化不良、腹泻、肠道不适等）、过敏反应（红斑、瘙痒、皮疹、荨麻疹），少见肝功能紊乱以及肝酶升高；罕见2型糖尿病伴有心血管疾病风险增加，如心肌缺血、心肌梗死、猝死。

（3）禁忌：1型糖尿病、糖尿病酮症酸中毒者；严重肝、肾功能不全者；12岁以下儿童以及已知对本品过敏者。

考点19 药物相互作用★

（1）瑞格列奈（经CYP3A4和CYP2C8代谢）：①吉非贝齐延长瑞格列奈的血浆浓度维持时间，避免合用。②CYP2C8的强抑制剂（如氯吡格雷）可减少瑞格列奈的清除，从而引起低血糖，两者不应合用。③与环孢素、甲氧苄啶、伊曲康唑、克拉霉素、利福平合用，及时调整剂量。

（2）与二甲双胍或α-葡萄糖苷酶抑制剂合用有协同作用，易出现低血糖，即服糖果或饮用葡萄糖水可缓解。

（3）对磺酰脲类敏感性差或效果不佳者不推荐使用，与磺酰脲类不可联合应用。

（4）乙醇可加重或延迟低血糖症状，服用期间不宜大量饮酒。

考点20 特殊人群应用时的注意事项及监护要点★

（1）瑞格利奈对肾功能不全患者无需调整起始剂量。严重肾功能损伤或肾功能不全需进行血液透析的2型糖尿病患者在增加瑞格列奈服用剂量时应谨慎。

（2）那格列奈对轻度至中度肝病患者药物剂量不需调整，严重肝病患者不可使用那格列奈。瑞格列奈不应当在重度肝功能异常的患者中使用，肝功能损伤患者应慎用。

（3）肾功能不全的糖尿病患者对胰岛素敏感性增强，增加剂量时应谨慎。

（4）瑞格列奈和那格列奈降糖作用呈血糖依赖性，较少引起低血糖，建议餐前10~15分钟给药，可显著降低血浆峰浓度，减少低血糖风险。

考点21 代表药品★

药品	适应证	用法用量
瑞格列奈	①饮食控制、减轻体重及运动锻炼不能有效控制高血糖的2型糖尿病患者 ②当单独使用二甲双胍不能有效控制其高血糖时，瑞格列奈可与二甲双胍合用	主餐前15分钟服用，剂量因人而异。推荐起始剂量为0.5mg

第三亚类　双胍类药（二甲双胍）

考点22 药理作用与作用机制★★

（1）主要作用于肝脏，抑制糖异生，减少肝糖原输出。

（2）作用于外周肌肉组织和脂肪，改善肌肉糖原合成，具有降低游离脂肪酸水平的抗脂解作用，提高胰岛素的敏感性，增加对葡萄糖的摄取和利用，同时减少糖异生的可用底物。

（3）作用于肠道，抑制肠壁细胞摄取葡萄糖，提高GLP-1水平。

（4）减少食物摄入并轻微的降低体重。

考点23 临床应用特点★★★

2型糖尿病患者控制高血糖的一线用药和药物联合中的基本用药。

（1）使HbAlc下降1%~2%，并可使体重下降。

（2）降低2型糖尿病肥胖患者心血管事件和死亡发生风险。

（3）单独使用二甲双胍不导致低血糖，但与胰岛素或促胰岛素分泌药联合使用时可增加低血糖发生的危险性。

考点24 典型不良反应和禁忌★

（1）最常引起消化道不良反应（胃胀、乏力、口苦、口中有金属味、轻度厌食、恶心、腹部不适、稀便或腹泻）。

（2）少见味觉异常、大便异常、低血糖反应、胸部不适、类流感样症状、心悸等。

（3）极罕见乳酸性血症。肝、肾功能正常者长期应用并不增加乳酸酸中毒风险。

（4）30%的患者肠道维生素B_1吸收减少，5%~10%的患者血清维生素B_{12}浓度降低，但引起巨幼红细胞性贫血的情况罕见。

（5）禁忌：①过敏者。②2型糖尿病伴有酮症酸中毒、肝肾功能不全、心力衰竭、急性心肌梗死、严重感染或外伤、重大手术以及临床有低血压和缺氧情况者。③酗酒者。④严重心、肺疾病患者。⑤生素B_{12}、叶酸和铁缺乏者。⑥营养不良、脱水等全身情况较差者。

考点25 药物相互作用★

（1）避免与含碘造影剂、甲氧氯普胺合用。

（2）经肾小管排泌的阳离子药物，如地高辛、吗啡、普鲁卡因胺、雷尼替丁、氨苯喋啶、甲氧苄氨嘧啶和万古霉素，可能与二甲双胍竞争肾小管转运系统。

（3）与引起血糖升高的药物（噻嗪类或其他利尿剂、糖皮质激素、吩噻嗪、甲状腺制剂、雌激素、口服避孕药、钙离子通道阻滞剂和异烟肼等）合用时要密切监测血糖。

（4）增加华法林的抗凝血倾向。

（5）树脂类药物可减少二甲双胍吸收。

考点26 特殊人群用药★

（1）肝肾功能正常患者，出现下述临床情况：故意过量使用二甲双胍；其他因素所致急性肾损伤；发生恶心、呕吐或脱水时，禁食或经口摄入不良时；存在母系遗传性糖尿病伴耳聋（MIDD）时，二甲双胍诱导乳酸酸中毒的风险增加，应暂停用。

（2）存在灌注不足和低氧血症的患者更容易发生较严重的乳酸蓄积，易感因素包括急性或进行性肾功能损伤、急性或进行性心力衰竭、急性肺失代偿、脓毒症或脱水。由此确定了二甲双胍的标准禁忌证，包括肾功能显著受损、心力衰竭、肝病和酗酒。

（3）可用于10岁及以上儿童，老年人应用无年龄限定。

（4）肾功能不全患者需通过eGFR水平调整剂量：eGFR≥60ml/（min·1.73m^2）无需调整剂量，eGFR为45～59ml/（min·1.73m^2）需调整剂量，eGFR<45ml/（min·1.73m^2）禁用。

（5）肾功能不全患者eGFR>60ml/（min·1.73m^2）应在造影前或检查时停用二甲双胍，在检查完至少48小时且复查肾功能无恶化后可继续用药；eGFR为45～59ml/（min·1.73m^2）患者使用造影剂及全身麻醉术前48小时应暂时停用二甲双胍，之后还需停药48～72小时，复查肾功能无恶化后可继续用药。

（6）监测：①用药期间应定期检查空腹血糖、尿糖、尿酮体及肝、肾功能。②对有维生素B$_{12}$摄入或吸收不足倾向的患者，应每2～3年监测一次血清维生素B$_{12}$水平。

（7）二甲双胍在患者血清转氨酶超过3倍正常上限时应避免使用。

（8）主要不良反应是胃肠道反应。小剂量起始，逐渐加量，适时调整剂量，非缓释制剂分次随餐服用，或改成一日1次的缓释制剂，可减少胃肠道反应。

考点27 代表药品★

药品	适应证	用法用量
二甲双胍	①首选用于单纯饮食控制及体育锻炼治疗无效的2型糖尿病，特别是肥胖的2型糖尿病 ②对磺酰脲类药疗效较差的糖尿病患者与磺酰脲类口服降血糖药合用	从小剂量开始渐增剂量。通常起始剂量为一次0.5g，一日2次；或0.85g，一日1次；随餐服用；可每周增加0.5g，或每2周增加0.85g，逐渐加至2g/d，随餐分次服用

第四亚类 α-葡萄糖苷酶抑制剂（AGI）

考点28 药理作用与作用机制★★★

（1）以剂量依赖的方式，在小肠上部竞争性抑制α-葡萄糖苷酶的活性，减慢淀粉等多糖分解为双糖和单糖，延缓单糖的吸收。减缓餐后血糖浓度升高，降低餐后血糖，对1型和2型糖尿病都有益处。

（2）对于老年2型糖尿病患者，阿卡波糖还能增加胰岛素敏感性。

考点 29 临床应用特点 ★★★

（1）适用于糖尿病早期，以碳水化合物为主要食物成分和餐后血糖升高为主的患者。

（2）可使HbAlc下降0.5%～0.8%，不增加体重，并且有使体重下降的趋势。

（3）作为单药治疗或与其他不会引起低血糖的药物联用时，不会引起低血糖。

（4）优势：①在缓解糖尿病患者餐后高血糖方面作用突出，能使血糖高峰与低谷间距缩短，有效对抗进食后快速升高的血糖。②对于有明显血糖波动，尤其是易发生低血糖风险的脆性糖尿病患者血糖，起到"消峰去谷"的作用，适用于低血糖风险高的患者和长病程的老年糖尿病患者。③适合中国及亚洲人群以碳水化合物为主的饮食习惯。④对于糖耐量（IGT）异常阶段和糖尿病前期人群进行药物干预，以降低糖尿病发生风险为目的，阿卡波糖有较为充分的长期应用的安全性证据。⑤通过改变肠道内环境，影响肠道内菌群，调控GLP-1分泌，刺激胰岛素分泌，对能量代谢、维持肠道完整性、预防内毒素血症及肠道糖异生方面发挥重要作用。⑥配合胰岛素，可有效改善TIDM患者的血糖控制，有助于减少胰岛素剂量，降低低血糖风险。

考点 30 典型不良反应和禁忌 ★★

（1）常见不良反应为胃肠道反应，最常见胃胀、腹胀、排气增加、腹痛、胃肠痉挛性疼痛、肠鸣响。少见肝酶升高；偶见腹泻、便秘、肠梗阻、肠鸣音亢进。

（2）阿卡波糖和伏格列波糖：可能导致血清转氨酶水平升高。

（3）伏格列波糖和阿卡波糖：严重肝损伤（罕见）。

（4）米格列醇：初始治疗时可能会出现皮疹；血清铁含量降低（暂时性）。

药物	禁忌
阿卡波糖	①有明显的消化和吸收障碍的慢性胃肠功能紊乱患者 ②由于肠胀气而可能恶化的疾患，如胃心综合征（Roernheld综合征）、严重的疝气、肠梗阻和肠溃疡者 ③严重肾功能不全者（CrCl<25ml/min） ④糖尿病酮症酸中毒患者 ⑤严重肝病（严重肝功能不全）和肝硬化患者
伏格列波糖	①严重酮体症、糖尿病昏迷或昏迷前的患者 ②严重感染的患者、手术前后的患者或严重创伤的患者
米格列醇	①糖尿病酮症酸中毒者 ②炎性肠病，结肠溃疡，部分性肠梗阻；易感染性肠梗阻者 ③慢性肠道疾病伴有明显胃肠功能失调，或进一步加重出现肠胀气炎性肠病者

考点 31 药物相互作用 ★

（1）避免同时服用抗酸剂、消胆胺、肠道吸附剂和消化酶类制剂。

（2）蔗糖或含有蔗糖的食物常会引起腹部不适，甚至导致腹泻。

（3）阿卡波糖可影响地高辛的生物利用度，需调整地高辛的剂量。

（4）同时服用新霉素使餐后血糖更为降低，并使本品胃肠反应加剧。

考点32 特殊人群用药 ★★★

（1）妊娠期女性不建议使用；哺乳期女性建议避免使用。

（2）伏格列波糖罕见严重的肝损害，但可能出现肝酶升高，阿卡波糖也有罕见的无症状肝酶升高，因此用药后6~12月建议监测肝酶的变化。

（3）阿卡波糖可使蔗糖分解为果糖和葡萄糖的速度更加缓慢，因此如果发生急性的低血糖，不宜使用蔗糖，而应该使用需要使用葡萄糖或蜂蜜解救，常规的含淀粉、双糖的碳水化合物纠正效果不佳。

考点33 代表药品 ★

药品	适应证	用法用量
阿卡波糖	①配合饮食控制用于2型糖尿病 ②降低糖耐量异常者的餐后血糖	用餐前即刻整片吞服或与前几口食物一起咀嚼服用，剂量因人而异。

第五亚类　胰岛素增敏剂

考点34 药物分类与药理作用 ★★★

类别	代表药物	药理作用
噻唑烷二酮类（TZDs）	吡格列酮、罗格列酮	作用于脂肪、肌肉及肝脏，激活PPAR-γ，增加靶细胞对胰岛素的敏感性，从而增加葡萄糖利用和减少葡萄糖生成，降低血糖（在CNS中PPAR-γ激活可能通过促进进食而介导体重增加）
PPAR全激动剂	西格列他钠（我国原研）	同时激活PPAR-α、PPAR-γ和PPAR-δ受体，有效控制血糖并改善T2DM患者常伴发的血脂及能量代谢紊乱

考点35 临床应用特点 ★★

1. TZDs

（1）罗格列酮是单纯的PPAR-γ受体激动剂，而吡格列酮同时发挥一定的PPAR-α激动剂作用。

（2）可明显降低空腹血糖及胰岛素和C肽水平，对餐后血糖和胰岛素亦有降低作用。作为单药治疗时有效性与二甲双胍相似，可使HbA1c下降0.7%~1.0%。

（3）可单独使用，也可与二甲双胍或磺酰脲类药联合应用。

（4）因为TZD的现存风险，一般不作为2型糖尿病优选的初始治疗。患者有二甲双胍或磺酰脲类药物的禁忌证时，可选择吡格列酮作为初始治疗。

2. 西格列他钠

（1）体内分布广泛，血浆蛋白结合率99.5%。主要经CYP3A4和CYP3A5代谢。

（2）单药适用于配合饮食控制和运动，改善成人2型糖尿病患者的血糖控制。但上市应用经验相对少，且治疗期间可能导致水肿和体重增加，尤其是潜在的心血管及骨代谢等相关风险，其安全性仍需更多临床观察来评估。

考点36 典型不良反应和禁忌★★

	典型不良反应	禁忌
TZDs	①常见贫血、血红蛋白降低、血容量增加、血细胞比容降低、血红蛋白降低 ②液体潴留和体重增加（常见，与胰岛素联合使用时表现更加明显） ③增加心力衰竭的风险 ④吡格列酮可能小幅度升高膀胱癌风险 ⑤治疗期间可出现背痛、肌痛、肌酸激酶增高；并可增加女性骨折的风险 ⑥罗格列酮可能因为改变血脂水平而引起不良的致动脉粥样硬化效应 ⑦增加黄斑水肿的风险	①心功能Ⅲ级和Ⅳ级的心力衰竭者，或有心力衰竭史者 ②严重肾功能障碍、感染者 ③儿童和未满18岁的青少年 ④2型糖尿病有活动性肝脏疾患的临床表现或AST及ALT升高大于正常上限2.5倍时 ⑤膀胱癌病史或活动性膀胱癌 ⑥妊娠期女性 ⑦黄斑水肿
西格列他钠	①轻度到中度水肿（外周水肿、局部水肿、面部水肿和眼睑水肿） ②体重增加 ③轻度低血糖 ④贫血	1型糖尿病患者、糖尿病酮症酸中毒患者

考点37 药物相互作用★

1. TZDs

（1）单独使用时不导致低血糖，但与胰岛素或促胰岛素分泌剂联合使用时可增加低血糖发生的风险。

（2）吉非罗齐抑制CYP2C8介导吡格列酮、罗格列酮的代谢，显著增加吡格列酮、罗格列酮的血药浓度；利福平诱导CYP2C8的代谢，合用TZD可能导致其加快代谢，血药浓度下降。

2. 西格列他钠 建议谨慎使用本品和利福平的联合用药。

考点38 特殊人群应用时的注意事项及监护要点★

1. TZDs

（1）妊娠期女性应权衡利弊；哺乳期女性不宜使用。

（2）仅在有胰岛素存在的情况下才发挥抗高血糖的作用，不适用于1型糖尿病或糖尿病酮症酸中毒患者。

（3）定期监测肝功能，如出现黄疸则停药就诊。

（4）定期测定血糖和HbAlc以确认治疗效果反应。

（5）用药期间规律评估患者有无体重增加、水肿、骨折风险及其他心力衰竭征象。

2. 西格列他钠

（1）服药过程中，可能会出现水肿（外周水肿、局部水肿、面部水肿和眼睑水肿）。

（2）服药期间会出现体重增加情况。

（3）PPAR-γ激动剂TZD类药物有导致或加重充血性心力衰竭的风险。尽管在西格列他钠的临床试验中，尚未观察到心力衰竭事件。但建议治疗期间，仍应关注心力衰竭的症状和体征（包括呼吸困难和/或明显水肿）。

考点39 代表药品★

药品	适应证	用法用量
吡格列酮	①2型糖尿病 ②与磺酰脲类或双胍类药合用治疗单用时血糖控制不佳者	单药治疗，初始剂量可一次15mg或30mg，一日1次，反应不佳时可加量直至45mg，一日1次
西格列他钠	配合饮食控制和运动，改善成人2型糖尿病患者的血糖控制	单药治疗的推荐剂量为一次2片（32mg），一日1次，服药时间不受进餐影响

第六亚类　二肽基肽酶-4抑制剂

考点40 药理作用与作用机制★★

（1）二肽基肽酶-4（DPP-4）抑制剂可高选择性抑制DPP-4，减少GLP-1的降解，延长其活性，GLP-1以葡萄糖浓度依赖的方式增强胰岛素分泌，抑制胰高糖素分泌，并能减少肝葡萄糖的合成，单药或联合应用可控制对胰岛素敏感的糖尿病者的血糖水平。

（2）与使用GLP-1受体激动剂相比，DPP-4抑制剂对GLP-1的水平与活性影响轻微。因此，临床上DPP-4抑制剂的降血糖效果也相对弱。

考点41 临床应用特点★★

（1）单药治疗，用于不能耐受或禁用二甲双胍、磺酰脲类和噻唑烷二酮类药物的患者，例如合并慢性肾脏病或低血糖风险特别高的患者。

（2）联合应用，能与双胍类、磺酰脲类、非磺酰脲类、噻唑烷二酮类、胰岛素类药任意搭配，刺激胰岛素分泌具有血糖依赖性，发生低血糖反应较少，对体重、血压几乎无影响。

（3）作用强度中等，可稳定地降低HbAlc水平0.8%~1%。

药物	常用剂量	调整剂量
西格列汀	100mg，一日1次	轻度肾功能不全者不需调整剂量 中度肾功能不全者（30ml/min<Ccr≤50ml/min）调整为50mg/d 重度肾功能不全者（Ccr≤30ml/min）调整为25mg/d
沙格列汀	5mg	中至重度慢性肾病[GFR≤45ml/（min·1.73m²）]或使用强效CYP3A4/5抑制剂（如酮康唑），推荐剂量为2.5mg
维格列汀	100mg	轻度肾功能受损（Ccr≥50ml/min）的患者不必调整剂量 中度或重度肾功能受损患者的剂量为一次50mg，一日1次
利格列汀	5mg	主要经肠肝系统消除，肝/肾功能受损的患者不必调整剂量
阿格列汀	25mg，一日1次	Ccr为30~60ml/min的患者减量至一次12.5mg，一日1次；Ccr<30ml/min或接受透析的患者减量至一次6.25mg，一日1次

考点42 典型不良反应和禁忌★★

（1）常见咽炎、鼻炎、上呼吸道感染、泌尿道感染、腹泻、肌痛、头晕、头痛、高血压。西格列汀的胃肠道副作用风险稍增加。

（2）偶见轻度肝酶升高、碱性磷酸酶降低。

（3）**诱发急性坏死性胰腺炎**。如果患者出现持续重度腹痛、伴或不伴恶心，应考虑胰腺炎，并停用DPP-4抑制剂。一旦确诊胰腺炎，就不要重新使用DPP-4抑制剂。

（4）**对体重的作用为中性或轻度增加**。

（5）**严重超敏反应**：包括全身性过敏反应、血管性水肿和皮肤水疱性病变、剥脱性皮炎以及Stevens-Johnson综合征

（6）部分DPP-4抑制剂（**西格列汀、维格列汀、沙格列汀**）可出现重度关节痛。

（7）禁忌：①1型糖尿病患者、糖尿病酮症酸中毒者以及糖尿病昏迷或有前兆的患者。②过敏者。尤其是对药物有严重超敏反应的患者。③**有胰腺炎病史的患者不应启用DPP-4抑制剂**。④支气管高敏反应的患者。

考点43 药物相互作用★

药物	药物相互作用
阿格列汀	与ACEI及TZD类降糖药合用时，增加发生水肿的风险
利格列汀	P-糖蛋白底物，高浓度下可以抑制P-糖蛋白介导的**地高辛**转运；CYP3A4或P-糖蛋白的诱导剂（如利福平）可降低利格列汀的效果
沙格列汀	CYP3A4/5强抑制剂（酮康唑、阿扎那韦、克拉霉素、茚地那韦、伊曲康唑、奈法唑酮、奈非那韦、利托那韦、沙奎那韦和泰利霉素）升高沙格列汀的血药浓度

考点44 特殊人群用药★

（1）妊娠期女性不建议使用；哺乳期女性不宜应用。

（2）单独使用不增加低血糖发生的风险。

（3）肾功能不全的患者使用西格列汀、沙格列汀、阿格列汀和维格列汀时，应注意减少药物剂量。

（4）**在开始使用维格列汀及阿格列汀前检测肝功能**，并且在治疗的第1年里每3个月复测1次。

（5）**炎症性肠病**风险高于其他降糖药。

（6）沙格列汀和阿格列汀可能增加心力衰竭住院风险。

考点45 代表药品★

药品	适应证	用法用量
西格列汀	经生活方式干预无法达标的2型糖尿病患者（可单药或与其他口服降糖药联合）	单药治疗的推荐剂量为一次100mg，一日1次

第七亚类　钠-葡萄糖协同转运蛋白2抑制剂

考点46 药理作用与作用机制★★★

（1）钠-葡萄糖协同转运蛋白2（SGLT-2）抑制剂抑制肾脏对葡萄糖的重吸收，降低肾糖阈，促进肾脏对葡萄糖的排泄，可轻度降低2型糖尿病患者升高的血糖水平。

（2）在合并心血管或肾脏疾病的患者中，SGLT-2抑制剂对心血管和肾脏结局有益。

考点47 临床应用特点★★

（1）降低血糖和糖化血红蛋白的能力受滤过的葡萄糖负荷和这类药物引起的渗透性利尿的限制。降糖作用不依赖于胰岛β细胞功能及胰岛素敏感性。

（2）相对弱效的降糖药物，单药治疗能降低HbAlc 0.5%~1.2%，在二甲双胍基础上联合治疗可降低HbAlc 0.4%~0.8%。

（3）有一定的减轻体重和降压作用。可降低血压、减轻体重。

（4）可单用或联合其他降糖药物治疗成人2型糖尿病，目前在1型糖尿病、青少年及儿童中无适应证。

（5）单药治疗不增加低血糖风险。

（6）轻、中度肝功能受损患者使用无需调整剂量，重度肝功能受损患者不推荐使用。

（7）中度肾功能不全患者可以减量使用，重度肾功能不全患者不建议使用。

考点48 典型不良反应和禁忌★

（1）常见：生殖泌尿道感染。

（2）罕见：酮症酸中毒（主要发生在1型糖尿病患者）、急性肾损伤、骨折风险和足趾截肢。

（3）禁忌：①有严重超敏反应史者。②1型糖尿病患者和有酮症倾向的2型糖尿病患者。③重度肾损害eGFR<30ml/（min·1.73m^2）及终末期肾病（ESRD）或需要透析的患者。

考点49 药物相互作用★

（1）与利尿剂合用，可能引发尿量过度增加和尿频，增加血容量不足的风险。

（2）与降压药物合用，可能加强降压作用，引发低血压风险。

（3）与胰岛素或胰岛素促泌剂联合给药，可增加低血糖风险。

（4）可造成轻度脱水，应谨慎联合使用其他易引起急性肾损伤的药物，如非甾体抗炎药、血管紧张素转化酶抑制剂/血管紧张素Ⅱ受体拮抗剂、利尿剂。

（5）与锂剂合用可能降低血清锂的浓度。

考点50 特殊人群应用时的注意事项及监护要点★

（1）妊娠期女性权衡利弊慎用；哺乳期女性应权衡利弊终止哺乳或停用本品。

（2）糖尿病酮症酸中毒（DKA）：可发生在血糖轻度升高或正常时，多存在DKA诱发因素或属于DKA高危人群。确诊为DKA后应停用SGLT-2抑制剂。

（3）用药过程中还应警惕急性肾损伤、低血压等和血容量不足相关的风险。

考点51 代表药品★

药品	适应证	用法用量
达格列净	①在饮食和运动基础上，可作为单药治疗，用于2型糖尿病成人患者改善血糖控制 ②不适用于治疗1型糖尿病或糖尿病酮症酸中毒	①推荐起始剂量为5mg，一日1次，晨服，不受进食限制 ②肾功能不全：eGFR低于45ml/（min·1.73m^2）不推荐使用。轻度肾功能不全患eGFR≥60ml/（min·1.73m^2）时无需调整剂量；eGFR在30~60ml/（min·1.73m^2），不推荐使用；eGFR低于30ml/（min·1.73m^2），禁忌使用 ③肝功能受损患者无需调整剂量

第八亚类 葡萄糖激酶激活剂（多格列艾汀）

考点52 药理作用与作用机制 ★★

葡萄糖激酶（GK）是血糖调控系统中的传感器，能敏锐感知体内葡萄糖浓度的变化，并进一步启动后续酶促反应，开启胰腺、肝脏和肠道三大核心血糖调控器官的自主调节，从而调控控糖激素的释放和葡萄糖处置，维持机体血糖稳态。

（1）多格列艾汀是GK激活剂，作用于胰岛、肠道内分泌细胞以及肝脏等器官中的GK靶点通过改善T2DM患者受损的GK功能，促进葡萄糖刺激胰岛素分泌和GLP-1分泌，进而改善β细胞功能，减轻胰岛素抵抗，重塑机体血糖平衡生理调节机制。

（2）提高GK的酶反应最大速度（V_{max}）来增加GK与其底物（葡萄糖）的亲和力，提高GK对葡萄糖代谢的催化效率，具有良好的酶动力学特征。

考点53 临床应用特点 ★★

（1）显著降低T2DM患者的HbAlc>1%，降低餐后血糖和空腹血糖，控制患者的24小时血糖水平作用持久稳定，可单独用于T2DM患者的治疗。

（2）单药治疗可改善2型糖尿病患者葡萄糖刺激的胰岛素分泌时相，提高胰岛β细胞功能指数，胰岛素早相分泌指数和葡萄糖处置指数，降低胰岛素抵抗指数。

（3）主要由CYP3A4介导经肝脏代谢。

（4）与多种其他降糖药物可能具有协同作用：与二甲双胍、西格列汀或恩格列净联合治疗时可获得较好的降糖效果。联合治疗能够改善患者的β细胞功能。

考点54 典型不良反应 ★

肝酶升高、高甘油三酯血症、血脂异常；白细胞计数降低、低HDL胆固醇血症、高尿酸血症、高血压、上呼吸道感染等。由于上市后应用时间短，目前仍需更多临床观察评估。

考点55 药物相互作用 ★

（1）强效CYP3A4诱导剂（利福平）、中效CYP3A4诱导剂（依法韦仑）、CYP3A4诱导剂（如苯妥英、利福平和卡马西平），降低本品血药浓度。

（2）强效CYP3A4抑制剂（伊曲康唑）、中效CYP3A4抑制剂（维拉帕米、氟康唑和红霉素）、CYP3A4抑制剂（如酮康唑、阿扎那韦、克拉霉素、茚地那韦、伊曲康唑、奈法唑酮、奈非那韦、利托那韦、沙奎那韦、泰利霉素和葡萄柚汁），升高本品血药浓度。

考点56 特殊人群用药 ★

（1）不推荐妊娠期及哺乳期患者使用。

（2）肾功能不全患者（未进行透析）无需调整剂量。

（3）轻度肝功能损害（Child-PughA级）患者无需调整剂量。中度和重度肝功能损害（Child-PughB和C级，如中度及以上肝硬化）患者不推荐使用。

（4）75岁及以下老年患者无需调整剂量。

考点 57 代表药品 ★

药品	适应证	用法用量
多格列艾汀	①改善成人2型糖尿病患者的血糖控制 ②单独使用盐酸二甲双胍血糖控制不佳时，可与盐酸二甲双胍联合使用，配合饮食和运动改善成人2型糖尿病患者的血糖控制 ③不适用于治疗1型糖尿病、糖尿病酮症酸中毒或高血糖高渗状态	一次75mg，一日2次，早餐前和晚餐前1小时内任何时间服用

第九亚类 肠促胰素类降糖药

考点 58 药物分类 ★★

类别	代表药物		特点
胰高糖素样肽–1受体激动剂（GLP-1RA）	基于人GLP-1结构的GLP-1RA	利拉鲁肽 度拉糖肽 贝那鲁肽	氨基酸序列与人GLP-1的同源性较高（≥90%），其中贝那鲁肽与人GLP-1的同源性为100%
	基于艾塞那肽结构的GLP-1RA	艾塞那肽 艾塞那肽微球（周制剂） 利司那肽 洛塞那肽	氨基酸序列与人GLP-1的同源性约为50%
葡萄糖依赖性促胰岛素多肽（GIP）/GLP-1双受体激动剂（GIP/GLP-1RA）	替尔泊肽		国外获批用于治疗2型糖尿病和肥胖症

考点 59 药理作用与作用机制 ★★

1. GLP-1 由小肠 L 细胞中的胰高血糖素原基因编码合成，与特定的 GLP-1 受体结合，通过刺激胰岛的葡萄糖依赖性胰岛素释放而发挥其主要作用。内源性 GLP-1 的半衰期非常短，只有 1~2 分钟。人工合成的 GLP-1 受体激动剂可不同程度地抵抗 DPP-4 降解，因此半衰期更长，便于临床应用；长效 GLP-1 受体激动剂可一日 1 次或一周 1 次。

（1）GLP-1RA以葡萄糖浓度依赖的方式增强胰岛素分泌、抑制胰高血糖素分泌，并能延缓胃排空，通过中枢性的食欲抑制来减少进食量。

（2）可减轻体重，可单独使用或与其他口服降糖药联合使用。

2. GIP 旧称抑胃肽，由小肠 K 细胞产生，与特定的 GIP 受体结合。

（1）餐后机体会同时分泌GIP和GLP-1，两者可能具有协同作用，增强葡萄糖诱导的胰岛素分泌。

（2）GIP对胰高血糖素分泌的作用与GLP-1不同。在正常血糖或低血糖状态下，GIP可增强胰高血糖素活性。

（3）GIP/GLP-1RA替尔泊肽已在国外获得批准，用于治疗2型糖尿病和肥胖症。

考点 60 临床应用特点 ★★★

（1）作用优势明显：增加葡萄糖依赖性胰岛素分泌，增强外周组织对胰岛素的敏感性；增加胰岛素分泌主基因的表达，有助于增加胰岛素的生物合成；可抑制2型糖尿病者不适当的胰高血糖素的分泌，可有效降低餐后血糖和HbAlc。

（2）降低HbAlc幅度约在0.8%～1.8%；其中司美格鲁肽降糖作用最强，其次为度拉糖肽和利拉鲁肽。

（3）降低血糖的同时能减缓胃排空，抑制不适当的餐后胰高血糖素释放，减少食物摄入量，具有减重作用。利拉鲁肽、司美格鲁肽已在国外获批减重的适应证。贝那鲁肽和司美格鲁肽已在国内被批准用于减重。

（4）在T2DM患者中，GLP-1RA可降低血压和改善血脂谱。利拉鲁肽和度拉糖肽显示出了心血管保护作用。GLP-1RA对T2DM患者心力衰竭（HF）的影响为中性，既未能降低也不增加HF住院风险，可以用于具有HF风险的T2DM患者，但不能预防HF。

（5）可减少T2DM患者尿白蛋白排泄量，带来潜在的肾脏获益，显著降低T2DM患者不良肾脏结局风险。因此，T2DM合并CKD患者可以考虑使用GLP-1RA治疗。

（6）主要局限于注射给药。司美格鲁肽的口服片剂添加辅料有沙波立沙钠（SNAC），该成分是一种可以促进多肽类药物口服吸收的促进剂。SNAC通过中和胃酸的pH值来提高局部pH值，保护司美格鲁肽免受酶解降解，并促进其单体化，达到被有效吸收的效果。

考点61 典型不良反应和禁忌★★

（1）胃肠道反应：恶心、呕吐、腹泻等胃肠道反应较常见。

（2）低血糖：单独使用极少发生，但与其他降糖药物（如SU、胰岛素）联用时低血糖风险增加。

（3）与安慰剂相比，GLP-1RA治疗并未增加急性胰腺炎的发生风险，但临床使用中曾报告与GLP-1RA治疗相关的急性胰腺炎不良事件。因此，出于安全性考虑，不推荐有胰腺炎病史或高风险的T2DM患者使用GLP-1RA。

（4）禁忌：①1型糖尿病；糖尿病酮症酸中毒患者。②有个人及家族甲状腺髓样癌病史的患者。③多发性内分泌腺肿瘤综合征2型的患者。④过敏者。

考点62 药物相互作用★

（1）GLP-1RA对胃排空的延迟可能会影响同时口服的其他药物的吸收程度和速度，对疗效有浓度依赖的口服药物，如抗生素，建议患者在注射本品前至少1小时服用这些药物。

（2）一般不应与DPP-4抑制剂联用。

（3）单次给予左旋甲状腺素后，口服司美格鲁肽片使甲状腺素的总暴露量增加。接受司美格鲁肽片治疗的同时接受左旋甲状腺素治疗时，应考虑监测甲状腺功能。

（4）接受华法林或其他香豆素衍生物治疗的患者开始司美格鲁肽片治疗时，建议频繁监测INR。

考点63 特殊人群用药★

药物	临床应用注意
艾塞那肽	①妊娠期女性及哺乳期女性慎用 ②不可以替代胰岛素，不适用于1型糖尿病患者或糖尿病酮症酸中毒的治疗 ③可引起胃肠道不良反应（恶心、呕吐和腹泻），不推荐用于严重胃肠道疾病患者

续表

药物	临床应用注意
利拉鲁肽	①妊娠期女性禁用；哺乳期女性慎用 ②应注意是否有过敏性反应症状和体征 ③终末期肾脏病、透析或严重肾功能不全患者慎用
司美格鲁肽	①妊娠期女性及哺乳期女性禁用 ②轻度、中度或重度肾损害患者无需调整剂量 ③肝损害患者无需调整剂量 ④联合SU或胰岛素治疗的患者发生低血糖的风险可能会增高 ⑤已有糖尿病视网膜病变的患者在接受胰岛素治疗的基础上加用本品时应慎重 ⑥曾有报告严重的过敏反应（如速发过敏反应、血管性水肿）

考点 64 代表药品 ★

药品	适应证	用法用量
艾塞那肽	①服用二甲双胍、SU、TZDs、二甲双胍和SU联用、二甲双胍和TZDs联用不能有效控制血糖的T2DM患者的辅助治疗 ②T2DM患者的单药治疗	仅用于皮下注射（大腿、腹部或上臂）。推荐起始剂量为5μg，一日2次，早餐和晚餐前60分钟内给药，餐后不可给药。治疗1个月后，可根据临床反应将剂量增加至10μg。每一次给药剂量都是固定的，不需要根据血糖水平作随时调整
利拉鲁肽	①成人T2DM患者控制血糖 ②单用二甲双胍或SU可耐受剂量治疗后血糖仍控制不佳的患者，与二甲双胍或SU联合应用	仅用于皮下注射（大腿、腹部或上臂）。一日1次，日间任意时间注射，维持每日用药时间恒定。注射时间与进食无关。开始时0.6mg/d，从小剂量开始是为了降低本品的胃肠道反应。一周后加量至1.2mg/d，如血糖控制不佳还可加量至1.8mg/d
司美格鲁肽	①单药治疗，在饮食和运动基础上改善血糖控制 ②在饮食控制和运动基础上，接受二甲双胍和/或SU治疗血糖仍控制不佳的成人T2DM患者 ③降低T2DM成人患者的主要心血管不良事件（心血管死亡、非致死性心肌梗死或非致死性卒中）风险 ④初始BMI ≥ 30kg/m²；或27～30kg/m²，且存在至少一种体重相关合并症超重和肥胖症患者	①注射剂：起始剂量为一次0.25mg，一周1次。4周后，增至一次0.5mg，一周1次。再治疗至少4周后，可增至一次1mg，一周1次。不推荐一周剂量超过1mg ②片剂：起始剂量为一次3mg，一日1次，持续30日。30日后，剂量应增加至推荐维持剂量一次7mg，一日1次。最大推荐单次给药日剂量为14mg

第五节 调节骨代谢药物

考点 1 药物分类 ★★★

	类别	代表药物
钙剂、维生素D及其活性代谢物	钙剂	碳酸钙
	维生素D及其活性代谢物	维生素D、骨化三醇、阿法骨化醇、艾地骨化醇

续表

类别		代表药物
抑制骨吸收药	双膦酸盐类	阿仑膦酸钠、唑来膦酸、利塞膦酸钠、伊班膦酸钠、米诺膦酸
	雌激素类	替勃龙、雌激素、微粒化17β–雌二醇
	RANKL抑制剂	地舒单抗
	其他类	鲑降钙素、依降钙素、雷洛昔芬
促进骨形成药	甲状旁腺激素类似物	特立帕肽
	氟制剂	氟化钠、一氟磷酸二钠、一氟磷酸谷氨酰胺
	生长激素	
	骨生长因子	

第一亚类 钙剂、维生素D及其活性代谢物

考点 2 药理作用与作用机制 ★

1. 钙剂

（1）我国居民每日膳食约摄入元素钙400mg，故尚需补充元素钙500～600mg/d。

（2）补充钙剂需适量，超大剂量补充钙剂可能增加肾结石和心血管疾病的风险。

（3）需要关注持续大剂量补充元素钙和联合维生素D类药物后可能引发的高钙血症及高尿钙症的风险。对于有高钙血症和高尿钙患者，应充分评估泌尿系结石的风险，避免盲目补充钙剂。

2. 维生素D及活性维生素D

（1）来自膳食或皮肤合成的维生素D不具有生物活性，在肝脏中被酶催化成25-羟基维生素D（维生素D在血液循环中的主要形式），然后在肾脏中被催化成1,25-二羟维生素D（维生素D的活性形式）。

（2）骨化三醇$[1,25-(OH)_2-D_3]$和阿法骨化醇（$1\alpha-OH-D_3$）都是维生素D在人体内的活性代谢物。

（3）对于存在维生素D缺乏危险因素人群，有条件时应监测血清25（OH）D和甲状旁腺激素（PTH）水平以指导维生素D补充量。为维持骨健康，建议血清25（OH）D水平保持在20ng/ml（50nmol/L）以上。对于骨质疏松症患者，血清25（OH）D水平维持在30ng/ml以上更为理想，但当25（OH）D水平超过150ng/ml时有可能出现高钙血症。

考点 3 临床应用特点 ★

1. 维生素D 2022年版《中国居民膳食指南》中推荐60岁及以上成人维生素D每日摄入量（RNI）为600IU。维生素D缺乏或不足者、骨质疏松症和低骨量的高风险的患者可通过膳食或维生素D_3补充剂来摄取更多的维生素D，每日剂量1000～2000IU。

2. 活性维生素D及其类似物 升高血钙和血磷，有利于钙和磷以骨盐的形式沉积在骨组织上促进骨组织钙化，比普通维生素D更高效的升高血钙，利于快速纠正低钙血症。骨

骼效应明显，但不能纠正维生素 D 缺乏或不足，也不能提升体内 25（OH）D 的水平。活性维生素 D 及其类似物不需要肾脏 1α 羟化酶羟化即可发挥生理活性，更适用于老年人、肾功能减退及 1α 羟化酶缺乏或减少的患者，具有提高骨密度、减少跌倒、降低骨折风险的作用。

（1）骨化三醇：与肠壁细胞内的胞浆受体结合，促进肠细胞的钙转运，使肠钙吸收入血，纠正低血钙，缓解肌肉骨骼疼痛，并有助于恢复或降低过高的血清碱性磷酸酶和甲状旁腺激素的水平。①对于手术后甲状旁腺功能低下和假性甲状旁腺功能低下，骨化三醇可缓解低血钙及其临床症状。②对于绝经后及老年性骨质疏松症，维生素 D 依赖性佝偻病患者，血中骨化三醇水平降低或缺失，由肾脏合成的内源性骨化三醇不足，使用骨化三醇作为替代治疗。

（2）阿法骨化醇（1α-OH-D_3）：作用同骨化三醇：①增加小肠和肾小管对钙的重吸收，抑制甲状旁腺增生，减少甲状旁腺激素合成与释放，抑制骨吸收。②增加转化生长因子-β和胰岛素样生长因子-I合成，促进胶原和骨基质蛋白合成。③调节肌肉钙代谢，促进肌细胞分化，增强肌力，增加神经-肌肉协调性，减少跌倒倾向。口服经小肠吸收后，在肝内经25-羟化酶作用化为体内生物活性最强的骨化三醇，参与骨形成和骨吸收的代谢调节。

（3）艾地骨化醇：新型活性维生素 D 衍生物。

考点 4 典型不良反应和禁忌 ★★

1. 钙剂

（1）常见嗳气、便秘、腹部不适等。

（2）因服用牛奶及碳酸钙，或单用碳酸钙，偶可引发"奶-碱综合征"，表现为高钙血症、碱中毒及肾功能不全。

（3）大剂量服用或用药过量可出现高钙血症，表现为畏食、恶心、呕吐、便秘、腹痛、肌无力、心律失常。

（4）禁忌：①高钙血症及高钙尿症患者。②泌尿系含钙结石或泌尿系结石病史者。③使用钙剂可加重高钙血症，禁用于结节病患者。④服用强心苷类药物期间。

2. 维生素 D 及活性维生素 D

（1）中毒的早期体征与高血钙有关：常见软弱、嗜睡、头痛。少见关节周围钙化、肌肉酸痛、肌无力、骨痛、尿素氮及血肌酐升高。偶见头重、失眠、老年性耳聋、耳鸣、精神紊乱、记忆力下降、血压升高、心律不齐；罕见口渴、困倦。

（2）骨化三醇较普通维生素 D 更易引起高钙血症，高血钙早期肾功能的损害表现为多尿、烦渴、尿浓缩能力降低及蛋白尿。

（3）建议接受维生素 D 及活性维生素 D 治疗后第4周、第3个月、第6个月监测血钙和血肌酐浓度，以后每6个月监测1次。

（4）禁忌：①高钙血症有关的疾病。②有维生素 D 中毒迹象者。③过敏者。

考点 5 药物相互作用 ★

1. 钙剂

（1）与维生素D、避孕药、雌激素合用，增加钙的吸收。

（2）与含铝抗酸药同服，增多铝的吸收，减少钙的吸收；与氧化镁等有轻泻作用的抗酸剂合用或交叉应用，可减少嗳气、便秘等不良反应。

（3）与铁剂合用时，使铁剂的吸收减少。

（4）肾上腺皮质激素、异烟肼会减少钙的吸收，钙剂也影响异烟肼和肾上腺皮质激素的吸收。

（5）碳酸钙：减少苯妥英钠及四环素的吸收；避免与左甲状腺素钠、左氧氟沙星、环丙沙星、吉米沙星合用。

2.维生素D及活性维生素D

（1）活性维生素D与维生素D合用，可引发高钙血症。临床需要快速纠正低钙血症及严重维生素D缺乏状态时，可短期内同时使用活性维生素D与普通维生素D，甚至联合钙剂治疗，此时应严密监测血钙及尿钙。

（2）与噻嗪类利尿剂合用时，增加肾小管对钙的重吸收，易发生高钙血症。

（3）正在进行洋地黄类药物治疗的患者，应避免发生高钙血症诱发心律失常。

（4）与含钾药合用时，注意心律失常风险。

（5）血液透析的患者在使用骨化三醇时应避免合用含镁的制剂。

（6）与大剂量磷剂（如果糖二磷酸钠）合用，可诱发高磷血症。

（7）卡马西平、苯妥英钠、苯巴比妥和利福平等酶诱导剂可能会降低骨化三醇的疗效。

（8）和激素之间存在功能性拮抗的关系。维生素D类制剂能促进钙的吸收，而激素类制剂则抑制钙的吸收。

考点6 代表药品★

药品	适应证	临床应用注意
碳酸钙	预防和治疗钙缺乏症，如骨质疏松、手足抽搐症、骨发育不全、佝偻病，以及妊娠期、哺乳期、绝经期女性钙的补充	①妊娠期及哺乳期女性按需使用 ②长期大剂量补充时，应监测血钙及尿钙，避免高钙血症及泌尿系结石的风险 ③大量饮用含乙醇和咖啡因的饮料以及大量吸烟，均会抑制钙剂的吸收 ④大量进食富含纤维素的食物能抑制钙的吸收
骨化三醇	①绝经后及老年性骨质疏松 ②慢性肾衰竭尤其是接受血液透析患者的肾性骨营养不良症 ③术后甲状旁腺功能减退 ④特发性甲状旁腺功能减退 ⑤假性甲状旁腺功能减退 ⑥维生素D依赖性佝偻病 ⑦低血磷性维生素D抵抗型佝偻病等	①妊娠期女性应权衡利弊；哺乳期女性用药期间可哺乳 ②肾功能正常者应用时，应保证充足的液体摄入，预防脱水 ③儿童应避免使用 ④青年患者仅限于特发性和糖皮质激素过多引起的骨质疏松症

第二亚类　抑制骨吸收的药物

考点7 药理作用与作用机制★★★

1.双膦酸盐类

（1）目前临床上应用最为广泛的抗骨质疏松症药物，是焦膦酸盐的稳定类似物，与骨骼羟基磷灰石具有高亲和力，能够特异性结合到骨重建活跃部位，抑制破骨细胞功能，从而抑制骨吸收。

（2）作用机制：①直接改变破骨细胞的形态学，从而抑制其功能。②与骨基质理化结合，直接干扰骨骼吸收。③直接抑制骨细胞介导的细胞因子如IL-6、TNF的产生。

2. RANKL抑制剂（地舒单抗）

（1）RANKL与破骨细胞前体细胞和破骨细胞上的核因子kB受体活化因子（RANK）相互作用，引起破骨细胞系造血干细胞的活化、迁移、分化和融合，从而启动骨质吸收过程。

（2）地舒单抗（RANKL的全人源化单克隆抗体）是一种特异性RANKL抑制剂，能够抑制RANKL与其受体RANK结合，减少破骨细胞的形成、功能和存活，从而降低骨吸收、增加骨密度、改善骨强度，降低骨折发生风险。

3. 降钙素

（1）直接抑制破骨细胞的活性，从而抑制骨盐溶解，阻止钙由骨释出，而骨骼对钙的摄取仍在进行，因而可降低血钙。可对抗甲状旁腺素促进骨吸收的作用并使血磷降低。

（2）抑制肾小管对钙和磷的重吸收，使尿中钙和磷的排泄增加，血钙也随之下降。

（3）可抑制肠道转运钙。

（4）有明显的镇痛作用，对肿瘤骨转移、骨质疏松所致骨痛有明显治疗效果。

4. 选择性雌激素受体调节剂（SERMs）

（1）与雌激素受体（ER）结合后，在不同靶组织使ER空间构象发生改变，发挥类似或拮抗雌激素的不同生物效应。

（2）雷洛昔芬：①在骨骼与ER结合，发挥类雌激素的作用，抑制骨吸收，增加骨密度，降低椎体和非椎体骨折发生风险，产生抗骨质疏松作用。②在乳腺和子宫，发挥拮抗雌激素的作用，因而不刺激乳腺和子宫。

考点 8 临床应用特点 ★★★

1. 双膦酸盐类

药物	临床应用特点
阿仑膦酸钠	①第三代氨基双膦酸盐类骨代谢调节剂，抗骨吸收作用较依替膦酸二钠强1000倍，并且没有骨矿化抑制作用 ②在骨内的半衰期长，10年以上 ③口服，宜在早餐前空腹用200ml温开水送服，服药后30分钟内不宜进食和卧床，持续活动或保持上身直立30分钟后才可以躺卧 ④服药时不宜饮用牛奶、咖啡、茶、矿泉水、果汁和其他含钙饮料
唑来膦酸	①主要作用为抑制骨吸收，诱导破骨细胞凋亡，还可通过与骨的结合阻断破骨细胞对矿化骨和软骨的吸收 ②用于治疗骨质疏松可每年一次静脉给药，通常连续治疗3年后停药 ③重度肾功能损害（Ccr<35ml/min）禁用 ④首次静脉输注后可能出现一过性发热、骨痛、肌痛等"类流感样"症状，多在用药3日内自行缓解，症状明显者可予非甾体类解热镇痛药对症治疗

续表

药物	临床应用特点
利塞膦酸钠	①可增加骨质疏松症患者腰椎和髋部骨密度，降低椎体、非椎体和髋部骨折风险 ②国内被批准用于预防和治疗绝经后骨质疏松症，美国FDA还批准其治疗男性骨质疏松症和糖皮质激素性骨质疏松症（GIOP） ③和阿仑膦酸钠类似，口服用药，需至少餐前30分钟直立位服用，一杯（200ml左右）温开水送服，服药后30分钟内不宜卧床 ④肌酐清除率<30ml/min的严重肾功能损害患者应慎用，肌酐清除率≥30ml/min的患者不需要调整剂量

2. RANKL 抑制剂（地舒单抗）

（1）目前可用于人体治疗的活性最强的RANKL抑制剂。可持续增加绝经后骨质疏松症的骨密度，并降低椎体、非椎体及髋部骨折的风险。

（2）用于治疗骨折高风险的绝经后女性和男性骨质疏松症。

（3）不用于绝经前女性和儿童，也不用于预防骨质疏松。

（4）与双膦酸盐类药物的作用机制不同，地舒单抗不会在骨基质中沉积，其抑制骨转换的作用具有可逆性，停用地舒单抗会在相对较短时间内导致骨丢失，骨折风险升高，而停用双膦酸盐不会立即导致骨丢失，因此地舒单抗没有"药物假期"的概念。

（5）正在接受治疗的患者，不应随意停药；若因各种原因需要停用，建议转换至其他抗骨吸收药物治疗，如双膦酸盐类药物以减缓BMD下降及骨折风险增加。

3. 降钙素类

（1）对骨质疏松症相关的疼痛有镇痛作用，可抑制前列腺素的合成；通过中枢神经系统直接发挥中枢镇痛作用；与其具有β内啡肽作用有关；降钙素尚能抑制枸橼酸和乳酸溶酶体酶等疼痛因子的释放，并能增强其他止痛剂的效果。

（2）显著降低高代谢性骨病的骨钙丢失，如骨质疏松症和恶性骨质溶解症。

（3）依降钙素：人工合成的鳗鱼降钙素多肽衍生物的无菌水溶液，其主要作用是抑制破骨细胞活性，减少骨的吸收，防止骨钙丢失，同时由于骨骼不断从血浆中摄取钙，导致血钙降低。降血钙作用比人降钙素高10～40倍。

4. 选择性雌激素受体调节剂（雷洛昔芬）

与高亲和力的雌激素受体结合，引起不同组织的多种雌激素调节基因的不同表达，有选择性地激动或拮抗活性，因此对骨代谢产生激动效应，能够降低椎体骨折的发生率，保持骨量和增加骨矿盐密度。

考点9 典型不良反应和禁忌 ★★

1. 双膦酸盐类

（1）轻度胃肠道反应，常见反酸、上腹不适、腹胀、腹痛、腹泻、便秘、消化不良；有症状的胃食管反流病、食管炎及食管溃疡。也可见无症状性血钙降低、低磷酸盐血症、血肌酐升高、口腔炎、咽喉灼烧感。

（2）静脉注射唑来膦酸钠可致"类流感样"反应，表现为高热、肌肉酸痛等症状，可以给予对乙酰氨基酚以解热镇痛治疗。

（3）注射大剂量双膦酸盐时，由于高浓度快速注入，在血液中可能与钙螯合形成复合物，导致肾衰竭。

（4）接受双膦酸盐治疗的癌症患者中有发生颌骨坏死的报告，通常与拔牙和（或）局部感染伴愈合延迟相关。

（5）**非典型的股骨干骨折：如表现出大腿疼或腹股沟疼**，则应接受评估。

（6）禁忌：①中重度肾衰竭者。②骨软化患者。③妊娠期及哺乳期女性。④未纠正低钙血症者及严重的维生素D缺乏患者。⑤口服制剂禁用于存在食管排空延迟的食管异常患者和不能站立或坐直至少30分钟者；食管孔疝、消化性溃疡、皮疹者不宜应用，长期卧床者不能服用。

2. RANKL抑制剂（地舒单抗）

（1）**最常见：背痛、肢体疼痛和肌肉骨骼疼痛**，高胆固醇血症，以及膀胱炎。

（2）**严重低钙血症**：已有低钙血症的患者，在得到纠正之前不应使用地舒单抗。如果患者有发生低钙血症的危险因素，例如CKD、吸收不良综合征或甲状旁腺功能减退，则可能会出现重度低钙血症。

（3）会抑制骨重塑，可能引发不良结局例如**颌骨坏死（ONJ）、非典型股骨骨折**。

（4）发生了更多需要住院治疗的感染，如憩室炎、肺炎、非典型肺炎、阑尾炎、蜂窝织炎等感染。

（5）禁忌：①过敏者。②低钙血症患者。

3. 降钙素

（1）**常见面部及手部潮红、恶心、腹泻、腹痛、关节痛**。

（2）偶见面部发热感、胸部压迫感、心悸、视物模糊、咽喉部薄荷样爽快感、低钠血症、全身乏力、指端麻木、手足搐搦、尿频、水肿、哮喘发作。

（3）罕见过敏性休克，注射前应做皮试。

（4）注射部位偶见疼痛。

（5）大剂量作短期治疗时，少数患者易引起继发性甲状腺功能减退。

（6）禁忌：①妊娠期及哺乳期女性。②过敏者。

4. 选择性雌激素受体调节剂（雷洛昔芬）

（1）常见外周水肿、潮热、出汗、下肢痛性痉挛。

（2）罕见头痛、皮疹、类流感样综合征、血压升高。

（3）**治疗初始4个月内发生静脉血栓事件的危险性高**。

（4）禁忌：①妊娠期女性。②过敏者。③罹患以及既往有静脉血栓栓塞性疾病者。④肝功能不全包括胆汁淤积性黄疸者。⑤严重肾功能不全者。⑥难以解释的子宫出血者和有子宫内膜癌症状和体征者。

考点10 药物相互作用★

1. 双膦酸盐类

（1）钙补充制剂、抗酸药物和或含多价阳离子的口服药物可能会干扰双膦酸盐的吸收，**口服双膦酸盐后2小时内应避免食用高钙食品及含矿物质的保健品或抗酸剂**。

（2）非甾体抗炎药会引起胃肠道刺激，可加重口服双膦酸盐的消化道不良反应。

（3）与氨基糖苷类抗菌药物同时使用时，增加低钙血症的危险。

（4）唑来膦酸：①与显著影响肾功能的药物（氨基糖苷类或利尿剂）合用时应谨慎。②与沙利度胺合用可增加多发性骨髓瘤患者发生肾功能不全的风险。③与抗血管生成药合用可使颌骨坏死的发生率升高。

2. RANKL 抑制剂（地舒单抗）

（1）与特立帕肽联合治疗，可增加腰椎和髋部骨密度。

（2）不会和经CYP3A4代谢的药物产生相互作用。

（3）与糖皮质激素合并治疗是导致低钙血症的额外危险因素。

3. 降钙素

（1）含钙或其他金属离子（铝、镁、铁）药物，可影响鲑降钙素的吸收。

（2）与维生素D同用，可抵消降钙素对高钙血症的疗效。

（3）与氨基糖苷类抗菌药物合用，可诱发低血钙症。

（4）与双膦酸盐类骨吸收抑制剂合用，有可能急速降血钙，出现严重低钙血症。

4. 选择性雌激素受体调节剂（雷洛昔芬）

（1）与华法林或其他香豆素类衍生物合用时需要监测凝血酶原时间。

（2）不宜与考来烯胺同时服用，可显著减少雷洛昔芬的吸收和肠肝循环。

（3）可轻度增加激素结合球蛋白的浓度，包括性激素结合球蛋白（SHBG）、甲状腺素结合球蛋白（TBG）和皮质激素结合球蛋白（CBG），使相应的总的激素浓度增高，但并不影响游离激素的浓度。

考点 11 特殊人群用药 ★★

1. 双膦酸盐类

（1）促进钙元素在骨骼中矿化沉积，增加血钙向骨钙的转移，可能引发低钙血症，因此接受治疗前需要纠正低钙血症；治疗期间，应确保维生素D和元素钙的摄入充分，保障钙离子可以充分在骨骼重沉积矿化。但需要注意口服双膦酸盐制剂应避免和钙剂同一时间服用。

（2）唑来膦酸：①给药频率为一年1次（5mg），一次静脉输注须持续至少15分钟。②给药前应测定血清钙、25（OH）D和肌酐水平来评估患者有无低钙血症、维生素D缺乏和肾功能损害。血清25（OH）D>20ng/ml后才可输注双膦酸盐。用药前应确保患者处于正常水化状态。③与其他具有肾毒性的药物合用时应谨慎。

（3）无论口服还是静脉用双膦酸盐类，还需询问患者接下来是否有进行侵入性牙科操作（拔牙、种植牙）的计划，并讨论发生颌骨坏死的危险因素。

（4）可能与非典型股转子下和股骨骨干骨折相关，主要是长期接受治疗的患者。

2. RANKL 抑制剂（地舒单抗）

（1）具有生殖毒性，女性患者避免在接受治疗期间及治疗结束后至少5个月内妊娠。妊娠期、哺乳期禁用。

（2）肾功能损害患者不需要调整剂量，但重度肾功能损害患者（肌酐清除<30ml/min）或接受透析的患者发生低钙血症的风险更高。

（3）老年用药（年龄>65岁）不需要调整剂量。

（4）应用前需对患者血钙水平进行评估，已经出现低钙血症的患者要先纠正低钙血症。所有接受治疗的患者，需同时补充足量的钙剂和维生素D，在治疗期间需要监测血钙水平。

（5）颌骨坏死的风险可能会随治疗时间的延长而增加。建议开始治疗前，对需要进行侵入性牙科治疗的患者给予提醒。

（6）用药期间需注意有无大腿、髋部或腹股沟疼痛症状，若有上述症状，需进一步评估是否发生了非典型股骨骨折。

3.降钙素

（1）治疗骨质疏松症时，需要同时补充钙剂和维生素D，以确保血钙向骨钙的转移，不会出现低钙血症。但用于治疗高钙血症时，应注意钙剂和维生素D升高血钙，拮抗降钙素降低血钙的作用。

（2）皮下或肌内注射或静脉滴注后可致面部、手部潮红。

（3）降钙素为多肽制剂，故应对过敏既往史及药物过敏症等进行详细问诊。一般情况下，鲑降钙素治疗前不需要做皮试，但怀疑过敏者应考虑在治疗前进行皮试。

（4）鲑降钙素和依降钙素可能诱发哮喘发作，由小剂量开始在2周内逐渐加量。

（5）鲑降钙素：①鉴于鼻喷剂型鲑降钙素具有潜在增加肿瘤风险的可能，鲑降钙素连续使用一般不超过3个月。②长期使用鼻喷剂可能产生抗体，通常并不影响临床疗效。③可能导致疲劳、头晕和视物障碍，影响患者的反应能力。

（6）依降钙素：①在睡前使用或用药前给予抗呕吐药可减轻不良反应。②用于骨质疏松症及骨质疏松引起的疼痛时，用药以6个月为目标，不得长期使用。

4.选择性雌激素受体调节剂（雷洛昔芬）

（1）可能增加静脉血栓栓塞事件的危险性，对正在或既往患有血栓、静脉血栓栓塞性疾病者，包括深静脉血栓、肺栓塞、视网膜静脉血栓者禁用。

（2）仅用于绝经后女性（绝经超过2年的女性），不适用于男性患者。

（3）高甘油三酯血症史者使用时应监测血清甘油三酯水平。

（4）乳腺癌患者只有已完成针对其乳腺癌的治疗后再应用本品进行骨质疏松症防治。

考点12 代表药品★

药品	适应证	用法用量
阿仑膦酸钠	①绝经后女性骨质疏松症，预防髋部和脊柱骨折 ②男性骨质疏松症，预防髋部和脊椎骨折	口服，一次10mg，一日1次，早餐前至少30分钟空腹用200ml温开水送服；或一次70mg，一周1次。连续6个月为1个疗程
唑来膦酸	①恶性肿瘤溶骨性骨转移引起的骨痛 ②多发性骨髓瘤引起的骨骼损害 ③恶性肿瘤引起的高钙血症 ④绝经后女性骨质疏松症 ⑤变形性骨炎（Paget病）	绝经后女性骨质疏松症：静脉滴注，一次5mg，一年1次

续表

药品	适应证	用法用量
地舒单抗	①骨折高风险的绝经后女性的骨质疏松症（可显著降低椎体、非椎体和髋部骨折的风险） ②骨折高风险的男性骨质疏松症	**皮下注射**：推荐剂量为60mg，单次皮下注射，每6个月给药1次，注射部位为大腿、腹部或上臂部
鲑降钙素	①绝经后骨质疏松症及老年骨质疏松症 ②乳腺癌、肺或肾癌、骨髓瘤和其他恶性肿瘤骨转移所致的大量的骨溶解和高钙血症 ③各种骨代谢疾病所致的骨痛 ④甲状腺功能亢进、缺乏活动或维生素D中毒导致的变应性骨炎、变形性骨炎、高钙血症和高钙血症危象	①皮下或肌内注射：用于绝经后或老年骨质疏松症 ②鼻内用药：一次100IU，一日1~2次；或一次50IU，一日2~4次；或隔日200IU，连续12周为1个疗程。为防止骨质进行性丢失，治疗期间根据病情，一日补充钙剂0.5~1.0g，维生素D 400单位 ③静脉滴注：用于高钙血症危象的紧急处理
雷洛昔芬	预防绝经后女性的骨质疏松症	**口服**：一日60mg，**一日中任何时候服用，不受进餐的限制。**老年人无需调整剂量

第三亚类　促进骨形成的药物

考点13 药理作用与作用机制★★

甲状旁腺激素（PTH）的生理学作用：直接作用于成骨细胞刺激骨骼形成，间接增加肠道钙的吸收，增加肾小管钙的重吸收和增强磷酸盐在肾脏的排泄。

（1）PTH的作用在于通过刺激肾小管对钙重吸收和骨吸收，将血清离子型钙浓度波动维持在一个狭窄范围内。

（2）长期高血清浓度的PTH会导致骨吸收，而间断给予重组人PTH（全长1~84多肽或1~34片段）刺激骨形成的能力强于骨吸收。

考点14 临床应用特点★

PTH可以增加骨密度（BMD），降低骨折风险。但通常不作为治疗或预防骨质疏松的一线药物（费用、皮下给药途径、长期应用的安全性问题及有其他药物可用）。

特立帕肽：人内源性PTH的活性片段（1~34），国内唯一被批准的上市药物，用于治疗绝经后女性骨质疏松，对于男性骨质疏松也有效。每天一次注射，可优先刺激成骨细胞活性，增加新骨在松质骨和皮质骨表面的积聚。国内目前特立帕肽疗程仍限制在24个月，停药后序贯骨吸收抑制剂治疗以维持或增加骨密度，持续降低骨折发生风险。

考点15 典型不良反应和禁忌★

1.典型不良反应

（1）常见体重增加、心脏杂音、碱性磷酸酯酶升高、心悸、低血压；贫血、眩晕，头痛、恶心、呕吐、食管裂孔疝；呼吸困难；出汗增加；肌肉痛性痉挛；高胆固醇血症；抑郁；疲乏、胸痛、无力。

（2）注射部位一过性轻微反应（疼痛、肿胀、红斑、局部擦伤、瘙痒和注射部位轻微出血）。

（3）严重的过敏反应（急性呼吸困难、面部水肿、全身性荨麻疹、外周水肿）。

2. 禁忌

（1）妊娠期及哺乳期女性。过敏者。

（2）高钙血症患者。严重肾功能不全患者。不明原因的碱性磷酸酯酶升高。

（3）除原发性骨质疏松和糖皮质激素诱导的骨质疏松以外的其他骨骼代谢疾病。

（4）之前接受过外照射或骨骼植入放射性治疗的患者。

（5）原发性或继发性甲状旁腺功能亢进症患者，即使其BMD水平较低。

（6）治疗范围应排除骨恶性肿瘤或伴有骨转移的患者。

考点16 特殊人群用药★

（1）肝功能不全、中度肾功能不全、活动性或新发尿石症的患者慎用。

（2）可能发生一过性体位性低血压，于最初几次给药时，患者处于俯卧位后可缓解，不妨碍继续治疗。

（3）血钙正常的患者注射后发现血钙浓度有一过性的轻微升高。由于特立帕肽能瞬时提高血钙水平，因此使用洋地黄的患者应慎用。

考点17 代表药品★

药品	适应证	用法用量
特立帕肽	骨折高发风险的绝经后女性骨质疏松症（可显著降低绝经后女性椎骨和非椎骨骨折风险，但对降低髋骨骨折风险的效果尚未证实）	皮下注射：推荐剂量为一日20μg，注射部位应选择大腿或腹部。应指导患者使用正确的注射方法。治疗的最长时间为24个月。患者终身仅可接受一次为期24个月的治疗

第六节　减重药

考点1 药物分类★★★

类别	代表药物
脂肪酶抑制剂	奥利司他
GLP-1RA	利拉鲁肽、司美格鲁肽、贝那鲁肽
GLP-1/GIP双受体激动剂	替尔泊肽

考点2 药理作用与作用机制★★

1. 奥利司他

（1）长效和强效的特异性胃肠道脂肪酶抑制剂，通过与胃和小肠腔内胃脂肪酶和胰脂肪酶的活性丝氨酸部位形成共价键使酶失活而发挥治疗作用，失活的酶不能将食物中的脂肪（主要是甘油三酯）水解为可吸收的游离脂肪酸和单酰基甘油。未消化的甘油三酯不能被身体吸收，从而减少热量摄入，控制体重。

（2）无需通过全身吸收发挥药效。

（3）**可改善血糖、血脂及血压**，有效性和安全性良好，是目前首选的口服减肥药。

2. GLP-1RA

（1）我国将该类药物中减重优势明显、安全性良好的利拉鲁肽、贝那鲁肽、司美格鲁肽批准用于治疗原发性肥胖症患者。

（2）体重减轻主要由于GLP-1能**减慢胃排空**，以及引起恶心和呕吐；以及通过**影响大脑食欲中枢来增加饱腹感**来减少热量摄入。

（3）**贝那鲁肽**：即人重组GLP-1（7-36），是通过基因工程技术获得，其活性成分的氨基酸序列与人体内GLP-1完全相同。

（4）**替尔泊肽**：首个且目前唯一的葡萄糖依赖性促胰岛素多肽（GIP）受体和GLP-1受体的双靶点激动剂（GIP/GLP-1受体激动剂）。

考点3 临床应用特点★

1.奥利司他 在我国被批准用于**超重（BMI为25~28kg/m^2）或肥胖症（BMI≥28kg/m^2）患者的减重治疗**。

2. GLP-1RA

（1）**贝那鲁肽：GLP-1RA的短效制剂**。代谢非常快，半衰期约为11分钟，可有效控制餐后2小时内血糖。需一日3次，随餐给药，模拟天然GLP-1分泌模式，符合正常人的生理节律。

（2）**利拉鲁肽：GLP-1RA的长效制剂**。一天1次皮下注射，用于成人减重最高剂量为每日3mg。

（3）**司美格鲁肽：GLP-1RA的长效制剂**。每周1次皮下注射，初始治疗1~4周耐受后进入剂量递增期。

（4）替尔泊肽：长效减重制剂。皮下注射，每周1次。

考点4 典型不良反应和禁忌★

药品	典型不良反应	禁忌
奥利司他	常见：腹胀，脂肪泻 罕见：肝衰竭	慢性吸收不良综合征、胆汁淤积症，继发性肥胖（如甲状腺功能减退），器官移植以及服用环孢霉素者
利拉鲁肽（最高剂量3mg）	罕见/可能：胰腺炎	有甲状腺髓样癌的个人或家族史的，或患有多发性内分泌腺瘤病2型的患者
贝那鲁肽	常见：恶心、呕吐、便秘 罕见/可能：胰腺炎	过敏者
司美格鲁肽（最高剂量2.4mg）		有甲状腺髓样癌的个人或家族史的患者，或患有多发性内分泌腺瘤病2型的患者
替尔泊肽（最高剂量15mg）		有甲状腺髓样癌的个人或家族史的患者，或患有多发性内分泌腺瘤病2型的患者

考点5 药物相互作用★

1.奥利司他

（1）**使脂溶性维生素的吸收减少**。如正在服用含有维生素A、维生素D和维生素E制剂，应在服用本品2小时后或在睡前服用。

（2）2型糖尿病患者可能需减少口服降糖药（如SU）的剂量。

（3）与环孢素联合用，可造成后者血浆浓度的降低。

（4）与胺碘酮合用时，可导致后者吸收减少而降低疗效。

（5）联合服用奥利司他和抗凝血药时，会产生凝血酶减少，INR增加。

2. 贝那鲁肽

（1）目前尚缺乏系统研究贝那鲁肽与其他药物的相互作用。建议患者在注射本品前至少1小时服用这些药物。如果需要与食物同服，在本品注射的间隔服用。

（2）可能出现腹泻，间接影响同时口服的药物的吸收。

考点6 特殊人群应用时的注意事项及监护要点（奥利司他）★

（1）妊娠期女性禁用；哺乳期女性不应服用。

（2）第一次使用前应咨询医师，定期到医院检查。尤其是伴发高血脂、高血压、糖尿病和中度以上脂肪肝的患者。

（3）不推荐BMI $\leq 24kg/m^2$ 的人群使用。

（4）服用时应尽量减少摄入脂肪含量高的食物。

（5）服用时应注意结合运动和控制饮食。

（6）没有证据证明加大用量后能增强疗效，不要擅自增加用量。

（7）18岁以下儿童应在医师指导下使用。

（8）服用后出现任何肝功能障碍症状和体征，应立即停用并检验肝功能。

考点7 代表药品★

药品	适应证	用法用量
奥利司他	结合微低热能饮食适用于肥胖和体重超重者，包括已出现与肥胖相关的危险因素的患者的长期治疗	口服：①成人：餐时或餐后1小时内服0.12g（胶囊1粒）。如果有一餐未进或食物中不含脂肪，则可省略1次服药。②老年人、肝肾功能不全者，无需调整剂量

第七节　性激素类

第一亚类　雌激素类

考点1 药物分类★★

类别	代表药物	特点
天然雌激素	雌二醇、雌酮、雌三醇	卵巢、肾上腺皮质和胎盘所产生的雌激素 雌二醇活性最强，雌三醇活性最弱
雌激素合成衍生物	炔雌醇（乙炔雌二醇） 戊酸雌二醇	以雌二醇为母体结构的合成衍生物
全合成雌激素	己烯雌酚	全合成的非甾体化合物

考点 2 药理作用与作用机制★★

1. 生殖系统

（1）对女性性器官、第二性征和乳腺的发育和维持具有决定性的作用，能够控制子宫和附件的部分功能（特别是子宫内膜的增殖、蜕膜的发育以及宫颈和阴道的周期改变）。

（2）在妊娠晚期它可以增加子宫肌肉的自发活动性以及其对催产药物的反应。

（3）小剂量的雌激素，刺激促性腺激素分泌，从而促进排卵；大剂量的雌激素通过负反馈机制，通过减少下丘脑促性腺激素释放激素（GnRH）的释出，导致卵泡刺激素（FSH）和黄体生成激素（LH）从垂体的释放也减少，从而抑制排卵。

2. 心血管　①增加一氧化氮和前列腺素的合成，舒张血管，抑制血管平滑肌细胞的异常增殖和迁移，并且通过减轻心肌缺血 – 再灌注损伤、抗心律失常等作用发挥保护心脏的功能。②激活肾素 – 血管紧张素系统，可致轻度的水钠潴留和血压升高。

3. 神经系统　促进神经细胞的生长、分化、存活与再生，并且促进神经胶质细胞的发育及突触的形成。

4. 代谢　促使细胞合成 DNA、RNA 和相应组织内各种不同的蛋白质，对代谢产生直接影响，包括骨密度、血脂、血糖及蛋白。①显著增加儿童骨骼的钙盐沉积，促进长骨骨骺愈合；能增加成人骨量，改善骨质疏松。②大剂量能升高血清甘油三酯、磷脂和高密度脂蛋白，降低血清胆固醇和低密度脂蛋白。③降低糖耐量导致血糖的异常升高。

5. 其他　①增加凝血因子Ⅱ、Ⅲ、Ⅸ、Ⅹ的活性，从而促进血液凝固，增加纤溶活性。②结缔组织内胶原分解减慢，使表皮增殖，保持皮肤弹性及改善皮肤血液供应。

6. 雌激素受体（ER）　有 ERα 与 ERβ 2 种亚型。ERα 在女性生殖器官表达最多，也存在于乳腺、下丘脑、内皮细胞和血管平滑肌。ERβ 表达最多的组织是前列腺和卵巢。雌激素信号转导有经典的核启动的类固醇信号转导，以及膜启动的类固醇信号转导和 G 蛋白偶联的 GPER 信号转导。

考点 3 临床应用特点★★★

（1）激素替代治疗：治疗围绝经期综合征，减轻更年期综合征症状。

（2）对骨的作用：剂量依赖增加骨密度，阻止绝经早期的骨丢失，在绝经前 5 ~ 10 年内开始应用对预防骨质疏松症效果最佳。但相关的血栓风险、脑卒中、乳腺癌的发病风险都有所增加（目前限制激素疗法仅作短期治疗的主要原因）。

（3）用于原发性或继发性的卵巢功能低下的患者进行替代治疗，可以促进子宫、外生殖器及第二性征的发育。与孕激素合用，可产生人工月经。对于功能性子宫出血，可促进子宫内膜增生，修复出血创面而止血，也可以适当配伍孕激素，以调整月经周期。

（4）雌激素可缓解绝经后晚期乳腺癌不宜手术患者的症状，但绝经期前乳腺癌患者禁用，因为雌激素可促进肿瘤的生长。

（5）雌激素可通过皮肤、黏膜、皮下、肌肉等各种途径吸收。吸收后经血流和组织液转运到靶细胞，能与甾体激素结合球蛋白（SHBG）特异结合。其余大量与血浆白蛋白结合。游离部分能与组织内特异性受体蛋白在雌激素反应组织中结合，形成"活化"的复合体，后者具有多种功能。

考点4 典型不良反应和禁忌 ★★

1. 典型不良反应

（1）常见：腹部绞痛或胀气；食欲缺乏；恶心；踝及足水肿；乳房胀痛和（或）肿胀；体重增加或减少。大多在持续用药后会耐受，症状会减轻。

（2）少见或罕见：阴道不规则流血、点滴出血、突破性出血、长期出血不止或闭经、困倦、尿频或排尿疼痛。可能导致患者难以耐受，必要时可能需要停药。

（3）出现严重或突发的头痛，动作突然失去协调，不自主性动作（舞蹈病），胸、上腹（胃）、腹股沟或腿痛，尤其是腓肠肌痛，臂或腿无力或麻木；突然发生原因不明的呼吸急促；突发失语或发音不清，视力突然改变（眼底出血或血块），血压升高，乳腺出现小肿块，精神抑郁，眼结膜或皮肤黄染，肝炎或胆道阻塞，皮疹，黏稠的白色凝乳状阴道分泌物（外阴阴道念珠菌病）。需要停药并进行对症处理，并重新评估雌激素治疗的风险。

2. 禁忌

（1）已知或怀疑患有乳腺癌、雌激素依赖性肿瘤者。

（2）急性血栓性静脉炎或血栓栓塞者。

（3）过去使用雌激素时，曾伴有血栓性静脉炎或血栓栓塞史者。

（4）有胆汁淤积性黄疸史者。

（5）未明确诊断的阴道不规则流血者。

（6）妊娠早期不要使用己烯雌酚，全身用药可能导致胎儿畸形，阴道用药也应注意。用药后所分娩女婴可发生生殖道异常。

（7）可经乳汁分泌，并可抑制泌乳，哺乳期女性禁用。

考点5 药物相互作用 ★★

（1）与抗凝药同用时，可降低抗凝效应。

（2）与卡马西平、苯巴比妥、苯妥英钠、扑米酮、利福平等同时使用，可减低雌激素的效应。

（3）与三环类抗抑郁药同时使用，大剂量可增强抗抑郁药的不良反应。

（4）与抗高血压药同时使用，可减弱抗高血压的作用。

（5）可降低他莫昔芬的治疗效果。

（6）可增加钙剂的吸收。

考点6 特殊人群用药 ★★★

（1）在启动治疗前，必须采集患者完整的个人病史和家族史。治疗期间进行定期检查。必须告知女性患者，发生乳腺癌、子宫内膜癌、子宫颈癌和阴道癌的风险可能是使用雌激素和口服避孕药的主要关注问题。

（2）雌激素的治疗对诊断可能形成干扰：①美替拉酮试验反应减低。②去甲肾上腺素导致的血小板凝聚力可增加。③用血清蛋白结合碘（PBI）测试甲状腺功能，T_4 的结合增加；T_3 血清树脂的摄取减低，这是由于血清甲状腺结合球蛋白（TBG）增多。

（3）长期服用雌激素者需每6～12个月体检1次或遵医嘱定期检查血压、肝脏功能；定期评估静脉血栓栓塞风险、糖尿病及代谢综合征风险、潜在的肿瘤风险；每年常规评估子宫内膜及阴道脱落细胞情况。

（4）应用最低有效量，时间尽可能缩短，以减少可能发生的不良反应。

（5）女性子宫切除后患者，通常采用周期性治疗，即用药3周后停药1周，相当于自然月经周期中雌激素的变化情况；有子宫的女性，为避免过度刺激，可在周期的最后10～14日加用孕激素，模拟自然周期中激素的节律性变化浓度。

（6）长期或大量使用者，当停药或减量时须逐步减量。

考点7 代表药品★

药品	适应证
戊酸雌二醇	①补充雌激素不足，如萎缩性阴道炎、女性性腺功能减退症、外阴阴道萎缩、绝经期血管舒缩症状、卵巢切除、原发性卵巢衰竭等 ②晚期前列腺癌（乳腺癌、卵巢癌患者禁用） ③与孕激素类药物合用，能抑制排卵，可作避孕药

第二亚类　孕激素类

考点8 药理作用与作用机制★★★

天然孕激素主要指由黄体分泌的黄体酮（又称孕酮），睾丸和肾上腺皮质也能少量分泌。

（1）孕激素最主要的作用靶点是生殖系统：①月经后期，黄体酮在雌激素作用的基础上，促进子宫内膜继续增厚、充血、腺体增生并且产生分支，由增殖期转为分泌期，有利于受精卵的着床和胚胎的发育；妊娠期，降低子宫对缩宫素的敏感性，抑制子宫平滑肌的收缩，有保胎作用；抑制子宫颈管腺体分泌黏液，从而减少精子进入子宫。②抑制输卵管的节律性收缩和纤毛的生长；加快阴道上皮细胞的脱落。

（2）与雌激素共同促进乳腺腺泡的发育，为哺乳提供基础条件。

（3）大剂量黄体酮还可抑制腺垂体LH的分泌，从而抑制排卵。

（4）黄体酮与醛固酮结构相似，通过竞争性对抗醛固酮的作用，产生一定的利尿作用；促进蛋白质的分解，增加尿素氮的排泄；增加血中低密度脂蛋白。

（5）黄体酮是肝药酶诱导剂，可以促进药物的代谢。

（6）黄体酮还可通过下丘脑体温调节中枢影响散热过程，轻度升高体温。

（7）体内黄体酮的受体主要有2种：PRA和PRB，黄体酮与其受体结合后，可使受体磷酸化，征集辅助激活因子，或者直接与通用转录因子相互作用，从而引起蛋白构象发生改变，而发挥治疗效应。PRB介导黄体酮的刺激反应，而PRA则能抑制其效应。

考点9 临床应用特点★★

临床应用的孕激素均系人工合成品或其衍生物。

（1）单独或与雌激素联合用于避孕。

（2）与雌激素联合用于围绝经期综合征的激素替代疗法。

（3）治疗功能性子宫出血。

（4）使用雌、孕激素复合避孕药来抑制子宫痉挛性收缩，改善痛经症状。

（5）长周期大剂量使用孕激素（如炔诺酮片）可使异位的子宫内膜萎缩退化，用于治疗子宫内膜异位症。

（6）对于黄体功能不足所导致的流产，可以使用大剂量孕激素类药物来安胎。

（7）继发性闭经的诊断，给予闭经女性口服孕酮5～7日，如果存在有内源性雌激素，则会发生撤退性出血。

考点 10 典型不良反应和禁忌 ★★

1. 典型不良反应

（1）常见：子宫出血、经量的改变，甚至停经。用药过程中可见肠道反应，食欲缺乏、恶心、呕吐；头痛、乳房胀痛及腹痛。有些不良反应与雄激素活性有关，如性欲改变、多毛或脱发、痤疮、液体潴留和水肿、体重增加。

（3）长期大剂量还可以引发肝功能损害；也可能导致缺血性心脏病发病率升高。

（4）与雌激素–孕激素替代治疗相关性不良反应：乳腺癌、子宫内膜增生、子宫内膜癌、性激素依赖性肿瘤（恶性/良性）、静脉血栓形成、心肌梗死等。

2. 禁忌 ①心血管疾病和高血压者。②肝、肾功能不全者；如胆囊疾病及肝脏肿瘤（现病史或既往史）患者伴发严重肝功能障碍。③糖尿病患者。④哮喘患者。⑤癫痫及偏头痛患者。⑥未明确诊断的阴道出血患者。⑦有血栓栓塞病史（晚期癌瘤治疗除外）患者。⑧已知或疑有孕激素依赖性肿瘤。⑨妊娠期或应用性激素时产生或加重的疾病或症状，如严重瘙痒症、阻塞性黄疸。⑩其他：Dubin-Johnson 综合征、Rotor 综合征、妊娠期疱疹、血卟啉症和耳硬化症等。

考点 11 药物相互作用 ★

1. 黄体酮 主要由人体肝脏微粒体中的细胞色素 P450 酶代谢，酮康唑是细胞色素 P450 酶的抑制剂，因此，酮康唑或其他细胞色素酶的抑制剂可能增加黄体酮的血药浓度。

2. 甲羟孕酮

（1）联合巴比妥、苯妥英、扑米酮、卡马西平、利福平和灰黄霉素等酶诱导剂治疗会增加肝脏的分解代谢。

（2）能抑制环孢霉素代谢，从而增加血浆环孢霉素浓度，增加其毒性作用。

（3）在某些患者中观察到应用孕激素时会出现糖耐量减低。其机制不明。因此，糖尿病患者在接受孕激素治疗期间应严密观察。

（4）主要通过CYP3A4的羟基化作用进行代谢。

考点 12 特殊人群用药 ★★

（1）妊娠初始4个月内慎用孕酮类，不宜用作早孕试验。

（2）黄体酮：FDA 口服给药B，用于先兆流产和习惯性流产。

（3）甲羟孕酮：禁用于妊娠女性；治疗期间避免哺乳。FDA 肠道外给药X。人工合成的孕酮因有胎儿致畸问题，必须慎用。

（4）地屈孕酮：用于孕激素缺乏所致先兆性流产或习惯性流产，但是仍需要关注地屈孕酮导致尿道下裂和延迟分娩的风险。母乳喂养期间不应使用地屈孕酮。

（5）长期给予孕激素：应按28日周期计算孕激素的用药日期；需注意检查肝功能，特别注意乳房检查；女性应戒烟。

（6）有抑郁症史者慎用孕酮类药物。

考点13 代表药品★

药品	适应证
黄体酮	①月经失调，如闭经和功能失调性子宫出血、黄体功能不全、先兆流产和习惯性流产及经前期紧张综合征的治疗 ②用于激素替代疗法与雌激素联合应用 ③用于宫内节育器缓释孕激素药物
甲羟孕酮	①月经不调、功能失调性子宫出血及子宫内膜异位症等 ②注射液可用作长效避孕药 ③用于绝经期后乳腺癌及子宫内膜癌
地屈孕酮	①痛经 ②子宫内膜异位症 ③继发性闭经 ④月经周期不规则 ⑤功能失调性子宫出血 ⑥经前期紧张综合征 ⑦孕激素缺乏所致先兆流产或习惯性流产 ⑧黄体功能不全所致不孕症

第三亚类　性激素类避孕药

考点14 药物分类★★★

类别		代表药物
口服短效避孕药		炔诺酮、甲地孕酮、炔诺孕酮、左炔诺孕酮等孕激素，可与炔雌醇、戊酸雌二醇组成各种复方制剂 去氧孕烯、孕二烯酮
长效避孕药	口服长效避孕药	左炔诺孕酮、氯地孕酮与炔雌醚配伍 （每月口服1次）
	注射长效避孕针	复方己酸羟孕酮注射液、复方庚酸炔诺酮注射液 （每月1次）
	埋植剂	左炔诺孕酮埋植剂 （低量恒定缓慢释药，有效期5年）
	含药阴道环	左炔诺孕酮避孕环和甲硅环 （低量恒定缓慢释放，有效期3～12个月）
	含药宫内节育器	孕酮节育器（缓释，有效期5年）
紧急避孕药 （事后避孕药）	大剂量孕激素	左炔诺孕酮
	抗孕激素药物	米非司酮

考点 15 药理作用与作用机制 ★★★

包含雌激素和孕激素的复方避孕药是普遍使用的最有效的避孕药类型，也经常被称为激素性避孕药或甾体避孕药。

（1）具有高度有效、使用方便、停药后恢复生育能力快、可调节月经周期、降低某些癌症发病率等优点。

（2）复方避孕药对排卵有显著的抑制作用，避孕成功率可高达90%以上。外源性的雌激素通过负反馈机制抑制下丘脑GnRH的释放，减少FSH的分泌，使卵泡的生长成熟过程受到抑制，同时孕激素又可抑制LH的释放，两者发生协同作用而进一步抑制排卵的发生。

（3）复方避孕药可增加宫颈黏液的黏稠度使精子不易于进入子宫宫腔，还可抑制子宫内膜的正常增殖，促使其逐渐萎缩，最终使受精卵着床困难。

（4）复方口服避孕药还可以影响子宫及输卵管平滑肌的正常生理活动，使受精卵难以在适当的时间到达子宫；还可抑制黄体内甾体激素的生物合成等。复方口服避孕药在排卵前、排卵期及排卵后服用，均可影响孕卵着床。

考点 16 临床应用特点 ★★

1. 口服短效避孕药　大多由孕激素和雌激素配伍组成的口服制剂。

（1）去氧孕烯（强效孕激素）和孕二烯酮无雄激素作用，不降低HDL，抗雌激素活性亦强于炔诺酮和左炔诺孕酮。

（2）避孕服药须严格按说明书，每日同一时间规律服药。漏服后，应在想起时尽快补服一片。

（3）复方口服避孕药在满足避孕需求的同时，也经常用于兼有月经紊乱，痛经、经前期综合征和月经过多的患者。临床也用于治疗多囊卵巢综合征、特纳综合征，也可能用于子宫内膜异位症，含无雄激素作用的孕激素的复方口服避孕药可用于治疗痤疮和多毛症。

2. 长效避孕药　多为复方制剂，主要由长效孕激素与长效雌激素配伍或通过剂型改变而达到长效避孕的目的。

3. 紧急避孕药

（1）主要通过抑制排卵来达到避孕目的。

（2）紧急避孕药是避孕失误的紧急补救避孕药，不是引产药。越早服用越好。可在月经周期任何时间服用。不宜作为常规避孕药。

（3）紧急避孕药分两种：①大剂量孕激素左炔诺孕酮：抑制、延迟排卵和抑制子宫内膜。②米非司酮：抗孕激素药物，无孕激素、雌激素、雄激素和抗雌激素活性；但能与孕酮受体结合，对子宫内膜孕酮受体亲和力比黄体酮强5倍。主要通过影响子宫内膜着床期的正常生理变化，干扰孕卵着床过程，降低着床率，避免妊娠；临床也利用该药的抗早孕作用与米索前列醇片序贯合并使用，用于终止停经49日内的妊娠。

考点 17 典型不良反应和禁忌 ★★

1. 典型不良反应

药物		典型不良反应
口服短效避孕药	左炔诺孕酮	①偶见轻度恶心、呕吐 ②左炔诺孕酮宫内节育系统放置后，月经模式会发生改变，出血时间延长或不规则出血，月经稀发 ③左炔诺孕酮硅胶棒可引发月经紊乱（月经过频、经期延长、月经稀发、闭经或点滴出血等）、类早孕反应（恶心、头晕、乏力、嗜睡等），乳房胀痛，偶见体重增加、血压上升、痤疮、精神抑郁或性欲改变等
	去氧孕烯	①使用初期会出现一些轻度的反应，如恶心、头痛、乳房胀痛以及在月经周期中点滴出血 ②少见呕吐、腹痛、腹泻、情绪低落、情绪改变 ③罕见不能耐受隐形眼镜 ④可能出现乳房溢乳、阴道分泌物改变，性欲改变等；各种皮肤不适及过敏反应；体液潴留、体重改变
	孕二烯酮	恶心、呕吐、头痛、体重增加、乳房胀痛等
长效避孕药	羟孕酮	恶心、呕吐、头晕、乏力、乳胀、疲乏等
	庚酸炔诺酮	恶心、呕吐、食欲缺乏、乳房胀痛、头晕、乏力、嗜睡等
紧急避孕药	米非司酮	轻度恶心、呕吐、眩晕、乏力、下腹痛、肛门坠胀感和子宫出血等

2. 禁忌

药物		禁忌
口服短效避孕药	左炔诺孕酮	乳腺癌、生殖器官癌、肝功能异常或近期有肝病或黄疸史、静脉血栓病、脑血管意外、高血压、心血管病、糖尿病、高脂血症、精神抑郁及40岁以上女性
	去氧孕烯	①严重肝功能障碍 ②血栓形成或栓塞性疾病 ③伴血管损害的糖尿病、严重异常脂蛋白血症等代谢性疾病 ④严重高血压病 ⑤性激素依赖的生殖器官或乳腺恶性肿瘤 ⑥肝脏肿瘤 ⑦不明原因的阴道出血 ⑧已妊娠或怀疑妊娠、哺乳期女性
	孕二烯酮	乳腺癌、生殖器官癌、肝功能不全或近期有肝病或黄疸史、阴道异常出血、镰状细胞性贫血、深静脉血栓形成、脑血管意外、高血压、心血管病、高脂血症、抑郁症、妊娠期及哺乳期女性
长效避孕药	羟孕酮	有肝、肾疾病的患者、心血管疾病和血栓史、高血压、糖尿病、甲状腺功能亢进、精神病或抑郁症、高血脂、子宫肌瘤、乳房肿块患者及妊娠期女性
紧急避孕药	米非司酮	①有心、肝、肾脏疾病及肾上腺皮质功能不全者 ②有使用前列腺素类药物禁忌者（如青光眼、哮喘及对前列腺素类药物过敏等） ③带宫内节育器妊娠和怀疑异位妊娠者 ④年龄超过35岁的吸烟女性

考点 18　药物相互作用 ★

药物	药物相互作用
左炔诺孕酮	与苯巴比妥、苯妥英钠、利福平、利福布汀、卡马西平、大环内酯类抗生素、咪唑类抗真菌药、西咪替丁及抗病毒药（奈韦拉平、依法韦仑）等同时口服，可能影响避孕效果
去氧孕烯	①利福平、巴比妥类、苯妥英钠等可使本品活性降低。奥卡西平、托吡酯和灰黄霉素可能也有影响 ②氨苄西林和四环素可能使避孕失败
孕二烯酮	①升高本品血药浓度：阿托伐他汀、维生素C及药酶抑制剂（氟康唑等） ②降低避孕效果：广谱抗菌药、药酶诱导剂（苯巴比妥、苯妥英钠、利福平等） ③影响其他药物的疗效，作用减弱的有抗高血压药、抗凝血药及降糖药；疗效增强的有三环类抗抑郁药
米非司酮	不能与利福平、卡马西平、灰黄霉素、巴比妥类、苯妥英钠、非甾体抗炎药、阿司匹林、肾上腺皮质激素等合用

考点 19　代表药品 ★

药品	适应证	临床应用注意
左炔诺孕酮	①与炔雌醇组成复方制剂作为短效口服避孕药 ②长效避孕药：左炔诺孕酮宫内节育系统（主要用于避孕，还可治疗特发性月经过多，即非器质性病变引起的月经过多）、左炔诺孕酮硅胶棒	①宫内节育系统不是年轻未产妇的首选方法，也不适合重度子宫萎缩的绝经后女性 ②硅胶棒应用于要求长期避孕的育龄女性，既往月经不调、经常有闭经史者、产后或流产后尚未恢复正常月经者、哺乳期或45岁以上女性不宜使用。计划妊娠者，需在取出6个月后方可受孕。埋植期间如妊娠，建议人工流产终止妊娠，并取出埋植剂
去氧孕烯	避孕	①慎用：静脉血栓家族病史、延长固定术、外科手术或外伤、肥胖（BMI超过30kg/m^2）、吸烟、高血脂、高血压、心脏瓣膜疾病、房颤、糖尿病、系统性红斑狼疮、溶血性尿毒症综合征、慢性肠炎性疾病的患者 ②出现听力或视觉障碍、持续血压升高、胸部锐痛或突然气短、偏头痛、乳房肿块、癫痫发作次数增加、严重腹痛或腹胀、皮肤黄染或全身瘙痒等，应停用药物尽快就诊
孕二烯酮	避孕（与炔雌醇组成复方制剂口服）	具有较强的抗早孕、抗着床以及使宫颈黏液变稠的作用
羟孕酮	①避孕 ②单用治疗习惯性流产、月经不调、子宫内膜异位症、功能性子宫出血等	①要按时注射，并须将药液抽净，作深部肌内缓慢注射 ②注射后，一般维持14日左右月经来潮 ③定期体检，包括乳腺、肝功能、血压和宫颈刮片，发现异常者应立即停药 ④注射后，可出现月经改变（如经期延长、周期缩短、经量增多及不规则出血等），在用药半年后发生率明显下降

续表

药品	适应证	临床应用注意
庚酸炔诺酮	长效避孕	①肌内注射后贮存在肌肉组织中逐步缓慢释放而发挥长效避孕作用 ②与戊酸雌二醇配伍组成复方庚炔诺酮注射液，每月注射一次作用可维持30日，对月经周期的控制效果明显优于单用庚炔诺酮
米非司酮	①用于无防护性生活后或避孕失败后72小时以内，预防妊娠的临床补救措施 ②与米索前列醇片序贯合并使用，可用于终止停经49日内的妊娠	①用于紧急避孕：在本月经周期之前至少有过一次常规月经，本月经周期第一次无防护性生活时才能使用 ②确诊为早孕者，停经时间不应超过49日，孕期越短，效果越好。早孕有严重反应、恶心、呕吐频繁者不宜用本品，以免加重反应 ③服药后，一般会较早出现少量阴道流血，部分女性流产后出血时间较长

第九章 抗感染药物

第一节 抗菌药物总论

考点1 常用术语★★

1. 抗菌谱 泛指一种或一类抗生素（或抗菌药物）所能抑制（或杀灭）微生物的类、属、种范围。如青霉素的抗菌谱主要包括革兰阳性菌和某些阴性球菌，链霉素的抗菌谱主要是部分革兰阴性杆菌，两者抗菌谱的覆盖面都较窄，因此属于窄谱抗生素。

2. 抗菌活性 是指抗菌药物抑制或者杀灭病原菌的能力。临床常用最低抑菌浓度（MIC）和最低杀菌浓度（MBC）评价抗菌药物的抗菌活性。

（1）MIC是抗菌药物对病原菌抗菌活性的主要定量参数，是指在体外培养基中可抑制细菌生长所需的最低抗菌药物浓度。常用的测定方法有琼脂稀释法、微量/常量肉汤稀释法及E-test试验等。

（2）MBC指能够杀死99.9%病原菌所需的最低药物浓度。MBC与MIC值比较接近时说明该药可能为杀菌剂。

3. 抗生素后效应（PAE） 抗菌药物药效动力学的一个重要指标，是指抗菌药物与细菌短暂接触后，细菌受到非致死性损伤，当药物清除后，细菌恢复生长仍然持续受到抑制的效应。

考点2 病原微生物的耐药性★★

1. 病原微生物的耐药性分类 ①天然耐药性：遗传特征，一般不会改变。②获得耐药性：获得耐药性：由病原微生物体内脱氧核糖核酸（DNA）的改变而产生。经质粒介导的耐药性在自然界中最为多见，也最重要。

2. 耐药性的发生机制 ①钝化酶或灭活酶（如β-内酰胺酶、氨基糖苷类钝化酶、氯霉素乙酰转移酶）的形成，临床上抗感染药治疗失败往往与此有关；②细菌细胞壁通透性改变，使抗生素无法进入细胞内，从而难以作用于靶位；③细菌细胞膜上存在的抗感染药物外排系统，使菌体内药物减少而导致细菌耐药；④靶部位的改变，使抗生素不能与靶位结合而发生抗菌效能。此外还可由于代谢拮抗药的增加或细菌酶系的变化等而产生耐药性。

考点3 基于PK/PD制定抗菌治疗方案★★

药代动力学/药效学（PK/PD）是将药物浓度与时间和抗菌活性结合起来，阐明抗菌药物在特定剂量或给药方案下血液或组织浓度抑菌或杀菌效果的时间过程。基于PK/PD原理制定的抗菌治疗方案，可使抗菌药物在人体内达到最大杀菌活性和最佳临床疗效和安全性，并减少细菌耐药性的发生和发展。

类别	代表药品	作用特点
浓度依赖性	氨基糖苷类、氟喹诺酮类、达托霉素、多黏菌素、硝基咪唑类	①杀菌效应和临床疗效取决于C_{max}，与作用时间和细菌接触的时间关系不密切，即血药C_{max}越高，清除致病菌的作用越迅速、越强 ②PK/PD指数主要有C_{max}/MIC或AUC_{0-24}/MIC ③提高此类抗菌药物疗效的策略主要是提高血浆峰浓度，推荐日剂量单次给药方案
时间依赖性	β-内酰胺类、林可霉素、部分大环内酯类	①抗菌效应与疗效与药物和细菌接触时间密切相关，而与浓度升高尤其是血浆峰浓度关系不密切 ②PK/PD指数主要有$\%T_{>MIC}$ ③此类药物应以提高$\%T_{>MIC}$来增加临床疗效，推荐日剂量分多次给药和（或）延长滴注时间的给药方案
时间依赖性且抗菌作用时间较长	替加环素、利奈唑胺、阿奇霉素、四环素类、糖肽类等	虽为时间依赖性，但PAE或半衰期较长，使其抗菌作用持续时间延长

考点4 抗菌药物的清除途径★

清除途径	代表药品
主要经肝脏清除	氯霉素、利福平、大环内酯类、克林霉素、林可霉素、异烟肼、两性霉素B、四环素类、酮康唑、伊曲康唑、伏立康唑、卡泊芬净、甲硝唑等
经肝、肾双途径清除	美洛西林、哌拉西林、头孢哌酮、头孢曲松、头孢噻肟、氨曲南、环丙沙星、莫西沙星等
主要经肾脏清除	氨基糖苷类、糖肽类、头孢唑林、头孢他啶、头孢吡肟、多黏菌素、羧苄西林、左氧氟沙星、亚胺培南、美罗培南、磺胺类等

第二节　青霉素类抗菌药物

考点1 药物分类★

类别	药物
天然青霉素	青霉素G
耐酸的口服青霉素	青霉素V
耐青霉素酶类青霉素	甲氧西林、苯唑西林
广谱青霉素	氨苄西林、阿莫西林
抗铜绿假单胞菌青霉素	哌拉西林

考点2 药理作用和作用特点★★★

（1）主要用于革兰阳性、革兰阴性球菌及某些革兰阳性杆菌引起的感染。

（2）作用机制：作为青霉素结合蛋白（PBP）底物的结构类似物，竞争性地与酶活性位点共价结合，从而抑制PBP，干扰细菌细胞壁合成，达到杀灭细菌的作用。

（3）时间依赖性抗菌药物，血浆半衰期较短，几乎无抗生素后效应。

（4）对繁殖期细菌作用明显，对静止期细菌影响较小。

（5）宜每日分次给药，可以每隔6小时、8小时或12小时给药1次。

（6）用药前必须先做青霉素皮肤敏感试验，阳性反应者禁用。

考点3 药物相互作用★

（1）丙磺舒、阿司匹林、吲哚美辛、保泰松和磺胺类药可减少青霉素类的肾小管分泌而延长其血浆半衰期。

（2）可增强华法林的抗凝作用。

（3）与氨基糖苷类混合后，两者的抗菌活性明显减弱，因此两药不能置于同一容器内给药。

考点4 典型不良反应★★★

（1）过敏反应：①过敏性休克（Ⅰ型变态反应）：一旦发生，须就地抢救，立即肌注0.1%肾上腺素，必要时静脉注射。心搏停止者可做心内注射，同时静脉滴注大剂量肾上腺皮质激素，并补充血容量；血压持久不升者给予多巴胺等血管活性药。抗组胺药亦可考虑采用，以减轻荨麻疹。②血清病型反应（Ⅲ型变态反应）、溶血性贫血（Ⅱ型变态反应）、白细胞计数减少、药疹、荨麻疹、接触性皮炎、哮喘发作等。

（2）大量应用青霉素类钠盐可造成高钠血症，并致心力衰竭，在肾功能或心功能不全者中尤易发生。大量应用青霉素类钾盐，可发生高钾血症或钾中毒反应。

（3）肌内注射可发生周围神经炎。

（4）大剂量应用时可引起青霉素脑病（肌肉阵挛、抽搐、昏迷等）。

（5）少数有凝血功能缺陷的患者，大剂量用药可干扰凝血机制，导致出血倾向。

（6）长期、大剂量用药可致菌群失调，出现由念珠菌或耐药菌引起的二重感染。

（7）应用青霉素治疗梅毒、钩端螺旋体病等疾病时，由于病原体死亡致症状（寒战、咽痛、心率加快）加剧，称为吉-海反应（赫氏反应）。

考点5 禁忌证★

（1）静脉和口服给药，用药前均需做青霉素皮肤敏感试验，阳性反应者禁用。

（2）有青霉素类药物过敏史者禁用。

考点6 代表药品★

药品	适应证	临床应用注意
青霉素	①A组合B组溶血性链球菌、肺炎链球菌、对青霉素敏感金黄色葡萄球菌等革兰阳性球菌所导致的各种感染，如血流感染、肺炎、脑膜炎、扁桃体炎、中耳炎、猩红热、丹毒、产褥热等②草绿色链球菌和肠球菌属所导致的心内膜炎（与氨基糖苷类联合）③梭状芽孢杆菌所导致的破伤风、气性坏疽、白喉、流行性脑脊髓膜炎、鼠咬热、梅毒、钩端螺旋体病、奋森咽峡炎、放线菌病等	①妊娠期女性应仅在确有必要时使用。哺乳期女性用药时宜暂停哺乳②青霉素钾或钠与重金属（铜、锌和汞）呈配伍禁忌③不宜与其他药物同瓶滴注④有哮喘、湿疹、枯草热、荨麻疹等过敏性疾病史者慎用⑤青霉素肌内注射区可发生周围神经炎。鞘内注射超过2万U或静脉滴注大剂量青霉素可引起肌肉阵挛、抽搐、昏迷等反应（青霉素脑病）

续表

药品	适应证	临床应用注意
阿莫西林（羟氨苄青霉素）	①伤寒、其他沙门菌感染和伤寒带菌者 ②敏感细菌不产β-内酰胺酶的菌株所致尿路感染 ③肺炎链球菌、溶血性链球菌和不产β-内酰胺酶的流感嗜血杆菌所致耳、鼻、喉感染，呼吸道感染和皮肤、软组织感染 ④钩端螺旋体病 ⑤敏感大肠埃希菌、奇异变形杆菌和粪肠球菌所致泌尿生殖系统感染 ⑥与克拉霉素和兰索拉唑联合治疗幽门螺杆菌感染	①哺乳母亲使用阿莫西林可能导致婴儿过敏，使用时应谨慎 ②用于传染性单核细胞增多症时极易发生皮疹等过敏反应，应避免应用 ③氨基糖苷类抗菌药物在亚抑菌浓度时可增强本品对粪肠球菌的体外杀菌作用
苄星青霉素	预防风湿热，治疗各期梅毒，控制链球菌感染的流行	

第三节 头孢菌素类抗菌药物

考点1 药物分类 ★★★

类别	代表药物	应用
第一代	头孢唑林、头孢拉定、头孢氨苄、头孢羟氨苄	轻、中度感染和围手术期的预防性使用
第二代	头孢呋辛、头孢替安、头孢克洛、头孢丙烯	革兰阴性和阳性敏感细菌的各种感染和围手术期的预防性使用
第三代	头孢他啶、头孢哌酮、头孢噻肟、头孢曲松、头孢克肟、头孢泊肟酯	严重革兰阴性及敏感阳性菌的感染、病原未明感染的经验性治疗及院内感染
第四代	头孢吡肟	①与第三代相似，可用于敏感菌引起的菌血症、肺炎、皮肤和软组织感染及尿路感染 ②头孢吡肟也常用于治疗中性粒细胞减少伴发热
第五代	头孢洛林、头孢比普	复杂性皮肤与软组织感染、社区获得性肺炎和医院获得性肺炎等

考点2 药理作用 ★★★

类别	药理作用				
	革兰阳性菌	革兰阴性菌	铜绿假单胞菌	β-内酰胺酶	肾毒性
第一代	+++	+	无效	不稳定	有
第二代	++	++	无效	较稳定	较小
第三代	+	+++	有效	高度稳定	基本无
第四代	广谱		强效	稳定	无
第五代	强于前四代MRSA有效	与第四代相似	—	稳定	—

考点③ 作用机制和作用特点★★★

（1）作用机制：与青霉素类相同，与细菌细胞内膜上主要的青霉素结合蛋白（PBP）结合，使细菌细胞壁合成过程中的交叉连接不能形成，导致细菌细胞壁合成障碍，细菌溶菌死亡。

（2）时间依赖性，血浆半衰期较短，几乎无抗生素后效应，抗菌活性与细菌接触药物的时间长短密切相关，当%$T_{>MIC}$达到60%~70%，头孢菌素可显示满意的杀菌效果。

类别	特点
第一代	血浆半衰期短，在胸腔积液、心包积液、腹腔积液、滑膜液和尿液中可达到治疗浓度，胆汁浓度超过血清浓度（无胆道梗阻时），脑脊液中浓度低
第二代	在胸腔积液、心包积液、腹腔积液、滑膜液和尿液中可达到治疗浓度，胆汁浓度超过血清浓度（无胆道梗阻时），脑脊液中浓度低（头孢呋辛除外）
第三代	血浆半衰期长，体内分布广，组织穿透力强，在胸腔积液、心包积液、腹腔积液、滑膜液和尿液中可达到治疗浓度，胆汁浓度超过血清浓度（无胆道梗阻时），有一定量渗入脑脊液中
第四代	体内分布广泛，半衰期长，头孢吡肟用于肾功能不全者而未调整剂量时可出现脑病、肌痉挛、癫痫等神经系统反应
第五代	血浆半衰期短，为2~3小时。主要用于复杂性皮肤与软组织感染、社区获得性肺炎和医院获得性肺炎等

考点④ 药物相互作用★

（1）与氨基糖苷类可相互灭活，合用时应在不同部位给药，不能混入同一注射容器内。

（2）与抗凝血药、溶栓药、非甾体抗炎药等联合应用时，可使出血风险增加。

（3）头孢曲松与多种药物存在配伍禁忌，一般应单独给药。

考点⑤ 典型不良反应和禁忌★★★

1. 不良反应

（1）常见皮疹、瘙痒、斑丘疹、荨麻疹、过敏性休克。

（2）可逆性中性粒细胞减少症、一过性嗜酸细胞增多和血小板减少症、低凝血酶原血症、凝血酶原时间延长。

（3）长期、大量应用（或联合应用β-内酰胺酶抑制剂）可致抗生素相关性腹泻、二重感染等。

（4）交叉过敏反应：对一种头孢菌素或头霉素过敏者，对其他头孢菌素或头霉素也可能过敏；患者对青霉素类、青霉素衍生物或青霉胺过敏者，也可能对头孢菌素或头霉素过敏。

（5）双硫仑样反应

①化学结构中存在与双硫仑分子结构类似的甲硫四氮唑活性基团，在用药期间或之后5~7日内饮酒、服用含有乙醇的药物、食物以及外用乙醇均可抑制乙醛脱氢酶活性，使乙醛代谢为乙酸的路径受阻，导致乙醛在体内蓄积，引起双硫仑样反应。

②可引起双硫仑样反应的头孢菌素：头孢孟多、头孢替安、头孢尼西、头孢哌酮、头孢甲肟、头孢匹胺。

③无双硫仑样反应的头孢菌素：头孢拉定、头孢氨苄、头孢呋辛酯、头孢克洛、头孢丙烯、头孢噻肟、头孢他啶、头孢唑肟、头孢克肟、头孢地尼、头孢他美酯、头孢吡肟。

2.禁忌 有青霉素过敏性休克或即刻反应史者禁用。

考点6 特殊人群用药★

（1）对于重度肾衰竭患者，除了头孢曲松，所有头孢菌素类药物的剂量均需要调整。

（2）哺乳期女性用药期间应暂停哺乳。

考点7 代表药品★

药品	适应证	临床应用注意
头孢唑林	①敏感菌所致感染：呼吸道感染、尿路感染、心内膜炎和皮肤及软组织感染、胆道感染、骨、关节感染、前列腺炎和附睾炎、血流感染②预防术后切口感染	①对血-脑屏障穿透性较差，不宜用于中枢神经系统感染②妊娠期女性应仅在确有必要时使用，哺乳期女性用药时宜暂停哺乳③与氨基糖苷类合用易产生肾毒性④与庆大霉素或阿米卡星合用，体外能增强抗菌作用⑤不推荐用于早产儿和新生儿患者
头孢呋辛	①敏感菌所致感染：下呼吸道感染、尿路感染、皮肤及软组织感染、血流感染、脑膜炎、单纯性和播散性感染、骨、关节感染②预防手术后切口感染	①妊娠期女性仅在确有必要时使用，哺乳期女性慎用②不能用碳酸氢钠溶液溶解
头孢克洛	敏感菌所致轻、中度感染：急性中耳炎、下呼吸道感染（包括肺炎）、咽炎、扁桃体炎、尿路感染、皮肤软组织感染、慢性支气管炎急性细菌感染性加重和急性支气管炎继发细菌性感染	①妊娠期女性仅在确有必要时使用，哺乳期女性使用时宜停止哺乳②血清病样反应较其他口服抗生素多见，儿童患者中尤其常见，典型症状包括皮肤反应和关节痛
头孢克肟	敏感菌所致轻、中度感染：急性细菌性支气管炎、慢性支气管炎伴急性细菌感染性加重、支气管扩张症伴细菌感染、肺炎、肾盂肾炎、膀胱炎、胆道感染、急性中耳炎、鼻窦炎、淋病奈瑟菌所致尿道炎	①妊娠期女性仅在确实需要时使用，哺乳期女性使用时应暂停哺乳②不推荐用于6个月以下儿童③中耳炎患者宜用混悬液治疗④可引起卡马西平水平升高，合用时应监测血浆中卡马西平浓度
头孢噻肟	敏感菌所致严重感染：下呼吸道感染及肺炎、尿路感染、盆腔炎性疾病、子宫内膜炎和盆腔蜂窝织炎、血流感染、皮肤及软组织感染、腹腔内感染（包括腹膜炎）、骨、关节感染、中枢神经系统感染（包括脑膜炎和脑室炎）	①治疗腹腔感染和盆腔感染时应与甲硝唑等抗厌氧菌药合用②妊娠期女性仅在确有必要时使用，哺乳期女性使用时宜暂停哺乳③快速静脉注射（<60秒）可能引起致命性心律紊乱④疗程超过10日者应监测血常规，避免发生中性粒细胞减少及罕见的中性粒细胞缺乏症⑤对局部组织有刺激作用，改变注射部位可解决血管周围外渗所致不良后果

续表

药品	适应证	临床应用注意
头孢曲松	敏感菌所致感染：下呼吸道感染及肺炎、急性中耳炎、皮肤及软组织感染、尿路感染、腹腔感染、盆腔感染、血流感染、骨、关节感染，脑膜炎	①妊娠期女性仅在确有必要时使用，哺乳期权衡利弊后使用 ②头孢曲松–钙盐在肺或肾中沉淀可造成致命性危害，禁止与含钙的药品（包括胃肠外营养液）静脉给药同时进行 ③有胆汁淤积危险因素者使用，继发于胆道阻塞的胰腺炎风险增加 ④维生素K合成损害者使用，凝血酶原时间改变的风险增加 ⑤新生儿高胆红素血症患者禁用
头孢他啶	敏感革兰阴性杆菌，尤其铜绿假单胞菌等所致感染：下呼吸道感染（包括肺炎）、皮肤及软组织感染、尿路感染、血流感染、骨、关节感染、子宫内膜炎、盆腔炎性疾病、腹腔感染、中枢神经系统感染（脑膜炎）。治疗腹腔感染和盆腔感染时需与甲硝唑等抗厌氧菌药合用	①妊娠期女性仅在确有必要时使用。与母乳喂养兼容 ②血药浓度升高可导致惊厥、脑病、震颤、神经–肌肉兴奋和肌阵挛 ③可诱导肠杆菌属、假单胞菌属和沙雷菌属产Ⅰ型β–内酰胺酶，治疗过程中病原菌可产生耐药性，导致抗感染治疗失败 ④与妥布霉素和阿米卡星联用对多重耐药性铜绿假单胞菌有协同抗菌作用
头孢吡肟	敏感菌引起的中、重度感染：肺炎、单纯性或复杂性尿路感染（包括肾盂肾炎）、皮肤、软组织感染、腹腔内感染（需与甲硝唑合用）、盆腔感染（需与甲硝唑合用）、中性粒细胞缺乏患者发热的经验性抗感染治疗	①妊娠期女性仅在确有必要时使用，哺乳期女性使用时宜停止哺乳 ②用药期间出现腹泻应考虑发生抗生素相关性腹泻的可能性（中、重度患者还需要予以甲硝唑口服，无效时考虑用万古霉素或去甲万古霉素口服）

第四节　β–内酰胺酶抑制剂及其与β–内酰胺类抗生素配伍的复方制剂

考点1 药理作用与作用特点★

　　β–内酰胺酶抑制剂能抑制细菌产生的部分β–内酰胺酶，其与β–内酰胺类抗菌药物联合使用则能使β–内酰胺环免遭水解，保护β–内酰胺类抗菌药物的抗菌活性。

　　临床上常用的有：克拉维酸、舒巴坦、他唑巴坦、阿维巴坦、雷利巴坦和法硼巴坦等。

　　（1）通常用于需要抗菌药物广覆盖的感染，例如肺炎和腹腔感染。

　　（2）抑酶活性：他唑巴坦>克拉维酸>舒巴坦。

　　（3）哌拉西林他唑巴坦：可用于中性粒细胞减少伴发热。

　　（4）头孢他啶阿维巴坦：对大部分产碳青霉烯酶的细菌有抗菌活性。

　　（5）舒巴坦和他唑巴坦：能抑制多种拟杆菌的染色体介导β–内酰胺酶，因此含有这类酶抑制剂的复方制剂对拟杆菌有活性。

药物	药理作用
克拉维酸 舒巴坦 他唑巴坦	均含有 β－内酰胺环结构，为不可逆竞争性抑制剂，能抑制除碳青霉烯酶外的大部分A 类 β－内酰胺酶，但对绝大多数B、C、D类酶抑制能力弱
阿维巴坦 雷利巴坦	三乙烯二胺类（DABCOs）的酶抑制剂，不具有 β－内酰胺酶结构，因此不易被水解，具 有更加广谱的 β－内酰胺酶抑制作用和可逆的抑酶效果，能够抑制包括碳青霉烯酶在内 的A类、C类 β－内酰胺酶
法硼巴坦	硼酸复合物的新一代酶抑制剂，能够抑制包括碳青霉烯酶在内的A类、C类 β－内酰胺酶， 但对包括OXA–48在内的D类碳青霉烯酶无抑制作用

药物	作用机制
克拉维酸	对 β－内酰胺酶的活性部位（如羟基或氨基）进行不可逆酰化
舒巴坦	青霉烷砜类，结构中含有 β－内酰胺环，不可逆抑制 β－内酰胺酶，抑酶活性比克拉维酸 低，但稳定性增强。对鲍曼不动杆菌具有活性
他唑巴坦	青霉烷砜类，不可逆抑制 β－内酰胺酶，抑酶谱广度和活性都强于克拉维酸和舒巴坦
阿维巴坦	非 β－内酰胺结构的可逆的 β－内酰胺酶抑制剂

考点2 代表药品★

药品	适应证	临床应用注意
阿莫西林 克拉维酸钾	①口服给药：产 β－内酰胺酶的细 菌所致鼻窦炎、中耳炎和下呼吸 道感染，尿路、生殖系统感染、 皮肤、软组织感染 ②静脉给药：除上述适应证外，还 可用于腹腔感染、血流感染以及 骨、关节感染	①妊娠期仅在确有必要时使用。哺乳期女性宜暂停 哺乳 ②与氨基糖苷类药物合用具有协同作用 ③不良反应：常见腹泻、消化不良、恶心、皮疹、静 脉炎和阴道炎
氨苄西林 舒巴坦	产 β－内酰胺酶菌株所致皮肤、软 组织感染、呼吸道感染、腹腔感 染、盆腔感染	①妊娠初期存在风险。哺乳期女性使用时应谨慎 ②与氨基糖苷类药物联合应用具有协同作用；与别嘌 醇合用可使痛风患者皮疹发生率上升
头孢哌酮 舒巴坦	对头孢哌酮耐药但对本品敏感的细 菌所致下呼吸道感染、尿路感染、 腹腔感染、血流感染、感染性心内 膜炎、皮肤及软组织感染、骨、关 节感染、生殖道感染	①肝功能严重减退患者、肾功能不全患者需调整给药 方案 ②少数患者使用后出现维生素K缺乏，应用时宜补充 维生素K，并监测凝血酶原时间 ③与氨基糖苷类药物合用具有协同作用 ④使用期间饮酒可发生"双硫仑样"反应，治疗期间 及治疗结束后1周宜戒酒 ⑤与肝素、华法林合用，出血风险增加
哌拉西林 他唑巴坦	用于因产 β－内酰胺酶而对哌拉西 林耐药但对本品敏感的细菌所致 中、重度感染：下呼吸道感染、皮 肤、软组织感染、腹腔感染、盆腔 感染	①肝功能严重减退的患者，需调整用药剂量与给药 间期 ②可导致艰难梭菌性腹泻，予以甲硝唑治疗 ③肺囊性纤维化患者使用时的发热、皮疹发生率上升 ④与肝素合用时应注意监测出血与凝血功能；与维库 溴铵合用可增强后者对神经–肌肉接头的阻滞作用

第五节 碳青霉烯类抗菌药物

考点 1 药理作用和作用特点 ★★★

（1）抗菌谱：革兰阴性菌（包括产 β-内酰胺酶的流感嗜血杆菌和淋病奈瑟菌、肠杆菌科细菌及铜绿假单胞菌），包括产ESBL菌株；厌氧菌（包括脆弱拟杆菌）；革兰阳性菌（包括粪肠球菌和李斯特菌）。

（2）机制：β-内酰胺类抗菌药物，作用机制与青霉素和头孢菌素相同，与细菌细胞内膜上的PBPs结合，使细胞壁合成过程中的交叉连接不能形成，导致细菌细胞壁合成障碍。

（3）时间依赖性抗菌药物，有一定的抗生素后效应。

（4）临床适应证广，用于多重耐药菌感染、需氧菌与厌氧菌混合感染、重症感染及免疫缺陷患者感染等的抗菌治疗。

（5）亚胺培南：在近端肾小管中被正常人类肾脱氢肽酶 I 灭活，西司他丁是这种脱氢肽酶的特异性抑制剂，故联用西司他丁可防止亚胺培南被灭活。亚胺培南西司他丁可能引起中枢神经系统毒性，包括精神状态改变、肌阵挛和癫痫发作，故不用于治疗脑膜炎。

（6）厄他培南：抗菌谱比亚胺培南或美罗培南窄，用于中、重度细菌性感染，半衰期长，一日1次给药。

考点 2 药物相互作用 ★★

（1）碳青霉烯类药与丙戊酸钠合用时，促进丙戊酸代谢，导致其血浆药物浓度降低至有效浓度以下，甚至引发癫痫发作。

（2）亚胺培南与更昔洛韦合用时，有发生抽搐的报道。

（3）美罗培南、厄他培南与丙磺舒合用时可延缓前者排泄，导致血浆药物浓度改变。

考点 3 典型不良反应和禁忌 ★★★

（1）皮疹、瘙痒、荨麻疹、多形红斑。

（2）少见嗜酸粒细胞增多、中性粒细胞减少、肝脏氨基转移酶ALT及AST升高等，出现血尿素氮、血清肌酐升高。

（3）长时间使用可出现抗生素相关性腹泻。

（4）亚胺培南西司他丁可引起中枢神经系统严重不良反应。

（5）禁忌：对碳青霉烯类药物过敏者和对其他 β-内酰胺类药物有过敏性休克史者。

考点 4 代表药品 ★

药品	适应证	临床应用注意
亚胺培南西司他丁	对其他药物耐药的革兰阴性杆菌感染、严重需氧菌与厌氧菌混合性感染的治疗以及病原菌未查明严重感染、免疫缺陷者感染的经验性治疗	①不宜用于：治疗社区获得性感染、预防用药、中枢神经系统感染 ②对青霉素类及头孢菌素类过敏者可能对亚胺培南产生交叉过敏反应 ③有中枢神经系统疾病患者宜避免应用 ④用作肌内注射时，以利多卡因稀释

续表

药品	适应证	临床应用注意
美罗培南	①敏感细菌所致脑膜炎 ②多重耐药革兰阴性杆菌感染、严重需氧菌与厌氧菌混合感染，以及病原未查明严重感染患者的经验性治疗 ③治疗严重铜绿假单胞菌感染时宜与其他抗铜绿假单胞菌药物联合应用	①中枢神经系统基础疾病、精神异常、癫痫史或合用其他可能导致癫痫药物患者，应慎用 ②肝功能损害患者应用时不需调整剂量
厄他培南	敏感菌所致中度感染：腹腔感染、复杂性皮肤及软组织感染、社区获得性肺炎、复杂性尿路感染、盆腔感染	①肌内注射剂由利多卡因溶液稀释 ②肾功能损害、癫痫或其他中枢神经系统疾病患者使用，癫痫发作以及其他中枢神经系统不良反应的风险增加 ③在脑脊液中浓度较低，不推荐用于中枢神经系统感染

第六节 其他β-内酰胺类抗菌药物

考点1 药理作用和作用特点★★★

（1）抗菌作用机制：与青霉素类、头孢菌素类药相同，为与细菌细胞内膜上主要的PBPs结合，使细菌细胞壁合成过程中的交叉连接不能形成，导致细菌细胞壁合成障碍，细菌溶菌死亡。

（2）时间依赖性抗菌药物，血浆半衰期较短，几乎无抗生素后效应。

药物	药理作用
头霉素类（头孢西丁、头孢美唑、头孢替坦、头孢米诺）	①抗菌谱与第二代头孢菌素类相似，但对大多数超广谱β-内酰胺酶稳定，且对拟杆菌属等厌氧菌具有抗菌活性 ②用于敏感菌引起的呼吸道感染、泌尿道感染、腹腔和盆腔感染及妇科感染等
氨曲南	①仅对需氧革兰阴性菌包括铜绿假单胞菌具有良好抗菌活性 ②用于大肠埃希菌、沙雷菌、克氏杆菌和铜绿假单胞菌等引起的下呼吸道、泌尿道、软组织感染及败血症等的治疗 ③具有低毒、与青霉素类及头孢菌素类无交叉过敏等优点，可用于对青霉素类、头孢菌素类过敏的患者 ④结构上与头孢他啶有相似之处，因此对头孢他啶严重过敏者应谨慎使用 ⑤不能渗入脑脊液，不能用于治疗脑膜炎
氧头孢烯类（拉氧头孢、氟氧头孢）	①抗菌活性与第三代头孢菌素中的头孢噻肟相似，对多种革兰阴性菌及厌氧菌有较强作用，对β-内酰胺酶稳定 ②用于敏感菌引起的血流感染、细菌性脑膜炎、下呼吸道感染、腹盆腔感染、肾盂肾炎等泌尿道感染 ③可引起凝血酶原减少、血小板功能障碍以及血小板计数减少而致出血

考点2 药物相互作用★

（1）头孢美唑、头孢米诺、拉氧头孢等与利尿剂如呋塞米合用时，可加重肾功能损害。

（2）头孢西丁、氨曲南等与丙磺舒合用时可延缓前者排泄，导致血药浓度改变。

考点 3 典型不良反应 ★★★

（1）常见皮疹、荨麻疹、瘙痒、过敏性休克。

（2）少见嗜酸粒细胞增多、中性粒细胞减少、ALT及AST升高。

（3）血尿素氮、血清肌酐升高。

（4）长时间应用可出现维生素K缺乏症（低凝血酶原血症、出血倾向等）、维生素B族缺乏症状（舌炎、口腔黏膜炎、食欲减退、神经炎等）以及抗生素相关性腹泻。

（5）头霉素类药头孢美唑、头孢替坦、头孢米诺或氧头孢烯类药物拉氧头孢、氟氧头孢使用期间或之后5~7日内饮酒、服用含有乙醇的药物、食物以及外用乙醇可发生"双硫仑样"反应。

考点 4 特殊人群用药 ★

（1）肾功能不全患者应减量。

（2）氨曲南是唯一的与青霉素类没有交叉反应的β-内酰胺类，可用于青霉素和头孢菌素类过敏者。

考点 5 代表药品 ★

药品	适应证	临床应用注意
头孢西丁	敏感菌引起的感染：下呼吸道感染，尿路感染，腹膜炎和腹腔内感染，子宫内膜炎、盆腔炎，血流感染，骨、关节感染，皮肤、软组织感染，无污染的胃肠道手术以及经阴道子宫切除、经腹腔子宫切除或剖宫产等手术前预防用药	①慎用于有青霉素过敏史者。有青霉素过敏性休克史者不宜使用 ②肾功能减退和老年患者，需根据内生肌酐清除率调整给药剂量 ③长期应用可引起肠道菌群失调，有胃肠道疾病史，尤其是结肠炎患者应慎用 ④具有较强的β-内酰胺酶诱导作用，与羧苄西林等对β-内酰胺酶不稳定的β-内酰胺类药物合用可能发生拮抗
拉氧头孢	敏感菌引起的感染：血流感染，细菌性脑膜炎，肺炎、肺脓肿、脓胸等下呼吸道感染，腹膜炎、肝脓肿、胆道感染等腹腔感染，盆腔感染，肾盂肾炎等尿路感染	①与庆大霉素对金黄色葡萄球菌、铜绿假单胞菌具有协同抗菌作用 ②可导致凝血酶原合成减少、血小板减少和功能障碍，出现出血倾向 ③与阿司匹林合用会增加出血风险 ④应用期间应每日补充维生素K
氨曲南	敏感菌引起的感染：单纯性和复杂性肾盂肾炎以及反复发作性膀胱炎，下呼吸道感染，血流感染，皮肤及软组织感染，腹腔感染（常需与甲硝唑等抗厌氧菌药联合应用），子宫内膜炎、盆腔炎等妇科感染（常需与甲硝唑等抗厌氧菌药联合应用）	具有肾毒性低、免疫原性弱以及与青霉素类、头孢菌素类交叉过敏反应少等特点，可用于替代氨基糖苷类药物，作为联合用药之一治疗肾功能损害患者的需氧革兰阴性菌感染；可在密切观察下用于对青霉素、头孢菌素过敏的患者

第七节 氨基糖苷类抗菌药物

氨基糖苷类抗菌药物包括链霉素、庆大霉素、妥布霉素、阿米卡星、奈替米星等。

考点 1 药理作用和作用特点★★★

（1）抗菌谱：①对需氧革兰阴性杆菌具有很强抗菌作用，多数品种对铜绿假单胞菌亦具抗菌活性。②对多数革兰阳性菌作用较差，但对金黄色葡萄球菌有较好抗菌作用。③对各种厌氧菌无效。④链霉素、阿米卡星对结核分枝杆菌和其他分枝杆菌属亦有良好作用。

（2）作用机制：①与细菌的 30S 核糖体结合，影响蛋白质合成过程的多个环节（起始阶段、肽链延伸阶段、终止阶段），使细菌蛋白质的合成受阻。②影响细菌细胞膜屏障功能。

（3）浓度依赖性速效杀菌剂，对繁殖期和静止期的细菌均有杀菌作用。

（4）在碱性环境中抗菌作用增强，有明显的抗生素后效应。

（5）具有首剂现象，细菌与药物首次接触时，能迅速被药物杀死，当细菌再次或多次接触同一种药物时，抗菌效果明显下降。

（6）推荐日剂量一次给药，尽量减少给药次数，达到满意杀菌效果的同时降低不良反应。

（7）胃肠道吸收差，用于治疗全身性感染时必须注射给药。

（8）治疗急性感染通常疗程不宜超过 7~14 日。

考点 2 药物相互作用★

（1）与 β-内酰胺类混合时可致相互灭活，应在不同部位给药，不能混入同一容器内。

（2）本类药之间合用，可增加耳毒性、肾毒性及神经肌肉阻滞作用。

（3）与神经肌肉阻滞剂合用时，可加重神经肌肉阻滞作用。

（4）与顺铂、依他尼酸、呋塞米或万古霉素等合用，增加耳毒性与肾毒性。

考点 3 典型不良反应和禁忌★★★

1. 耳毒性 不可逆，包括：①前庭功能障碍：眩晕、呕吐、眼球震颤和平衡障碍。②耳蜗功能障碍：耳鸣、听力减退甚至耳聋。

2. 肾毒性 蛋白尿、管型尿或红细胞尿，严重者可出现氮质血症、肾功能不全等，通常是可逆的。

3. 神经肌肉阻滞 心肌抑制、血压下降、肢体瘫痪，甚至呼吸肌麻痹而窒息死亡。

4. 过敏反应 皮疹、发热、嗜酸性粒细胞增多，严重过敏性休克，尤其是链霉素。

5. 禁忌 ①奈替米星、妥布霉素、大观霉素等禁用于妊娠期女性和新生儿。②交叉过敏，对一种氨基糖苷类药过敏的患者可能对其他氨基糖苷类药也过敏。

考点 4 代表药品 ★

药品	适应证	临床应用注意
庆大霉素	①敏感革兰阴性杆菌所致严重感染。与青霉素G（或氨苄西林）联合可用于治疗草绿色链球菌性心内膜炎或肠球菌属感染 ②铜绿假单胞菌或葡萄球菌属所致严重中枢神经系统感染（本品鞘内注射作为辅助治疗）③口服可用于肠道感染或结肠手术前准备 ④肌注合并克林霉素或甲硝唑以减少结肠手术后感染发生率	①不适用于单纯性尿路感染初治 ②疗程一般不宜大于2周，以减少耳、肾毒性的发生 ③用药期间定期检查尿常规、血尿素氮、血肌酐，注意患者听力变化或听力损害先兆（耳鸣、耳部胀满感、高频听力损害）④避免联合应用肾、耳毒性药物及强效利尿药 ⑤不可静脉快速注射给药，避免神经-肌肉接头阻滞作用 ⑥不可用于眼内或结膜下给药，可能引起黄斑坏死 ⑦避免用于重症肌无力患者 ⑧注射剂含亚硫酸钠，可能引起过敏性休克或其他严重过敏反应
阿米卡星	①敏感菌所致严重感染，如细菌性心内膜炎、血流感染、下呼吸道感染、骨与关节感染、皮肤及软组织感染、胆道感染、腹腔感染、烧伤感染、手术后感染及反复发作性尿路感染等 ②对大部分氨基糖苷类钝化酶稳定，故尤其适用于治疗革兰阴性杆菌对庆大霉素或妥布霉素耐药菌株所致感染	①不宜用于单纯性尿路感染初治病例 ②用药期间检查尿常规、肾功能，进行听力检查或听电图检查，对老年患者尤为重要 ③给予患者足够的水分，以减少肾小管损害 ④不宜与两性霉素B、头孢噻吩、磺胺嘧啶和四环素等注射剂配伍 ⑤与多黏菌素类注射剂合用或先后连续局部或全身应用，可增加肾毒性和神经肌肉阻滞作用

第八节　大环内酯类抗菌药物

考点 1 药物分类 ★

1. 按其内酯结构母核上含碳数目不同进行分类

类别	代表药物
十四元环类	红霉素及其酯类衍生物：琥乙红霉素、依托红霉素、罗红霉素、克拉霉素、地红霉素
	酮内酯类：泰利霉素
十五元环类	阿奇霉素
十六元环类	吉他霉素、麦迪霉素、螺旋霉素、交沙霉素等

2. 按照开发年代进行分类

类别	代表药物
第一代	红霉素及其酯类衍生物：红霉素、琥乙红霉素、交沙霉素、乙酰螺旋霉素、麦迪霉素
第二代	阿奇霉素、罗红霉素、克拉霉素、地红霉素、氟红霉素等
第三代	泰利霉素

考点2 药理作用和作用特点★★★

（1）抗菌谱：革兰阳性球菌、革兰阴性球菌、部分革兰阴性杆菌、非典型致病源（军团菌、肺炎支原体、立克次体、衣原体）和厌氧消化球菌，对产β-内酰胺酶的葡萄球菌和耐甲氧西林金黄色葡萄球菌也有一定抗菌活性。

（2）机制：与细菌核糖体的50S核糖体亚基的供位（P位）结合，竞争性阻断肽链延伸过程中的肽基转移作用与（或）移位作用，抑制细菌蛋白质的合成。

（3）低浓度时为抑菌剂，高浓度时可有杀菌作用。

（4）时间依赖性抗菌药物。药物不同，PAE不同。红霉素具有短PAE和半衰期，通常需要每日多次给药，克拉霉素、阿奇霉素具有长PAE和半衰期，尽量减少给药次数。

（5）大环内酯类抗菌药物之间存在较为密切的交叉耐药性。

（6）红霉素易被胃酸破坏，口服吸收少，一般服用其肠衣片或酯化物。

（7）第二代大环内酯类还具有促进胃动力作用、免疫修饰作用、抗炎作用等。

（8）泰利霉素对第一、二代大环内酯类耐药菌尤其是肺炎链球菌具有较强作用。

考点3 药物相互作用★★★

（1）与氯霉素或林可霉素合用，竞争结合位点，产生拮抗作用。

（2）与其他肝毒性药合用可能增强肝毒性，大剂量应用或与耳毒性药合用，尤其肾功能不全者，可能增加耳毒性。

（3）红霉素、红霉素酯化物、克拉霉素可抑制肝微粒体酶，与卡马西平、丙戊酸、芬太尼、阿司咪唑、特非那定、西沙必利、环孢素、地高辛、华法林、茶碱类、洛伐他汀、咪达唑仑、三唑仑、麦角胺、双氢麦角胺等合用，可增加上述药的血浆浓度。

（4）阿奇霉素可能增强抗凝血药的作用，合用时严密监测凝血酶原时间。

考点4 典型不良反应和禁忌★★★

（1）胃肠道反应：呕吐、腹胀、腹痛、腹泻、抗生素相关性腹泻等。

（2）肝毒性：正常剂量下，肝毒性较小，但酯化红霉素有一定的肝毒性，故只宜短期少量使用，主要表现为胆汁淤积、转氨酶升高等，一般停药后可恢复。

（3）心脏毒性：引起Q-T间期延长和其他心血管事件。

（4）重症肌无力加重。

（5）大剂量给药或肝、肾功能不全患者、老年患者用药后易发生耳毒性，以耳蜗神经损害的耳聋、耳鸣多见，前庭功能亦可受损，一般在用药后1~2周时出现。

（6）禁忌：过敏者。部分心脏病（包括心律失常、心动过缓、Q-T间期延长、缺血性心脏病、充血性心力衰竭等）患者。

考点5 特殊人群用药★

（1）大部分药物在轻、中度肾功能不全患者中，无需调整剂量。

（2）当肝功能不全时，需减少用药剂量。

（3）大部分药物在老年患者中使用时无需调整剂量。

（4）本类药物对胎儿的影响多属于B类或C类，妊娠期女性需谨慎使用。

考点 6 代表药品 ★

药品	适应证	临床应用注意
红霉素	①青霉素过敏患者对敏感菌感染的替代选用药 ②风湿热的预防 ③军团菌病 ④肺炎支原体肺炎及其他支原体感染 ⑤炎衣原体感染及其他衣原体感染 ⑥化脓性链球菌、金黄色葡萄球菌青霉素敏感菌株所致皮肤及软组织感染 ⑦厌氧菌所致口腔感染 ⑧空肠弯曲菌肠炎 ⑨百日咳 （军团菌病、支原体肺炎、空肠弯曲菌肠炎等，红霉素为首选用药）	①老年人发生尖端扭转型室性心动过速的风险增加 ②重症肌无力患者使用，有病情加重风险 ③抑制 CYP1A2、CYP3A4，抑制多种药物代谢，导致的严重不良反应 ④长期服用抗凝药的患者应用时可导致凝血酶原时间延长，增加出血风险 ⑤与茶碱类药物合用，可导致茶碱血药浓度升高和（或）毒性反应增加 ⑥与肝毒性药物合用可能增强肝毒性 ⑦可抑制洛伐他汀的代谢，引起横纹肌溶解症 ⑧升高地高辛的血药浓度 ⑨与麦角胺、双氢麦角胺合用，可出现麦角中毒，表现为外周血管痉挛、皮肤感觉迟钝
克拉霉素	①敏感菌所致咽炎、扁桃体炎，急性鼻窦炎、儿童中耳炎、慢性支气管炎急性细菌感染性加重、肺炎、单纯性皮肤及软组织感染 ②与其他药物联合用于幽门螺杆菌感染	禁止与西沙必利、匹莫齐特、阿司咪唑、特非那定、麦角胺或双氢麦角胺同用
阿奇霉素	①化脓性链球菌引起的急性咽炎、急性扁桃体炎 ②流感嗜血杆菌、卡他莫拉菌或肺炎链球菌引起的细菌感染性急性支气管炎、慢性支气管炎急性细菌感染性加重 ③肺炎链球菌、流感嗜血杆菌以及肺炎支原体所致社区获得性肺炎 ④沙眼 ⑤杜克雷嗜血杆菌所致软下疳 ⑥衣原体所致尿道炎和宫颈炎 ⑦敏感菌所致皮肤及软组织感染 ⑧与其他药物联合，用于HIV感染者中鸟分枝杆菌复合体感染的预防与治疗	①肝或肾功能损害者、Q-T间期延长者慎用 ②避免与含铝或镁的抗酸药同服，可降低本品的血药峰浓度 ③药物相互作用少，但与氨茶碱合用时，应注意监测后者血药浓度；与华法林合用时，应严密监测凝血酶原时间；与卡马西平、地高辛、环孢素、苯妥英、麦角胺、三唑仑及经肝脏细胞色素P450酶系代谢的药物合用时，应注意观察有无不良反应发生

第九节　四环素类抗菌药物

考点 1 药物分类 ★

	类别	代表药物
第一代	天然四环素类抗生素	四环素、金霉素、土霉素、地美环素
第二代	半合成四环素	多西环素、美他环素、米诺环素

续表

类别		代表药物
第三代	甘氨酰环素类药物	替加环素
	氨甲基环素类药物	奥马环素
	氟环素类药物	依拉环素

考点2 药理作用和作用特点 ★★★

（1）抗菌谱广，包括革兰阳性、阴性需氧菌和厌氧菌，立克次体，螺旋体，支原体，衣原体，诺卡菌，放线菌，布鲁氏菌，兔热病，惠普尔病和疟疾等，对阳性菌的抑制作用强于阴性菌，对铜绿假单胞菌无抗菌作用。

（2）用于治疗多种感染性疾病，尤其适用于立克次体、支原体、衣原体感染。

（3）作用机制：①经被动扩散和依赖能量的主动转运两种方式通过细胞壁进入细胞内，与细菌核糖体30S亚基结合，阻止蛋白质合成始动复合物，并抑制氨基酰–tRNA与mRNA–核糖体复合物结合，从而抑制肽链延长和细菌蛋白质的合成。②引起细菌细胞膜通透性增加，使细菌细胞内核苷酸和其他重要物质外漏，从而抑制细菌DNA的复制。

（4）快速抑菌剂，常规浓度时抑菌，高浓度时对某些细菌呈杀菌作用。

（5）长PAE的时间依赖性抗菌药物。

（6）四环素类抗菌药物可透过胎盘屏障，在胎儿的骨骼和牙齿蓄积。

（7）广谱甘氨酰环素类药物（替加环素）：①对常见致病菌和多重耐药菌均具有良好的抗菌活性，包括耐甲氧西林金黄色葡萄球菌和产超广谱β–内酰胺酶的肠杆菌属、嗜麦芽窄食单胞菌及多重耐药鲍曼不动杆菌。②作用机制与四环素类似，其与细菌核糖体30S亚基结合位点的亲和力是四环素的5倍，能对抗细菌外排及核糖体保护所导致的四环素耐药性。

考点3 药物相互作用 ★

（1）避免与抗酸药、钙盐、铁盐等同时服用。多种金属阳离子包括钙、镁、铝、铋、铁等（包括含此类离子的中药）能与其络合而阻碍四环素类抗菌药物的吸收。牛奶也有类似的作用。两种药物服用时间至少间隔2小时。

（2）与其他肝毒性药（抗肿瘤药）合用时可加重肝损害。

（3）与麦角生物碱或其衍生物同时给药，会增加麦角中毒的风险。

（4）可降低血浆凝血酶原活性，接受抗凝药治疗者需要调整抗凝血药的剂量。

（5）多西环素：与异维A酸合用，可增加颅内高压症的发生风险；与巴比妥类、苯妥英、卡马西平合用，可降低其血药浓度；素可能干扰青霉素的杀菌作用；可减弱口服避孕药的疗效；与乙醇合用，可缩短其半衰期。

考点4 典型不良反应和禁忌 ★★★

（1）除恶心、呕吐、腹痛、腹泻外，常可发生食管溃疡（多为卧床患者所服药品在食管中潴留或由于反流而引起）。

（2）肠道菌群失调：轻者引起维生素缺乏，严重时引起的二重感染、艰难梭状芽孢杆菌伪膜性肠炎。

（2）肝毒性：大剂量或长期使用可发生，严重者可引起肝细胞变性。

（3）与钙离子形成的螯合物沉积于牙齿和骨中，造成牙齿黄染，并影响胎儿、新生儿和婴幼儿骨骼发育。

（4）光敏反应：多西环素、米诺环素、美他环素、地美环素。

（5）禁忌：①有四环素类药过敏史者。②可透过胎盘屏障进入胎儿体内，沉积在牙齿和骨骼中，引起胎儿牙釉质发育不良，并抑制胎儿骨骼生长，妊娠期和计划妊娠女性禁用。③可引起牙齿永久性变色，牙釉质发育不良，并抑制骨骼发育，8岁以下儿童禁用。

考点 5 代表药品★

药品	适应证	临床应用注意
米诺环素	①立克次体病、支原体肺炎、淋巴肉芽肿、下疳、鼠疫、霍乱、布氏菌病（与链霉素联合应用）引起的泌尿系、呼吸道、胆道、乳腺、皮肤和皮肤软组织感染 ②严重痤疮的辅助治疗	①可引起眩晕、耳鸣等前庭功能紊乱，用药期间禁止从事高空作业、驾车及操作具有危险性的机械 ②可发生严重的Stevens-Johnson综合征和中毒性表皮坏死松解症 ③滞留于食道并崩解时，会引起食道溃疡，故应多饮水，尤其临睡前服用时 ④较易引起光敏性皮炎，应避免日晒 ⑤用药期间应定期检查肝、肾功能
多西环素	①立克次体病，如流行性斑疹伤寒、地方性斑疹伤寒、洛矶山热、恙虫病和Q热；支原体、衣原体感染；回归热；布鲁菌病；霍乱；兔热病；鼠疫；软下疳；治疗布鲁菌病和鼠疫时需与氨基糖苷类联合应用 ②对青霉素类过敏患者的破伤风、气性坏疽、雅司、梅毒、淋病和钩端螺旋体病以及放线菌属、李斯特菌感染 ③中、重度痤疮的辅助治疗	①可发生耐药菌过度繁殖引起的二重感染 ②可抑制血浆凝血酶原的活性，接受抗凝治疗的患者需要调整抗凝药的剂量 ③与肝药酶诱导剂巴比妥类、苯妥英或卡马西平同用，血药浓度降低，须调整剂量 ④不良反应发生率比米诺环素低；肠道菌群失调较四环素少见；药物在牙齿、骨骼的沉积较四环素轻。 ⑤与血卟啉症急性发作相关，血卟啉症患者使用不安全
替加环素	①18岁及以上患者：由敏感菌株所致的复杂性腹腔感染、复杂性皮肤和皮肤软组织感染、社区获得性细菌性肺炎 ②8岁及以上儿童患者由敏感菌株所致的复杂性腹腔感染、复杂性皮肤和皮肤软组织感染	①仅限于治疗其他抗生素不适用的复杂感染 ②8岁以下儿童禁用 ③在牙齿发育期间（妊娠后半期、婴儿期以及8岁以下儿童期）使用可导致牙齿永久性变色（黄色-灰色-棕色） ④P-gp的底物，与P-gp抑制剂（酮康唑或环孢素）或P-gp诱导剂（利福平）合用可能会影响药代动力学

第十节 林可霉素类抗菌药物

包括林可霉素、克林霉素。

考点 1 药理作用和作用特点 ★★★

（1）抗菌谱：需氧革兰阳性球菌及厌氧菌，对各类厌氧菌具有良好抗菌作用。对革兰阴性杆菌和肺炎支原体无效。

（2）作用机制：与大环内酯类药相同，与细菌核糖体的50S亚基结合，从而抑制细菌蛋白质的合成。

（3）治疗金黄色葡萄球菌引起的急慢性骨髓炎及关节感染的首选药。

（4）时间依赖性抗菌药物，给药原则一般应按每日剂量分次给药。

（5）克林霉素的抗菌活性比林可霉素强4~8倍。克林霉素与杀菌剂（青霉素或万古霉素）联合用于治疗因链球菌或葡萄球菌释放毒素导致的中毒性休克综合征。

（6）林可霉素与克林霉素呈完全交叉耐药，本类药与大环内酯类药也存在交叉耐药性。

考点 2 药物相互作用 ★

（1）神经–肌肉阻断作用，与抗肌无力药合用时导致后者对骨骼肌的效果减弱，合用时应调整剂量。

（2）与氯霉素、大环内酯类药竞争细菌核糖体的结合部位而相互抵抗，不宜合用。

（3）与麻醉性镇痛药合用，可导致呼吸抑制延长或引起呼吸麻痹（呼吸暂停）。

（4）与氨苄西林、卡那霉素、苯妥英钠、巴比妥盐酸盐、氨茶碱、葡萄糖酸钙及硫酸镁可产生配伍禁忌。

考点 3 典型不良反应 ★

（1）少见过敏反应、皮疹、瘙痒等，偶见荨麻疹、血管神经性水肿和血清病反应、肠道菌群失调和抗生素相关性腹泻、肝脏氨基转移酶ALT及AST升高等。

（2）罕见表皮脱落、大疱型表皮坏死松解症、多形性红斑和Stevens-Johnson综合征。

（3）林可霉素大剂量静脉快速滴注可引起血压下降、心电图变化，甚至心跳、呼吸停止。

考点 4 代表药品 ★

药品	适应证	临床应用注意
克林霉素	链球菌属、葡萄球菌属及厌氧菌所致的中、重度感染（吸入性肺炎、脓胸、肺脓肿、骨髓炎、腹腔感染、盆腔感染及败血症等）	与抗蠕动止泻药、含白陶土止泻药合用，有引起伴严重水样腹泻的假膜性肠炎的可能，故不宜与抗蠕动止泻药合用，与含白陶土止泻药合用时，需间隔至少2小时

第十一节　酰胺醇类抗菌药物

酰胺醇类抗菌药物包括氯霉素、甲砜霉素及无味氯霉素等。

考点 1 药理作用和作用特点 ★★★

（1）广谱抗菌药物，对革兰阴性菌的抑制作用强于革兰阳性菌，对伤寒沙门菌敏感、流感杆菌、脑膜炎球菌和淋球菌有较强杀菌作用。对立克次体、螺旋体、衣原体、支原体等也有抑制作用，但对分枝杆菌、真菌、病毒和原虫无活性。

（2）作用机制：通过脂溶性弥散进入细菌细胞内，作用于细菌70s核糖体的50s亚基，抑制转肽酶，使肽链的形成受阻，从而抑制细菌蛋白质的合成。

（3）抑菌剂，高浓度时或对本品高度敏感的细菌也呈杀菌作用。

（4）临床主要用于治疗某些严重感染，是敏感菌株所致伤寒、副伤寒的选用药物，可用于治疗敏感菌引起的脑膜炎和眼部感染，与青霉素合用治疗需氧菌与厌氧菌混合感染的脑脓肿。

（5）血液系统毒性：氯霉素与哺乳动物线粒体中70S微粒作用，降低线粒体内膜上铁螯合酶的活性，抑制了血红蛋白合成，骨髓中红细胞内空泡形成而引起再生障碍性贫血。

考点2 药物相互作用★★

（1）与大环内酯类和林可霉素类抗菌药物作用机制相似，可替代或阻止氯霉素与细菌核糖体的50S亚基相结合，故两者同用可发生拮抗，不宜联用。

（2）可干扰青霉素类杀菌剂的杀菌效果，应避免两类药同用。

（3）能拮抗维生素B_6，增加机体B_6需求量；也可拮抗维生素B_{12}的造血作用，可导致贫血或周围神经炎的发生。

（4）对肝脏微粒体药物代谢酶有抑制作用，能影响其他药物的药效，使乙内酰脲类抗癫痫药作用增强或毒性增加。

（5）与抗肿瘤药物、秋水仙碱、保泰松和青霉胺等同用时，可增强骨髓抑制作用。

（6）氯霉素：可增强口服降糖药甲磺丁脲的降糖作用，增强口服抗凝药的抗凝作用，需调整剂量；长期口服含雌激素避孕药期间，应用氯霉素可降低避孕效果。

考点3 典型不良反应和禁忌★★★

（1）骨髓造血功能障碍：出现血细胞减少，严重者出现再生障碍性贫血，少数发生溶血性贫血，铁粒幼细胞贫血。

（2）新生儿大剂量应用，引起致死性的灰婴综合征。

（3）禁忌：①新生儿、哺乳期、妊娠期（尤其妊娠后期）禁用，可发生灰婴综合征。儿童可服用无味氯霉素。②精神病人禁用，可致严重精神反应。③新生儿禁用氯霉素。

考点4 代表药品★

药品	适应证	临床应用注意
氯霉素	①伤寒和副伤寒 ②严重沙门菌属感染合并败血症 ③耐氨苄西林的B型流感嗜血杆菌脑膜炎或对青霉素过敏患者的敏感菌所致脑膜炎 ④需氧菌和厌氧菌混合感染的脑脓肿 ⑤严重厌氧菌感染，如脆弱拟杆菌所致感染，累及中枢神经系统者，与氨基糖苷类抗生素合用治疗腹腔感染或盆腔感染 ⑥立克次体感染（Q热、落基山斑点热、地方性斑疹伤寒等）	①老年患者、肝功能或肾功能损害者应慎用 ②用药中应定期检查血常规。长程治疗者需查网织红细胞计数，必要时做骨髓检查 ③不宜肌内注射用药，可引起剧烈疼痛 ④先天性葡萄糖-6-磷酸脱氢酶不足的患者可发生溶血性贫血 ⑤长期服药可抑制肠道菌群而使维生素K合成受阻而出血 ⑥严重的不良反应有：骨髓抑制、再生障碍性贫血、灰婴综合征、肝毒性

第十二节 糖肽类抗菌药物

糖肽类抗菌药物由链霉菌或放线菌所产生，其结构为线性多肽，包括**万古霉素、去甲万古霉素、替考拉宁**。

考点 1 药理作用和作用特点★★★

（1）对**革兰阳性菌**具有强大的抗菌活性，对葡萄球菌（包括耐甲氧西林金黄色葡萄球菌）、肠球菌、肺炎链球菌、溶血性与草绿色链球菌高度敏感，对厌氧菌、炭疽杆菌、白喉棒状杆菌、破伤风杆菌也高度敏感，对革兰阴性菌作用弱。

（2）临床主要用于**耐药金黄色葡萄球菌或对 β-内酰胺类抗菌药物过敏的严重感染**。口服也可应用于难辨梭状芽孢杆菌及其毒素引起的伪膜性肠炎。

（3）替考拉宁：对金黄色葡萄球菌的抗菌活性与万古霉素相似，对肠球菌的抗菌活性强于万古霉素，对万古霉素耐药的VanB基因型肠球菌也有较强的抗菌活性。

（4）作用机制：①**作用于细菌细胞壁**，与细菌细胞壁前体肽聚糖末端的D-丙氨酰-D-丙氨酸形成复合物，干扰甘氨酸五肽的连接，从而抑制细菌细胞壁的合成；②对胞浆中RNA的合成也具有抑制作用。

（5）其作用部位与 β-内酰胺类抗生素不同，不与青霉素类竞争结合部位。

（6）化学结构和作用机制独特，与其他抗菌药物无交叉耐药现象。

（7）长PAE的时间依赖性杀菌剂，每日分次给药。

（8）**万古霉素与其他肾毒性药物（如氨基糖苷类）联合使用时，肾毒性风险增加。**

考点 2 药物相互作用★

（1）与氨基糖苷类、两性霉素B、阿司匹林及其他水杨酸盐类、注射用杆菌肽及布美他尼、顺铂、环孢素、依他尼酸及多黏菌素类药物等合用或先后应用，可增加耳毒性及肾毒性。

（2）与抗组胺药、吩噻嗪类等合用时，可能掩盖耳鸣、头昏、眩晕等耳毒性症状。

考点 3 典型不良反应和禁忌★★

（1）偶见急性肾功能不全、肾衰竭、间质性肾炎、肾小管损伤、一过性血肌酐、尿素氮升高、过敏反应、抗生素相关性腹泻。

（2）**红人综合征：万古霉素和去甲万古霉素快速滴注时可出现血压降低，甚至心跳骤停，以及喘鸣、呼吸困难、上部躯体发红**（主要由嗜碱性粒细胞和肥大细胞释放组胺引起的，用苯海拉明和减慢万古霉素输注速度可避免发生）。

（3）大剂量、长疗程、老年患者或肾功能不全者使用时，易发生听力减退，甚至耳聋。

（4）禁忌：万古霉素与替考拉宁有交叉过敏反应，对万古霉素、去甲万古霉素和替考拉宁过敏者禁用。妊娠期女性应避免使用，哺乳期女性使用期间应暂停哺乳。

考点 4 特殊人群用药 ★

使用万古霉素时，推荐对下列情况进行治疗药物监测：推荐应用大剂量万古霉素来维持其血药谷浓度在 15～20μg/ml 且长疗程的患者，肾功能不全、老年人、新生儿等特殊群体患者，合用其他耳毒性、肾毒性药物的患者。

考点 5 代表药品 ★

药品	适应证	临床应用注意
万古霉素	①耐药革兰阳性菌所致严重感染，特别是甲氧西林耐药葡萄球菌属、肠球菌属及青霉素耐药肺炎链球菌所致败血症、心内膜炎、脑膜炎、肺炎、骨髓炎等 ②中性粒细胞减少或缺乏症合并革兰阳性菌感染患者 ③青霉素过敏的严重革兰阳性菌感染患者 ④口服万古霉素可用于经甲硝唑治疗无效的艰难梭菌所致假膜性肠炎患者	①与其他耳毒性抗感染药合用或先后应用时需监测听力 ②与氨基糖苷类联合应用时需进行肾功能测定及血药浓度监测 ③与抗组胺药、吩噻嗪类和噻吨类抗精神病药等合用，可掩盖耳鸣、头晕、眩晕等耳毒性症状 ④不宜肌内注射，静脉滴注时应尽量避免药液外漏，经常更换注射部位，滴注速度应缓慢，滴注时间至少在60分钟以上
替考拉宁	①甲氧西林耐药葡萄球菌属、肠球菌属等以及对本品敏感革兰阳性菌所致中、重度感染 ②青霉素过敏患者的肠球菌属或链球菌属所致严重感染 ③中性粒细胞缺乏症患者的革兰阳性球菌感染	①与环丙沙星合用，增加癫痫发作的风险 ②静脉麻醉药成瘾患者的肾清除加快，需加大剂量

第十三节　喹诺酮类抗菌药物

考点 1 药物分类 ★

类别	代表药物	特点
第一代	萘啶酸、吡咯酸	现已少用
第二代	吡哌酸	多在基层医疗单位应用
第三代	诺氟沙星、环丙沙星、氧氟沙星、左氧氟沙星、洛美沙星、氟罗沙星、司帕沙星	在喹啉羧酸结构上C6位由氟取代，改称为氟喹诺酮类，抗菌作用增强，抗菌谱更广，目前临床应用品种数最多
第四代	莫西沙星、加替沙星、吉米沙星、安妥沙星（我国具有自主知识产权）	继续保留母核6位氟，并在5或8位引入氨基或甲基及甲氧基衍生物

考点 3 药理作用和作用特点 ★★★

（1）抗菌谱广，对革兰阴性菌的抑制作用强于革兰阳性菌。

（2）作用机制：抑制细菌DNA旋转酶和拓扑异构酶Ⅳ，阻断细菌DNA复制，使细菌细胞不再分裂，从而发挥抗菌作用。

（3）第四代的抗菌谱是目前为止最广的，对非典型病原体（肺炎衣原体、支原体等）、大部分厌氧菌、革兰阳性菌的抗菌活性明显提高。

（4）新一代喹诺酮类（莫西沙星、加替沙星）进一步增强了对革兰阳性菌、结核分枝杆菌、军团菌、支原体及衣原体的杀菌作用，特别是提高了对厌氧菌的抗菌活性。

（5）部分喹诺酮类抗菌药物在肺组织的浓度较高，且对肺部感染的常见致病菌能起到良好的杀菌作用，故被称为呼吸喹诺酮类（左氧氟沙星、莫西沙星）。

（6）对于铜绿假单胞菌，环丙沙星的杀菌作用仍属最强。

（7）喹诺酮类药物不受质粒传导耐药性的影响，与其他种类抗菌药物间无交叉耐药性。

（8）不同喹诺酮类品种间呈交叉耐药。

（9）有一定PAE的浓度依赖性抗菌药物。左氧氟沙星和莫西沙星通常采用每日剂量一次给药的方式，而环丙沙星由于半衰期短，不良反应有一定的浓度依赖性，仍采用每日剂量分2~3次给药的方式。

考点3 药物相互作用★

（1）碱性药物、抗胆碱药、H_2受体拮抗剂以及含铝、钙、铁等多价阳离子的制剂均可降低胃液酸度而减少药物吸收，应避免同服。

（2）利福平、伊曲康唑、氯霉素均可使本类药物的作用降低，使萘啶酸和氟哌酸的作用消失。

（3）与茶碱合用，抑制茶碱代谢，血药浓度升高，易出现毒性反应。

考点4 典型不良反应和禁忌★★★

（1）常见：①胃肠道反应：恶心、呕吐、不适、疼痛等。②中枢神经系统症状：头痛、头晕、睡眠不良等，并可致精神症状。③过敏反应：皮疹、瘙痒、颜面或皮肤潮红等。④视觉紊乱：双视、色视。⑤光敏反应：Stevens-Johnson及Lyell综合征。⑥肝、肾功能损害。

（2）关节病变：出现肌肉痛、腱鞘炎、跟腱炎、肌腱撕裂等疼痛与肿胀症状。

（3）心脏毒性：心电图Q-T间期延长，已有Q-T间期延长者、未能纠正的低钾血症者、急性心肌缺血者正在应用奎尼丁、普鲁卡因胺，或胺碘酮、索洛地尔等抗心律失常药的患者均应避免使用，不宜与已知可使Q-T间期延长的西沙比利、红霉素、三环类抗抑郁药等药物合用。

（4）干扰血糖代谢：血糖增高或降低，常伴发在使用降糖药或胰岛素的糖尿病患者中。

考点5 特殊人群用药★

（1）妊娠期、哺乳期女性和儿童（影响18岁以下儿童软骨发育）：禁用。

（2）有癫痫病史者慎用（抑制 γ-氨基丁酸的作用，诱发癫痫）。

（3）肝、肾功能不全者慎用。

考点6 代表药品★

药品	适应证	临床应用注意
环丙沙星	泌尿与生殖系感染，呼吸道感染，胃肠道细菌感染，复杂性腹腔感染（宜与甲硝唑同用），伤寒，骨和关节感染，皮肤及软组织感染，血流感染等全身感染，吸入性炭疽，中性粒细胞减少症发热时经验治疗	①肾功能不全者未调整剂量应用时，易发生抽搐、癫痫样发作等中枢神经系统反应 ②偶可引起过敏性休克、中毒性表皮松解症、渗出性多形性红斑 ③偶见光敏反应发生，避免过度日光或人工紫外线照射 ④若发生假膜性肠炎，中、重度患者应予以抗艰难梭菌治疗（如甲硝唑）及其他对症处理 ⑤不宜合用维生素C、氯化铵等酸性药物，可减弱抗菌作用
左氧氟沙星	敏感菌所致的慢性支气管炎急性细菌感染、社区获得性肺炎和医院获得性肺炎、急性鼻窦炎、急性单纯性下尿路感染、复杂性尿路感染、急性肾盂肾炎、复杂性和非复杂性皮肤及皮肤结构感染	①脑动脉硬化、癫痫等中枢神经系统疾病中应避免使用 ②与利多卡因、恩卡尼、氟卡尼、普鲁卡因胺、普罗帕酮、胺碘酮、美西律、溴苄胺、丙吡胺、莫雷西嗪、奎尼丁、阿齐利特、多非利特、司美利特、伊布利特、雷诺嗪、索他洛尔、氟康唑、氯丙嗪、奋乃静、氟哌利多、齐拉西酮、美沙酮、舒尼替尼、拉帕替尼、尼洛替尼、美索达嗪或硫利达嗪等合用，Q-T间期延长、尖端扭转型室性心动过速、心脏停搏等心脏毒性增加，应禁用 ③增加茶碱、华法林的不良反应
莫西沙星	敏感菌所致的急性细菌性鼻窦炎，慢性支气管炎急性细菌感染，社区获得性肺炎，单纯性皮肤及皮肤结构感染，复杂性腹腔内感染，复杂性皮肤感染	严重不良反应：主动脉瘤或夹层、Q-T间期延长（尖端扭转）、皮疹（Stevens-Johnson综合征、中毒性表皮坏死松解症）、血糖（高血糖、低血糖）、艰难梭菌性腹泻、血液（粒细胞缺乏症、再生障碍性贫血、溶血性贫血、全血细胞减少症、血小板减少症）、肝坏死、肝炎、肝衰竭

第十四节　硝基呋喃类抗菌药物

硝基呋喃类抗菌药物包括呋喃妥因、呋喃唑酮、呋喃西林。

考点1 药理作用和作用特点★

（1）抗菌谱广，对许多需氧革兰阳性球菌和革兰阴性杆菌均具有一定抗菌作用，但对铜绿假单胞菌无活性。

（2）主要通过干扰细菌的氧化还原酶系统影响DNA合成，使细菌代谢紊乱而死亡。

（3）不易产生耐药性。

（4）口服吸收差，血药浓度低，且药物的组织渗透性差，不宜用于较重感染，仅适用于肠道感染及下尿路感染。

（5）局部用药时，药物接触脓液后仍保持抗菌效能。

（6）呋喃唑酮仅用于治疗难以根除的幽门螺杆菌感染，呋喃西林仅供局部应用。

考点2 代表药品★

药品	适应证	临床应用注意
呋喃妥因	①敏感的大肠埃希菌、肠球菌属、葡萄球菌属以及克雷伯菌属、肠杆菌属等细菌所致的急性单纯性下尿路感染 ②反复发作性尿路感染的预防	①女性妊娠后期不宜应用，妊娠足月禁用，以避免胎儿发生溶血性贫血的可能 ②消化道不良反应最为常见，表现为恶心、呕吐、纳差和腹泻等 ③服药剂量大或时间长者可引起周围神经炎 ④长期应用6个月或以上者偶可发生间质性肺炎或肺纤维化 ⑤葡萄糖–6–磷酸脱氢酶缺乏者（引起溶血性贫血）、周围神经病变者慎用 ⑥宜与食物同服可增加吸收，应用肠溶片可以减轻胃肠道反应 ⑦不宜与碳酸氢钠等碱性药物合用

第十五节　硝基咪唑类抗菌药物

硝基咪唑类抗菌药物包括甲硝唑、二甲硝咪唑、异丙硝唑、塞可硝唑、奥硝唑、替硝唑和洛硝哒唑等。

考点1 药理作用和作用特点★★★

（1）抗厌氧菌作用：对多种革兰阴性和革兰阳性厌氧菌均具有良好抗菌活性。对所有需氧菌无抗菌活性。放线菌属、乳酸杆菌属、丙酸杆菌属对本品多呈耐药。

（2）抗原虫作用：对阴道滴虫、阿米巴和兰氏贾第鞭毛虫具有强大抗原虫作用。

（3）作为药物前体，需在细胞内被激活而有效。

（4）抗菌作用机制：细菌的细胞胞浆中的硝基还原酶，使被动扩散而进入的药物，获得较低的氧化还原电位，硝基被还原成酰胺衍生物后再与DNA作用，引起细菌DNA螺旋链损伤、断裂、解旋，进而导致细菌死亡。

（5）阿米巴原虫的机制：抑制原虫的氧化还原反应及DNA合成，使原虫的氮链发生断裂，虫体死亡。

考点2 药物相互作用★★

（1）可增强华法林的作用，导致凝血酶原时间延长。

（2）苯妥英、苯巴比妥等诱导肝微粒体酶的药物可加速本类药物清除，使血药浓度下降。

（3）西咪替丁等抑制肝微粒体酶活性的药物可减缓本类药物的代谢，使血清半衰期延长。

（4）甲硝唑、替硝唑与乙醇合用可发生双硫仑样反应，奥硝唑对乙醛脱氢酶无抑制作用。

考点3 典型不良反应与禁忌★★

（1）常见：胃肠道反应最为常见，表现为恶心、呕吐、食欲缺乏、腹部不适和腹泻等；

口腔金属味；头痛；深色尿（对人体无害）。

（2）偶见：外周神经痛（长期使用时，通常是可逆的）；注射部位静脉炎；失眠；口炎。

（3）罕见：癫痫。

（4）禁忌：有过敏史者禁用。有活动性中枢神经系统疾病患者慎用。

考点4 代表药品★

药品	适应证	临床应用注意
甲硝唑	①各种厌氧菌感染，包括腹腔感染、盆腔感染、脑脓肿、肺脓肿等，但需与其他抗需氧菌药物联合使用	①妊娠前3个月内禁用 ②哺乳期慎用，服药后停止喂养12~24小时 ③可干扰某些血清生化值测定（AST、ALT、乳酸脱氢酶、甘油三酯、己糖激酶等）
替硝唑	②肠道及肠外阿米巴病、阴道滴虫病、贾第虫病、结肠小袋纤毛虫病等寄生虫病的治疗 ③口服可用于艰难梭菌所致的伪膜性肠炎 ④与其他药物联合用于幽门螺杆菌所致的胃炎和十二指肠溃疡的治疗 ⑤预防用药：择期结直肠手术、腹腔手术	①妊娠前3个月内禁用 ②哺乳期女性如确有指征应用，需停止哺乳，并需在停药3日后方可重新哺乳 ③可干扰丙氨酸氨基转移酶、乳酸脱氢酶、甘油三酯、己糖激酶等的检测结果，使其测定值降至零
奥硝唑		不推荐用于3个月以下婴儿

第十六节　磺胺类抗菌药物

考点1 药物分类★★★

类别		代表药物
口服易吸收者可用于治疗全身各系统感染	短效磺胺（半衰期约6小时）	少用
	中效磺胺（半衰期约12小时）	磺胺甲噁唑、磺胺嘧啶
	长效磺胺（半衰期超过24小时）	少用
口服不易吸收者仅用于肠道感染		柳氮磺吡啶
外用磺胺		磺胺醋酰钠、磺胺米隆、磺胺嘧啶银

考点2 药理作用与作用机制★★

（1）磺胺甲噁唑：属中效磺胺，对革兰阳性和革兰阴性菌均具抗菌作用。但目前临床常见病原菌如肺炎链球菌、化脓性链球菌、大肠埃希菌、流感嗜血杆菌等对磺胺甲噁唑耐药现象普遍存在。

（2）磺胺嘧啶：作用机制及抗菌谱同磺胺甲噁唑，能通过血-脑屏障。

（3）复方磺胺甲噁唑为磺胺甲噁唑（SMZ）与甲氧苄啶（TMP）的复合制剂。

（4）磺胺甲噁唑与甲氧苄啶具有协同抑菌和杀菌作用：①磺胺甲噁唑：作用于二氢叶酸合成酶，干扰叶酸合成的第一步；②甲氧苄啶：选择性抑制二氢叶酸还原酶，作用于叶酸合成的第二步。二者合用，可使细菌的叶酸代谢受到双重阻断，从而干扰细菌的蛋白合成。

考点3 药物相互作用★★

（1）可增强华法林的作用，导致凝血酶原时间延长。

（2）与对氨基苯甲酸（PABA）及衍生物（如苯佐卡因、普鲁卡因、丁卡因）具有拮抗作用，避免同时使用。

（3）可增加苯妥英血清药物浓度，同用时监测苯妥英游离药物浓度。

（4）可增加磺酰脲类低血糖风险，同用时应密切监测。

考点4 典型不良反应和禁忌★★

1. 不良反应

（1）常见：胃肠道不适；皮疹和瘙痒（用药后7～14天）；血肌酐假性升高。

（2）偶见：骨髓抑制（贫血、血小板减少、白细胞减少）；血清病；药物热；肝损伤；光过敏；高铁血红蛋白血症（葡萄糖-6-磷酸脱氢酶缺乏时）。葡萄糖-6-磷酸脱氢酶缺乏者可发生溶血（剂量依赖性）。

（3）罕见：氮质血症、尿石症和少尿；Steven-Johnson综合征（重症多形性红斑）或中毒性表皮坏死松解症；无菌性脑膜炎；胰腺炎；神经毒性；间质性肾炎。

（4）其他：应用磺胺药期间应多饮水，保持正常尿量，以防结晶尿和结石，必要时亦可服碱化尿液的药物。用药期间应注意检查血常规、尿常规和肾功能。

2. 禁忌

（1）对磺胺类药物过敏者以及对呋塞米、砜类、噻嗪类利尿药、磺酰脲类、碳酸酐酶抑制剂过敏的患者。

（2）新生儿及2月以下婴儿：新生儿的乙酰转移酶系统未发育完善，磺胺药可与胆红素竞争血浆蛋白上的结合部位，使磺胺游离血药浓度增高，核黄疸发生危险增加。

考点5 代表药品★

药品	适应证	临床应用注意
复方磺胺甲噁唑	①肺孢子菌肺炎（治疗肺孢子菌病的首选药物），可用作艾滋病患者及中性粒细胞缺乏患者的肺孢子菌病的预防用药 ②诺卡菌病 ③李斯特菌属感染（青霉素过敏患者的二线治疗）④嗜麦芽窄食单胞菌、洋葱伯克霍尔德菌、溶血葡萄球菌感染及耶尔森结肠炎等 ⑤敏感菌株所致的尿路感染、呼吸道感染、小儿急性中耳炎、伤寒和其他沙门菌属感染、肠道感染等	不宜应用的情况：①中耳炎的预防或长程治疗 ②A组溶血性链球菌所致的扁桃体炎和咽炎，因不易清除细菌
磺胺嘧啶	同磺胺甲噁唑。可作为治疗普通型奈瑟球菌脑膜炎的选用药物，也可作为易感者的预防用药	在尿中溶解度低，出现结晶尿机会增多，故不推荐用于尿路感染的治疗

第十七节 其他抗菌药物

考点 1 药理作用★★

药物	抗菌作用
多黏菌素	多黏菌素B和多黏菌素E（多肽类抗生素），窄谱抗菌药物，对大多数需氧革兰阴性杆菌有较好的活性。部分革兰阴性球菌如奈瑟菌属、大部分革兰阳性菌对多黏菌素类药物天然耐药
磷霉素	对革兰阳性和革兰阴性需氧具广谱抗菌作用。但抗菌活性较青霉素类及头孢菌素类差
利奈唑胺	抑菌剂，对葡萄球菌属、肠球菌属、链球菌属均显示良好的抗菌作用。对肺炎链球菌等链球菌属可呈现杀菌作用。对厌氧菌亦具抗菌活性，对革兰阴性菌作用差

考点 2 作用机制★★

药物	作用机制
多黏菌素	①分子中的带正电荷的二氨基丁酸的初级氨基可与细菌细胞膜中脂多糖上带负电荷的磷酸根发生极性相互作用，进而多黏菌素分子中氮端脂肪酸链及六位和七位的疏水氨基酸与细菌细胞膜中脂多糖上的脂肪酸链发生疏水相互作用，从而破坏细菌外膜结构，使其通透性增加，或引起细菌内膜与外膜接触，使细胞内外膜之间的成分交叉，导致细胞膜不稳定，最终渗透压失衡，细胞溶胀，内容物外流，菌体死亡 ②通过诱导革兰阴性菌中活性氧、超氧化物、过氧化氢和羟自由基的形成，引起细胞内氧化应激反应，损伤细菌的DNA、脂质和蛋白质，最终导致细胞快速死亡
磷霉素	与催化肽聚糖合成的磷酸烯醇丙酮酸转移酶不可逆性结合，使该酶灭活，阻断细菌细胞壁的合成，从而导致细菌死亡
利奈唑胺	与细菌核糖体50S亚单位结合，抑制mRNA与核糖体连接，阻止70S起始复合物的形成，从而抑制细菌蛋白质的合成

考点 3 适应证★★★

药物	适应证
多黏菌素	不建议单独应用，应联合其他抗菌药物 ①肺部感染：对于多重耐药（MDR）的不动杆菌、铜绿假单胞菌、肠杆菌导致的医院获得性肺炎/呼吸机相关性肺炎（HAP/VAP）患者，建议静脉应用抗菌药物联合雾化吸入多黏菌素辅助治疗；对于泛耐药（XDR）的不动杆菌、铜绿假单胞菌、肠杆菌导致的HAP/VAP患者，建议多黏菌素静脉联合雾化吸入治疗 ②血流感染：用于碳青霉烯类耐药的革兰阴性杆菌的血流感染，建议多黏菌素联合药敏结果敏感的1个或多个抗菌药物治疗 ③中枢神经系统感染：对于全身用药48～72小时仍未取得预期效果的碳青霉烯类耐药的革兰阴性杆菌（特别是不动杆菌、铜绿假单胞菌和肠杆菌）所致的脑室炎或脑膜炎，建议多黏菌素脑室内或鞘内注射

续表

药物	适应证
磷霉素	口服：敏感菌所致急性单纯性下尿路感染和肠道感染（包括细菌性痢疾） 磷霉素钠注射剂 ①敏感菌所致呼吸道感染、尿路感染、皮肤软组织感染等 ②与β内酰胺类、氨基苷类等联合应用，治疗由敏感菌所致中、重症感染如败血症、腹膜炎、骨髓炎等 ③与万古霉素、利福平联合可用于金葡菌（甲氧西林敏感或耐药株）等革兰阳性菌所致的严重感染
利奈唑胺	①金葡菌（甲氧西林敏感或耐药株）或肺炎链球菌引起的院内获得性肺炎 ②肺炎链球菌或金葡菌引起的社区获得性肺炎，包括伴发的菌血症 ③金葡菌（甲氧西林敏感或耐药株）、化脓性链球菌或无乳链球菌引起的复杂性皮肤和皮肤软组织感染，包括未并发骨髓炎的糖尿病足部感染 ④金葡菌或化脓性链球菌引起的非复杂性皮肤和皮肤软组织感染 ⑤万古霉素耐药的屎肠球菌感染，包括伴发的菌血症

考点 4 典型不良反应 ★★★

药物	典型不良反应
多黏菌素	①肾毒性：最常见。多数在停药后肾功能可恢复 ②神经毒性：头晕及共济失调、面部潮红、嗜睡、外周感觉异常、胸痛；鞘内给药可见脑膜刺激症状；与神经毒性药物同时使用易导致呼吸困难、低氧血症、呼吸暂停 ③多黏菌素B静脉应用后可导致色素沉着（头颈部的皮肤颜色变深）
磷霉素	①毒性较轻，但仍可致皮疹、嗜酸性粒细胞增多、血清转氨酶升高等 ②口服可致胃肠道反应（恶心、胃灼热、纳差、中上腹不适、腹泻等） ③静脉给药可引起静脉炎
利奈唑胺	①骨髓抑制（血小板减少、贫血、白细胞减少和全血细胞减少） ②周围神经病和视神经病变 ③乳酸性酸中毒

考点 5 药物相互作用 ★

药物	药物相互作用
多黏菌素	①与非去极化神经-肌肉阻滞剂（阿曲库铵、维库溴铵、筒箭毒碱等）、氨基糖苷类抗菌药物合用，可能增加神经-肌肉阻滞风险 ②与肾毒性药物（两性霉素B、氨基糖苷类、万古霉素、西多福韦、膦甲酸）合用，可增加肾毒性风险
磷霉素	①抗酸药（碳酸钙）、食物减少磷霉素的吸收 ②与甲氧氯普胺或其他胃肠动力药合用，降低血药浓度 ③与β-内酰胺类、氨基糖苷类、万古霉素、氟喹诺酮类等抗菌药联合使用具有协同作用 ④与其他抗菌药之间无交叉耐药和交叉过敏
利奈唑胺	具有轻度可逆的、非选择性的单胺氧化酶抑制剂作用 ①肾上腺素能药物：与拟交感神经药（伪麻黄碱）、血管加压药物（肾上腺素、去甲肾上腺素）、多巴胺类药物（多巴胺、多巴酚丁胺）合用，可使血压上升 ②5-羟色胺类药物：合用抗抑郁药选择性5-羟色胺再摄取抑制剂（SSRIs），有5-羟色胺综合征的自发性报告

考点 6 临床应用注意 ★★

药物	临床应用注意
多黏菌素	①肾功能不全患者：多黏菌素E需调整剂量，而多黏菌素B无需调整剂量 ②治疗窗窄，建议进行治疗药物浓度监测
磷霉素	①磷霉素钠的含钠量高，对心功能不全、肾功能不全、高血压等需限制钠盐摄入量的患者应用时，必须注意保持体内钠离子的平衡 ②快速静脉滴注易出现静脉炎，滴速不宜过快
利奈唑胺	①具有单胺氧化酶抑制剂作用，应用时应避免食用含有大量酪氨酸的食品，包括腌渍、泡制、烟熏、发酵的食品 ②有引起血压升高的潜在相互作用，不宜应用于高血压未控制的患者、嗜铬细胞瘤、甲状腺功能亢进、使用拟交感神经药（伪麻黄碱）、血管加压药物（肾上腺素、去甲肾上腺素）、多巴胺类药物（多巴胺、多巴酚丁胺）以及苯丙醇胺、右美沙芬、抗抑郁药等的患者 ③应每周进行血小板和全血细胞计数的检查 ④疗程超过28日者发生周围神经病和视神经病变的可能性增加

第十八节　抗结核分枝杆菌药

考点 1 药物分类 ★★

1. 根据作用特点进行分类

类别	药物
对结核杆菌有杀灭作用的药物	链霉素、异烟肼、利福平、吡嗪酰胺
对结核杆菌有抑制作用的药物	乙胺丁醇、对氨基水杨酸钠

2. 根据抗菌活性、临床疗效和安全性进行分类

类别	药物
一线抗结核药	异烟肼（INH）、利福平（RFP）、吡嗪酰胺（PZA）、乙胺丁醇（EMB）、利福布汀、利福喷丁、链霉素
一线抗结核药	其余

考点 2 药理作用 ★★★

药物	药理作用和作用特点
异烟肼	①又名雷米封，对各型结核分枝杆菌具有高度选择性，是目前抗结核药物中具有最强杀菌作用的合成抗菌药，对其他细菌几乎无作用 ②对繁殖期和静止期细菌均有强大杀灭作用 ③不受环境pH的影响，对细胞内外结核菌都能杀灭 ④易产生耐药性，常与其他抗结核药物合用
利福平	①又称甲哌利福霉素，半合成广谱杀菌剂，抗菌作用强，抗菌谱广，对革兰阳性和阴性细菌，部分非结核分枝杆菌、麻风杆菌和某些病毒均有抑制作用 ②低浓度时抑菌，高浓度时杀菌 ③对细胞内外繁殖期和偶尔繁殖的结核分枝杆菌均具杀菌作用 ④单用极易产生耐药性，常与异烟肼联合应用

药物	药理作用和作用特点
吡嗪酰胺	①烟酰胺的衍生物，对静止期缓慢生长或巨噬细胞内及干酪病灶内的结核菌有杀灭作用 ②对细胞外及在中性或碱性环境中的结核菌无效，故也称为"半杀菌药" ③单一用药极易产生耐药，与利福平和异烟肼合用有明显协同作用
乙胺丁醇	①人工合成抗结核药，对各型分枝杆菌都具有高度的抗菌活性，对异烟肼、链霉素及其他抗结核药物耐药的分枝杆菌菌株对本品仍敏感 ②对生长繁殖期细胞有较强活性，对静止期细菌几无作用 ③单用时易产生耐药性，需与其它抗结核药联用

考点 3 作用机制 ★ ★

药物	作用机制
异烟肼	①阻碍结核菌细胞壁中磷脂和分枝菌酸的合成，致细胞壁通透性增加，细菌失去抗酸性而死亡 ②在菌体内被氧化为异烟酸，从而取代烟酰胺，干扰酶的活性，使之失去递氢作用，抑制结核菌的生长 ③使NAD降解而影响DNA合成
利福平	与依赖于DNA的RNA多聚酶的 β 亚单位牢固结合，抑制细菌RNA的合成，但对哺乳动物的酶无影响。
吡嗪酰胺	尚不完全清楚 ①可能通过进入结核菌菌体内转化为吡嗪酸而发挥抗菌作用 ②通过取代烟酰胺而干扰脱氢酶并阻止脱氢作用，妨碍结核菌对氧的利用而影响细菌的正常代谢造成死亡。
乙胺丁醇	尚未完全阐明，主要是与二价离子络合（如锌、镁），干扰多胺和金属离子的功能，以及影响戊糖代谢和脱氧核糖核酸、核苷酸的合成，从而阻碍核糖核酸的合成，抑制结核菌的生长

考点 4 适应证 ★

药物	适应证
异烟肼	①结核病的预防：可单用，也可联合 ②结核病的治疗：不可单独用药，需与其他抗结核药物联合 ③非结核分枝杆菌病的治疗：需联合用药
利福平	结核病短程化疗方案的重要组成部分，常与其他抗结核药联合用于各种类型结核病的治疗
吡嗪酰胺	各种类型的肺结核
乙胺丁醇	与其他抗结核药联合治疗结核分枝杆菌所致的肺结核和肺外结核，亦可用于非结核分枝杆菌病的治疗

考点 5 典型不良反应 ★★★

药物	典型不良反应
异烟肼	①肝脏毒性：服药期间不宜饮酒 ②神经系统毒性：多见于慢乙酰化型者，常以手足感觉异常开始，继以肌力减退、反射减弱、肌痛，严重者有肌肉萎缩及共济失调。每日服用维生素 B_6 可预防或缓解周围神经炎的发生 ③变态反应：发热、多形性皮疹等，多发生在用药后3~7周 ④胃肠道症状：食欲不振、恶心、呕吐、腹痛、便秘等
利福平	①消化道反应：最多见，厌食、恶心、呕吐、上腹部不适、腹泻等 ②肝毒性：转氨酶升高，肝大，严重时伴有黄疸 ③过敏反应：间歇用药时更易发生 ④类流感样综合征 ⑤尿、唾液、粪便、痰、汗液及泪液呈橘红或红棕色
吡嗪酰胺	①发生率较高：关节痛（由于高尿酸血症引起，常轻度，有自限性） ②发生率较少：食欲减退、发热、乏力、眼或皮肤黄染（肝毒性）、畏寒
乙胺丁醇	①球后视神经炎：发生率较高，视物模糊、眼痛、红绿色盲或视力减退、视野缩小 ②胃肠道反应：恶心、呕吐、腹泻等 ③过敏反应：畏寒、关节肿痛（尤其大趾、髁、膝关节）、病变关节表面皮肤发热拉紧感（急性痛风、高尿酸血症）；极少出现皮疹、发热、关节痛，或麻木、针刺感、烧灼痛或手足软弱无力（周围神经炎）

考点 6 临床应用注意 ★★

药物	临床应用注意
异烟肼	①精神病患者和癫痫病人禁用 ②用药前、疗程中应定期检查肝功能，包括血清胆红素、AST、ALT，疗程中密切注意有无肝损伤的前驱症状 ③新生儿肝脏乙酰化能力较差，本品的半衰期可能延长，用药时应密切观察不良反应
利福平	①可使尿液呈橘红色或红棕色 ②可使血清尿素氮、血清ALP、AST、ALT、血清胆红素及血清尿酸浓度测定值增高 ③可能引起白细胞和血小板减少，并导致齿龈出血和感染、伤口愈合延迟等。此时应避免拔牙等手术，并注意口腔卫生 ④用药期间应定期检查血常规及肝功能
吡嗪酰胺	①交叉过敏：对乙硫异烟胺、异烟肼、烟酸或其他化学结构类似的药物过敏患者也可能对吡嗪酰胺过敏 ②使血尿酸增高，可引起急性痛风发作，服药期间应定期监测 ③糖尿病、痛风、严重肝功能不全者慎用
乙胺丁醇	①治疗期间应检查眼部、视野、视力、红绿鉴别力等，在用药前、疗程中每日检查一次。一旦出现视力障碍或下降，应立即停药观察 ②可使血清尿酸浓度增高引起痛风发作，应定期测定血清尿酸 ③如发生胃肠道刺激症状，可与食物同服，一日剂量宜一次顿服

考点 7 药物相互作用 ★★

药物	药物相互作用
异烟肼	①维生素B₆的拮抗剂，可增加维生素B₆经肾排出量，易致周围神经炎的发生饮酒易引起肝毒性，并加速异烟肼代谢。服药期间避免食用含乙醇饮料 ②含铝抗酸药可延缓并减少异烟肼吸收，使血药浓度减低 ③与肾上腺皮质激素（尤其泼尼松龙）合用时，可增加异烟肼的代谢及排泄，降低血药浓度而影响疗效 ④可增强香豆素类抗凝药的抗凝作用 ⑤可抑制苯妥英钠、卡马西平、氨茶碱的代谢，使其血药浓度增高，引起毒性反应 ⑥与对乙酰氨基酚合用时，可增加肝毒性及肾毒性
利福平	①饮酒可导致肝毒性发生，服药期间不宜饮酒 ②对氨水杨酸盐可影响利福平的吸收，使血药浓度减低 ③与异烟肼、乙硫异烟胺合用可增加肝毒性发生的危险 ④可诱导肝微粒体酶活性 ⑤长期服用，可降低口服避孕药的作用而导致避孕失败
吡嗪酰胺	与利福平同服时，吡嗪酰胺引起关节痛者明显减少
乙胺丁醇	①与乙硫异烟胺合用可增加不良反应 ②与氢氧化铝同用能减少乙胺丁醇的吸收 ③与神经毒性药物合用可增加本品神经毒性，如视神经炎或周围神经炎

第十九节 抗真菌药

考点 1 药物分类 ★★★

类别	代表药物
多烯类	两性霉素B
三唑类	氟康唑、伊曲康唑、伏立康唑、泊沙康唑、艾沙康唑
棘白菌素类	卡泊芬净、米卡芬净、阿尼芬净
抗代谢药	5-氟胞嘧啶

考点 2 药理作用与作用机制 ★★★

1. 多烯类药物

（1）两性霉素B（AmB）是目前有效的治疗侵袭性真菌感染药物。

（2）AmB脱氧胆酸盐（AmBD）具有严重的发热、寒战、肾毒性等毒副作用。为降低肾毒性、输液相关反应等，将其制成了不同AmB脂质剂型。

2. 三唑类药物 很少或没有肾毒性；有口服制剂。

3. 棘白菌素类药物

（1）抗菌谱较窄，对隐球菌无效。

（2）难以通过胃肠道吸收，无口服制剂。

（3）**具有较低的毒性**：通过抑制 β-1,3-D-葡聚糖合成酶发挥作用，该酶是真菌细胞壁合成所必需的，并不是人类细胞的组成部分。

4. 抗代谢药（氟胞嘧啶）

（1）抗菌谱窄，仅对隐球菌属、念珠菌属和球拟酵母菌等具有较高抗菌活性。

（2）存在抗药性，不单药使用，常与两性霉素 B 联合使用。

（3）能很好地渗透到脑脊液中，因此可与两性霉素 B 联合用于治疗隐球菌性、念珠菌性脑膜炎。

类别	作用机制
多烯类	结合真菌细胞膜麦角固醇，促进细胞膜去极化及其对蛋白质和一、二价阳离子通透性增加，引起真菌细胞氧化损伤累积，最终导致真菌细胞死亡
三唑类	抑制CYP3A依赖性酶14α-固醇去甲基化酶作用，从而阻碍真菌细胞膜麦角固醇的生物合成，而毒性中间产物14α-甲基固醇蓄积，最终导致真菌细胞膜通透性增强和生长抑制
棘白菌素类	通过抑制 β-1,3-D-葡聚糖合成酶，导致真菌细胞壁葡聚糖聚合物缺乏，阻碍真菌细胞壁合成，从而使得真菌无法对抗渗透压力
抗代谢药	可通过渗透酶系统进入真菌细胞，在胞浆中经胞嘧啶脱氨酶转化生成5-氟尿嘧啶（5-FU），5-FU可抑制真菌核酸和蛋白质合成

考点3 抗真菌谱★

药品	抗真菌谱
氟康唑	①大多数念珠菌属（白色念珠菌、近平滑念珠菌、热带假丝酵母等）、隐球菌属有较好的抗菌活性 ②对光滑念珠菌为剂量依赖型敏感（SDD） ③克柔念珠菌对氟康唑天然耐药
伊曲康唑	除了对念珠菌有较好的抗菌活性外，对马尔尼菲蓝状菌、暗色真菌及双相真菌如芽生菌属、球孢子菌属、组织胞浆菌属、孢子丝菌属有较好的抗菌活性
伏立康唑	较氟康唑抗菌谱广，增加了对烟曲霉、土曲霉、黄曲霉等活性，对暗色真菌、马尔尼菲蓝状菌、毛孢子菌属、双相真菌有一定的抗菌活性
泊沙康唑 艾沙康唑	抗菌谱广泛，尤其对毛霉目真菌有较好的活性
卡泊芬净、米卡芬净、阿尼芬净	①对白色念珠菌、耳念珠菌、光滑念珠菌、克柔念珠菌、热带念珠菌等抗菌活性较好 ②对隐球菌、镰刀菌属、马尔尼菲蓝状菌、毛霉菌属、尖端赛多孢子菌、多育结荚孢、毛孢子菌属及双相真菌效果较差
两性霉素 B	抗菌谱广泛 ①对念珠菌属、曲霉菌属（黑曲霉、烟曲霉）、毛霉目真菌及马尔尼菲蓝状菌等双相真菌有较强的抗菌活性 ②对土曲霉、尖端赛多孢子菌等效果较差

考点 4 药动学特征 ★

药品	药动学特征
两性霉素B脱氧胆酸钠	半衰期长、分布较广、不易被透析清除
脂质体两性霉素B（L-AmB）	①在保持 AmB 强大的杀菌活性同时，显著降低其不良反应 ②在尿中排泄较少，不推荐用于泌尿系统感染
氟康唑	①口服吸收良好，不受进食、抗酸药及 H_2 受体拮抗剂的影响 ②能够有效地渗透进入中枢神经系统，在脑脊液中达到有效治疗浓度 ③主要经过肾脏清除或以原型排至尿液中，可用于泌尿系统真菌感染
伊曲康唑	①胶囊脂溶性高，建议餐后立即给药。广泛用于浅部真菌病的治疗，是甲癣的一线治疗药物 ②口服液空腹服用生物利用度增加，可作为注射液治疗的序贯疗法，是过敏性支气管肺曲霉病（ABPA）的一线治疗药物 ③进入脑脊液中的浓度很低，易在皮肤和指甲组织等富含角蛋白的组织中蓄积 ④尿液中仅有少量，不用于尿路感染的治疗 ⑤主要经 CYP3A4 及 3A5 酶代谢，也是 CYP3A4 的强效抑制剂
伏立康唑	①空腹吸收好。脑组织浓度是血液浓度的2倍，可用于中枢神经系统感染 ②主要由 CYP2C19 酶代谢，因基因多态性可产生快代谢或慢代谢，常需要根据治疗药物监测（TDM）进行剂量调整 ③进入尿液的药量很少，一般不用于治疗尿路感染
泊沙康唑	伊曲康唑的衍生物 ①口服混悬剂：吸收受胃酸、质子泵抑制剂和 H_2 受体拮抗剂的影响，且存在饱和吸收的现象，因此需一日多次服用 ②肠溶片：无需多次服用，且吸收不受胃酸、质子泵抑制剂和 H_2 受体拮抗剂的影响 ③不用于治疗尿路感染
艾沙康唑	①主要通过肝药酶 CYP450 酶系代谢 ②轻度和中度肝功能不全患者不需要调整剂量 ③不用于治疗泌尿系统感染
卡泊芬净 米卡芬净 阿尼芬净	①分子量大，口服吸收差，仅能静脉给药 ②半衰期较长，可一日用药1次 ③不推荐用于中枢神经系统、尿路或眼部的真菌感染 ④禁用于妊娠期女性
氟胞嘧啶	①极易产生耐药性，故极少单独用药，常与 AmB 或三唑类药物联合使用。与 AmB 联合应用治疗隐球菌脑病及顽固难治的念珠菌病如念珠菌性心内膜炎、脑膜炎、眼内炎、症状性泌尿道光滑念珠菌感染等；与氟康唑或伊曲康唑联合治疗艾滋病合并急性隐球菌脑病 ②还可治疗着色芽生菌病 ③妊娠期女性禁用

考点 5 不良反应 ★★

药品	不良反应
两性霉素B脱氧胆酸盐	①输注相关不良反应：静脉滴注会引起寒战、高热、严重头痛、全身不适 ②肾毒性：最初表现为尿排钾增多和低钾血症，然后血清碳酸氢盐下降（可进展为肾小管酸中毒），肾脏红细胞生成素下降和贫血，血尿素氮/肌酐升高。可能发生低镁血症 减少肾损伤的方法： ①用药前后各输入生理盐水500ml（如病情能允许盐负荷） ②避免与有肾损害的药物同用，如放射造影剂、氨基糖苷类、顺铂 ③改用两性霉素B脂质体
两性霉素B脂质体（LAB）	总体不良反应发生率比两性霉素B低 急性输注反应常见，输注后5分钟内出现（胸痛、气短和低氧血症或严重的腹部、季肋部及腿痛）
氟康唑	主要为胃肠道反应（恶心、呕吐、腹痛、腹泻、胃肠胀气、消化不良等） 一般反应轻微，通常耐受良好
伊曲康唑	与剂量相关的常见不良反应（恶心、腹泻、呕吐、腹部不适、过敏性皮疹、胆红素升高、水肿和肝炎）。增加剂量可能发生低钾血症和血压升高
伏立康唑	①一过性视觉障碍（"改变/增强视觉"，视物模糊、视物颜色改变或畏光），30～60分钟恢复正常，多次给药会减轻 ②少见的严重肝脏毒性（肝炎、淤胆和暴发型肝功能衰竭），治疗期间需监测肝功能，如发生异常应停止治疗 ③光过敏：常见也可以很严重，治疗期间建议采取防晒措施。可见幻觉和伴有发热、高血压的输液过敏反应 ④可致心脏Q-Tc间期延长 ⑤长期使用，药中的氟化物可引起痛性骨膜炎
泊沙康唑	如果治疗时间超过6个月，可能出现严重的不良反应（肾上腺功能不全、肾毒性和Q-Tc间期延长）
艾沙康唑	最常见的不良反应有：恶心、腹泻、头痛、转氨酶升高、低钾血症、便秘、呼吸困难、咳嗽、外周水肿和背痛、致畸、可致心脏Q-Tc间期缩短
卡泊芬净	无明显毒副作用。最常见的不良反应：注射部位瘙痒、头痛、发热、寒战、呕吐和腹泻，与输液相关
米卡芬净	耐受性好，常见的不良反应包括：恶心、呕吐、头痛
氟胞嘧啶	胃肠道反应、血液系统、肝脏毒性、皮疹

考点 6 药物相互作用 ★

药物	药物相互作用
两性霉素B脱氧胆酸盐	①肾上腺皮质激素在控制两性霉素B的药物不良反应时可合用，但一般不推荐两者同时应用，因可加重两性霉素B诱发的低钾血症。如需同用时则肾上腺皮质激素宜用最小剂量和最短疗程，并需监测患者的血钾浓度和心脏功能 ②洋地黄苷，本品所致的低钾血症可增强潜在的洋地黄毒性 ③氨基糖苷类、环孢素、卷曲霉素、多黏菌素、万古霉素等肾毒性药物与本品同用时可增强其肾毒性。 ④尿液碱化药可增强本品排泄，防止或减少肾小管酸中毒发生的可能

续表

药物	药物相互作用
氟康唑	①可增强华法林的抗凝作用，致凝血酶原时间延长，可发生出血 ②可致苯二氮䓬类咪达唑仑血药浓度升高，并出现精神运动性反应 ③与免疫抑制剂环孢素、他克莫司共用时，可使环孢素、他克莫司血药浓度升高，引起肾毒性及其他毒性反应 ④与氢氯噻嗪合用，本品血药浓度升高 ⑤与苯妥英合用，使后者血药浓度升高 ⑥与利福平合用，应增加本品剂量 ⑦与磺酰脲类药物合用，应警惕发生低血糖的可能 ⑧与茶碱合用，应仔细观察有无茶碱中毒症状 ⑨与齐多夫定共用时可致后者血药浓度升高，应仔细观察相关不良反应
伏立康唑	CYP2C9、CYP2C19和CYP3A4酶的底物及抑制剂 ①依非韦伦、利托那韦、圣约翰草、利福平、苯巴比妥、司可巴比妥、异戊巴比妥，不与伏立康唑联用 ②与利福平、卡马西平、奈韦拉平合用，增加伏立康唑给药剂量 ③与糖皮质激素、西咪替丁、HIV蛋白酶抑制剂、质子泵抑制剂、大环内酯类、口服避孕药等合用，密切监测伏立康唑有效性及安全性

考点7 代表药品★

药物	适应证	临床应用注意
两性霉素B去氧胆酸盐（AmBD）	儿童、成人患者敏感真菌所致深部真菌感染且病情呈进行性发展者治疗： ①血流感染 ②感染性心内膜炎 ③脑膜炎（隐球菌及其他真菌） ④腹腔感染（包括腹膜透析） ⑤肺部感染 ⑥尿路感染 ⑦眼内炎	①不宜用于皮肤、黏膜真菌感染 ②快速静脉滴注可导致低血压、低血钾、心律失常和休克，避免快速静脉滴注 ③治疗期间定期严密随访血、尿常规、肝、肾功能、血镁、血钾、心电图等，如血尿素氮或血肌酐明显升高时，则需减量或暂停治疗，直至肾功能恢复 ④为减少不良反应，给药前可给解热镇痛药或抗组胺药（吲哚美辛或异丙嗪等，同时给予琥珀酸氢化可的松或地塞米松给药前30分钟静脉推注）
氟康唑	治疗： ①隐球菌性脑膜炎 ②球孢子菌病 ③侵袭性念珠菌病 ④黏膜念珠菌病（口咽、食道、念珠菌尿及慢性皮肤黏膜念珠菌病） ⑤口腔卫生或局部治疗效果不佳的慢性萎缩型口腔念珠菌病（义齿性口炎） 预防： ①免疫受损患者的念珠菌感染（HIV感染、中性粒细胞减少患者） ②复发风险高的患者隐球菌性脑膜炎复发	①偶有患者使用本品后出现严重肝毒性，包括致死性肝毒性，主要发生在有严重基础疾病的患者。尚未观察到肝毒性与每日剂量、疗程、性别和年龄有关 ②过量可发生幻觉和兴奋性偏执行为，可予以洗胃、利尿及支持对症处理

续表

药物	适应证	临床应用注意
伏立康唑	治疗成人和2岁及2岁以上儿童患者的下列真菌感染（主要用于进展性、可能威胁生命的真菌感染患者的治疗）： ①侵袭性曲霉病 ②非中性粒细胞减少患者的念珠菌血症 ③对氟康唑耐药的念珠菌引起的严重侵袭性感染（包括克柔念珠菌） ④由足放线病菌属和镰刀菌属引起的严重感染	①配制后的伏立康唑混悬液应该至少在餐前1小时或餐后2小时后服用；片剂应在餐前或餐后1小时服用 ②静脉制剂应静脉滴注给药，不可静脉推注，每次滴注≤3mg/kg剂量的时间应为1~2小时，滴注速度不可超过每小时3mg/kg ③用药期间应注意监测肝、肾功能，尤其是肝功能、胆红素和血肌酐值 ④片剂含乳糖，不应用于罕见的遗传性半乳糖不耐受、乳糖酶缺乏或葡萄糖-半乳糖吸收障碍的患者 ⑤与心电图Q-T间期延长有关。极个别服用可发生尖端扭转型室速 ⑥儿童人群中的光毒性反应频率更高，须采取严格的光保护措施
	预防接受异基因造血干细胞移植（HSCT）的高危患者的侵袭性真菌感染	

第二十节　抗疱疹病毒药物

考点1 药物分类★

类别	代表药物
核苷类似物	伐昔洛韦、阿昔洛韦、喷昔洛韦、泛昔洛韦、更昔洛韦
核苷酸类似物	西多福韦
焦磷酸类似物	膦甲酸

考点2 药理作用和作用特点★★★

1. 核苷类似物 用于疱疹病毒感染的主要药物，通过抑制 DNA 聚合酶来干扰病毒复制。

核苷类似物	药理作用
阿昔洛韦	①单纯疱疹病毒（HSV）-1型和HSV-2型、水痘-带状疱疹病毒（VZV）和EB病毒（EBV）复制的高选择性且强效的抑制剂 ②治疗人巨细胞病毒（CMV）感染方面相对无效 ③高度选择性与其作用机制有关：通过病毒编码的胸苷激酶在疱疹病毒感染的细胞中磷酸化成阿昔洛韦单磷酸，在未感染的哺乳动物中，很少发生磷酸化，因此药物集中在疱疹病毒感染的细胞中。随后，阿昔洛韦单磷酸被宿主细胞中激酶转化成三磷酸，后者是病毒诱导的DNA聚合酶的强效抑制剂，但对宿主细胞DNA聚合酶的影响较小
伐昔洛韦	①阿昔洛韦的前体酯化物，口服后经肠和肝水解，转化为阿昔洛韦 ②与口服阿昔洛韦相比，有更好的口服生物利用度，给药频次低
喷昔洛韦	抗病毒的活性谱和作用机制与阿昔洛韦相似
泛昔洛韦	经肠和肝迅速去乙酰化和氧化为喷昔洛韦，口服吸收良好
更昔洛韦	对HSV和VZV有活性，比阿昔洛韦治疗CMV更加有效

2. 核苷酸类似物（西多福韦）

（1）胞嘧啶的磷酸核苷酸类似物，主要用于治疗 CMV 感染，但对广泛的疱疹病毒也具有活性，包括 HSV、人类疱疹病毒（HHV）-6A 和 HHV-6B、HHV-8 以及其他一些 DNA 病毒，如多瘤病毒、乳头瘤病毒、腺病毒和痘病毒（如天花、牛痘）。

（2）机制：不需要通过病毒诱导的激酶进行初始磷酸化，而是由宿主细胞磷酸化为西多福韦二磷酸（病毒 DNA 聚合酶的竞争性抑制剂），减缓或终止新生 DNA 链的延伸。

3. 焦磷酸类似物（膦甲酸）

（1）有效抑制疱疹病毒，包括 CMV。

（2）机制：抑制焦磷酸结合位点的 DNA 聚合酶，其浓度对细胞聚合酶的影响相对较小。膦甲酸

（3）不需要通过磷酸化来发挥其抗病毒活性，因此对由于胸腺嘧啶激酶缺乏而引起阿昔洛韦耐药的 HSV 和 VZV 分离株以及大多数对更昔洛韦耐药的 CMV 菌株具有活性。还可抑制 HIV 的逆转录酶，并在体内对 HIV 有活性。

考点 3 临床用药评价 ★★

药物	临床用药评价
阿昔洛韦	①有静脉注射、口服和局部给药等制剂（伐昔洛韦只有口服制剂） ②最广泛的应用是治疗生殖器 HSV 感染（缩短症状持续时间、减少病毒脱落和加速愈合） ③治疗 VZV 感染必须使用较高剂量 ④具有很好的耐受性，最常见的不良反应是肾功能不全（药物结晶沉积，特别是快速静脉滴注或水化不足后出现）
更昔洛韦	①可通过静脉注射或口服给药 ②口服时必须给予较高剂量，因此更昔洛韦片剂已被缬更昔洛韦所取代，后者是更昔洛韦的 L-缬氨酰酯化物 ③可引起严重的骨髓抑制，尤其是中性粒细胞减少
西多福韦	①口服生物利用度差，需静脉给药 ②主要不良反应是近端肾小管损伤，表现为血清肌酐水平升高和蛋白尿，充分的水化联合口服丙磺舒可以降低肾毒性的风险
膦甲酸	①可溶性差，必须在稀释溶液中静脉滴注 1～2 小时以上 ②主要的不良反应是肾损害，使用期间应密切监测肾功能 ③可与二价金属离子结合，发生低钙血症、低镁血症、低钾血症 ④水化和缓慢输注可以减少患者的肾毒性和电解质紊乱 ⑤不引起骨髓抑制，可以与骨髓抑制药物联用

考点 4 代表药品 ★

药品	适应证	临床应用注意
阿昔洛韦	①急性带状疱疹 ②生殖器疱疹（初发和复发） ③水痘	①不提倡作为生殖器疱疹的预防用药或孕期的治疗用药。哺乳期用药是安全的 ②可引起急性肾功能衰竭，需仔细观测有无肾功能衰竭征兆和症状（如少尿、无尿、血尿、腰痛、腹胀、恶心、呕吐等），监测尿常规和肾功能变化 ③应摄入充足的水，防止药物沉积于肾小管内 ④合用其他肾毒性药物可能增加肾功能障碍的危险，以及增加可逆性的中枢神经系统症状

续表

药品	适应证	临床应用注意
更昔洛韦	①治疗危及生命或视觉的免疫缺陷患者的巨细胞病毒感染 ②预防器官移植患者的巨细胞病毒感染	①妊娠期有致畸作用，应使用避孕措施。哺乳期用药应避免母乳喂养 ②中性粒细胞减少（中性粒细胞计数 <500/mm³）或血小板减少症（<25000/mm³）是初次使用的禁忌证 ③每2~3周监测1次全血细胞计数 ④与阿昔洛韦和喷昔洛韦存在交叉过敏反应 ⑤与亚胺培南西司他丁合用，可能发生癫痫全面性发作
膦甲酸钠	①艾滋病患者巨细胞病毒性视网膜炎 ②免疫功能损害患者耐阿昔洛韦单纯疱疹病毒性皮肤黏膜感染	①对于妊娠期女性所患的威胁视力的巨细胞病毒性色素性视网膜炎，膦甲酸应作为一线药物（基于肾毒性的高风险性，建议产前检查胎儿） ②用药期间必须密切监测肾功能 ③使用之前及使用期间患者应水化，降低肾毒性 ④与两性霉素B、氨基糖苷类、西多福韦和其他有肾毒性的药物合用，可增加肾毒性 ⑤与亚胺培南合用，可增加癫痫发作风险

第二十一节　抗流感病毒药

考点1 药物分类★★★

类别	代表药物
神经氨酸酶抑制剂（NAI）	奥司他韦、扎那米韦、帕拉米韦
RNA聚合酶抑制剂	玛巴洛沙韦（前药，通过水解转化为活性代谢产物巴洛沙韦，发挥抗流感病毒活性）
	法维拉韦
血细胞凝聚素（HA）抑制剂	阿比多尔

考点2 药理作用与作用机制★★★

1. 神经氨酸酶抑制剂（NAI）　流感病毒表面有2个重要的糖蛋白：血细胞凝聚素（HA）和神经氨酸酶（NA）。NA切割新组装的病毒颗粒和细胞表面的唾液酸受体的连接，释放病毒颗粒，感染其他细胞。NA抑制剂能够与其作用的部位竞争性紧密结合，从而抑制NA的切割作用，阻断流感病毒的释放。

2. RNA聚合酶抑制剂　流感病毒RNA聚合酶包含3个亚基：PB1、PB2和PA，这些亚基都是病毒复制的必要条件。PB2亚基结合宿主前mRNAd的5'端帽子(Cap)结构(m'–GTP)，通过位于PA亚基氨基端的帽依赖性核酸内切酶定位并进行剪切，PB1亚基的转录酶活性可重新生成病毒信使RNA。临床开发了靶向RNA聚合酶复合体的特异性亚基的抗病毒药。

3. 血细胞凝聚素（HA）抑制剂　阻止病毒进入细胞，抑制包膜病毒膜融合，在细胞内吞过程中加强病毒糖蛋白与宿主膜的相互作用，达到抑制病毒的作用。

考点 3 临床用药评价 ★ ★ ★

药物	适应证	剂型	用法用量	不良反应
奥司他韦	甲型、乙型流感患者	口服	一次75mg，一日2次，疗程5日	恶心、呕吐、头痛，部分患者可能会出现精神障碍并发症
扎那米韦	①无奥司他韦时②肾功能不全、妊娠期女性等特殊人群③重症或疾病进展	吸入	一次10mg，一日2次，疗程5日	可能会诱发支气管痉挛
帕拉米韦	①重症、无法接受吸入或口服NAI②对其他NAI疗效不佳或产生耐药患者	静脉	成人300mg，单次静脉滴注	支气管炎、咳嗽、眩晕、头痛、失眠、疲劳等
阿比多尔	甲型、乙型流感	口服	一次200mg，一日3次，疗程5日	恶心、腹泻、头晕和血清转氨酶升高
玛巴洛沙韦	成人和5岁及以上儿童甲型、乙型流感患者	口服	体重40～80kg：单次口服40mg　体重≥80kg：单次口服80mg	腹泻、恶心、支气管炎、鼻窦炎、头痛

考点 4 代表药品 ★

药物	适应证	临床应用注意
奥司他韦	①成人和1岁及1岁以上儿童的甲型和乙型流感治疗（应在首次出现症状48小时以内使用）②成人和13岁及13岁以上青少年的甲型和乙型流感的预防	①妊娠期女性首选奥司他韦抗病毒治疗②如果患者在用药后出现精神神经症状，应对患者进行继续治疗的风险获益评价③未使用和过期药品的处置：应减少药品排放对环境造成的影响。药品不应通过废水排放或当作家庭垃圾处理④在使用减毒活流感疫苗两周内不应服用奥司他韦，在服用奥司他韦后48小时内不应使用减毒活流感疫苗，因为奥司他韦作为抗病毒药物可能会抑制活疫苗病毒的复制。三价灭活流感疫苗可以在服用奥司他韦前后的任何时间使用
玛巴洛沙韦	①既往健康的成人和5岁及以上儿童单纯性甲型和乙型流感患者②存在流感相关并发症高风险的成人和12岁及以上儿童流感患者	①症状出现后48小时内单次服用，可与或不与食物同服②对除流感病毒以外的其他病原体引起的疾病无效③避免与乳制品、钙强化饮料、含高价阳离子的泻药、抗酸药或口服补充剂（如钙、铁、镁、硒或锌）同时服用④如果发生或疑似发生速发过敏反应、荨麻疹和血管性水肿，应给予适当的治疗

第二十二节　抗新型冠状病毒药

考点 1 药物分类 ★

类别		代表药物
小分子药物	3-胰凝乳蛋白酶样蛋白酶（3Clpro）抑制剂	奈玛特韦/利托那韦、先诺特韦/利托那韦、来瑞特韦、阿泰特韦/利托那韦
	RNA依赖性RNA聚合酶（主蛋白酶，RdRp）抑制剂	莫诺拉韦、阿兹夫定、氢溴酸氘瑞米德韦、瑞德西韦
单克隆抗体	阻断刺突-ACE2相互作用的抑制剂	贝特洛韦单抗（bebtelovimab）安巴韦单抗/罗米司韦单抗

考点 2 药物相互作用 ★

药品	相互作用机制
奈玛特韦/利托那韦	任何经CYP3A代谢的药物、CYP3A抑制剂或诱导剂都可能与其产生药物相互作用；还是转运蛋白（P-gp、BCRP、MDR1、MATE1、OCTI和OATP1B1）的抑制剂，可能诱导CYP1A2、CYP2C8、CYP2C9和CYP2C19的葡萄糖醛酸化和氧化作用，从而增加通过这些途径代谢的部分药品的生物转化，并可能导致此类药品的全身暴露量降低，从而降低或缩短其疗效
阿兹夫定	P-gp底物及弱效P-gp诱导剂，与P-gp底物及P-gp抑制剂、P-gp诱导剂联用时需慎重
莫诺拉韦	尚未发现有临床意义的药物相互作用
先诺特韦/利托那韦	主要由CYP3A酶代谢，是P-gp转运体的底物。诱导CYP3A和（或）P-gp的药物可能降低本品的血药浓度，而抑制CYP3A和（或）P-gp的药物可能增加本品的血药浓度
氢溴酸氘瑞米德韦	主要代谢产物116-N1是P-gp和BCRP的底物，与影响P-gp和BCRP活性的药物同时使用时可能会发生药物相互作用
来瑞特韦	与经CYP3A酶代谢药物联用，可升高后者血药浓度。使用抑制或诱导CYP3A以及P-gp的药品可能分别升高或降低本品的药物浓度
阿泰特韦/利托那韦	CYP3A的抑制剂，可升高由CYP3A代谢的药物的血浆浓度。使用抑制或诱导CYP3A以及P-gp的药品可能会分别升高或降低本品的药物浓度

考点 3 代表药品 ★★

药品	适应证	临床应用注意
奈玛特韦/利托那韦	治疗成人伴有进展为重症高风险因素的轻至中度新型冠状病毒感染（COVID-19）患者	①本品为奈玛特韦片与利托那韦片的组合包装，奈玛特韦必须与利托那韦同服 ②片剂需整片吞服，不得咀嚼、掰开或压碎 ③确诊及出现症状后5日内尽快服用 ④奈玛特韦片含乳糖。半乳糖不耐受、总乳糖酶缺乏或葡萄糖-半乳糖吸收不良等罕见遗传性疾病的患者应禁用 ⑤CYP3A的强效抑制剂，可升高由CYP3A代谢的药物的血浆浓度，对P-gp也具有高度亲和力，具有抑制作用，注意药物相互作用

续表

药品	适应证	临床应用注意
莫诺拉韦	治疗成人伴有进展为重症高风险因素的轻至中度新型冠状病毒感染患者	①确诊以及出现症状后5日内尽快服用 ②肝、肾功能不全者：无需调整剂量 ③如发生有临床意义的超敏反应的症状或体征，应立即停止治疗，并进行适当的药物治疗或支持性治疗 ④未发现明显的药物相互作用

第二十三节　抗肝炎病毒药物

考点1 药物分类★★

类别	代表药物	应用
核苷（酸）类药物（NAs）	核苷类：拉米夫定（LAM）、替比夫定（LdT）、恩替卡韦（ETV） 核苷酸类：阿德福韦酯（ADV）、替诺福韦酯（TDF）	治疗慢性乙型肝炎
免疫调节剂	干扰素	①治疗慢性乙型肝炎 ②慢性丙型肝炎（与利巴韦林联合使用）
NS5A抑制剂	索磷布韦维帕他韦	治疗慢性丙型肝炎（不需要联合使用利巴韦林）

第一亚类　核苷（酸）类药物

考点2 药理作用和作用特点★★

（1）机制：竞争性抑制DNA聚合酶，阻止HBV DNA的复制。NAs在细胞内经磷酸化后，生成三磷酸核苷活性产物，通过竞争抑制作用，阻止内源性核苷酸参与HBV DNA的复制，快速有效地减少HBV DNA的合成。

（2）NAs在抑制乙肝病毒DNA聚合酶的同时，也可能对人类DNA聚合酶γ有低水平抑制作用，造成细胞线粒体损伤，但一般不会影响人类细胞DNA的复制和修复。

（3）对HBV复制的中间产物共价闭合环状DNA（cccDNA）不起作用，因此，NAs不能清除在治疗前已存在的或在治疗过程中因未完全抑制HBV复制而新产生的cccDNA。

考点3 药物相互作用★

（1）主要通过肾脏清除，服用降低肾功能或竞争性通过主动肾小球分泌的药物，可能增加NAs的血药浓度。

（2）尽量避免与其他具有神经损害的药物（如异烟肼、去羟肌苷、呋喃唑酮、阿糖胞苷等）联合应用。

考点4 典型不良反应★★

（1）肌酸激酶（CK）升高：以LdT引起的最为常见，可表现为无症状的CK升高，或出现肌痛、肌炎和肌无力等症状，需定期监测CK。

（2）具有线粒体毒性，可能导致乳酸酸中毒的潜在风险。

（3）肾小管损害：可能引起低磷血症、骨质矿化不足进而发展成为软骨病。

（4）周围神经病变：慢性乙型肝炎（CHB）患者使用LdT存在周围神经病变风险。LdT禁止与干扰素（IFN）联合治疗。

考点5 特殊人群用药★

（1）妊娠期间首次诊断CHB的患者，可使用TDF抗病毒治疗。

（2）抗病毒治疗期间意外妊娠的患者，若正在服用TDF，建议继续妊娠；若正在服用恩替卡韦，可不终止妊娠，建议更换为TDF继续治疗；若正在接受IFNα治疗，建议向妊娠期女性和家属充分告知风险，由其决定是否继续妊娠，若决定继续妊娠则要换用TDF治疗。

（3）我国已批准富马酸丙酚替诺福韦（TAF）用于青少年（≥12岁，且体重≥35 kg）。Peg IFNα2a可应用于≥5岁CHB儿童。

考点6 代表药品★

药品	适应证	临床应用注意
恩替卡韦	病毒复制活跃，血清ALT持续升高或肝脏组织学显示有活动性病变的慢性成人乙型肝炎的治疗	空腹服用（餐前或餐后至少2小时）
替诺福韦酯	①治疗慢性乙肝成人和≥12岁的儿童患者 ②与其他抗逆转录病毒药物联用，治疗成人HIV感染	口服，不受进食影响
替比夫定	有病毒复制证据以及有血清转氨酶（ALT或AST）持续升高或肝组织活动性病变证据的慢性乙型肝炎成人患者	口服，不受进食影响

第二亚类 干扰素（聚乙二醇干扰素α2a）

考点7 药理作用与临床应用★★

聚乙二醇干扰素α2a（PegIFNα）是聚乙二醇（PEG）与重组干扰素α2a（普通干扰素）结合形成的长效干扰素。

（1）可与细胞表面的特异性α受体结合，触发细胞内复杂的信号传递途径并激活基因转录，调节多种生物效应，包括抑制感染细胞内的病毒复制，抑制细胞增殖，并具有免疫调节作用。

（2）药效学特点与普通人干扰素α相似，而药代动力学差别很大。治疗HBeAg阳性患者比普通干扰素具有更高的HBeAg血清学转换率。

（3）适应证：①慢性乙型肝炎。②慢性丙型肝炎，最好与利巴韦林联合使用。

考点8 典型不良反应★

（1）流感样症候群：发热、头痛、肌痛和乏力等，可服用非甾体抗炎药。

（2）骨髓抑制：中性粒细胞、血小板减少。

（3）精神异常：抑郁、妄想、重度焦虑等。应及时停用。

（4）自身免疫病：部分患者可出现自身抗体，仅少部分患者出现甲状腺疾病、糖尿病、血小板计数减少、银屑病、白斑病、类风湿关节炎和系统性红斑狼疮样综合征等。

考点9 药物相互作用★

（1）与CYP3A4、CYP2C9、CYP2C19和CYP2D6等同工酶的体内代谢活性无关。

（2）可中度抑制CYP1A2的活性。如果同时使用本品和茶碱，应监测茶碱血清浓度并适当调整茶碱用量。

考点10 临床应用注意★

（1）可引起或加重致命性的或危及生命的神经精神、自身免疫性、缺血性和传染性疾病，应定期严密监测患者的临床和实验室评价参数。

（2）治疗前，建议所有患者进行血常规检查和生化检查。

第三亚类　治疗慢性丙型肝炎药物

索磷布韦-维帕他韦

考点11 药理作用★

（1）高效、泛基因型非结构蛋白5A（NS5A）抑制剂维帕他韦（100mg）与聚合酶抑制剂索磷布韦（400mg）制成的复方制剂。

（2）用于初治和复治的非肝硬化及肝硬化患者，不需要联合使用利巴韦林。

（3）适应证：用于治疗成人慢性丙型肝炎病毒（HCV）感染。

考点12 药物相互作用★

（1）与胺碘酮合用可出现严重的心动过缓，不建议与胺碘酮合用。

（2）P-gp诱导剂或中至强效CYP3A4诱导剂（利福平、利福布汀、圣约翰草、卡马西平、苯巴比妥和苯妥英），降低索磷布韦维帕他韦的血药浓度。

考点13 典型不良反应★

头痛、疲劳和恶心是在接受12周药物治疗的患者中报告的最常见的不良事件。

考点14 临床应用注意★

（1）HCV和HBV合并感染患者中的乙型肝炎病毒再激活风险，在开始治疗前对所有患者进行当前或既往乙型肝炎病毒（HBV）感染迹象检测。

（2）不应与含索磷布韦的其他药品同时给药。

第二十四节　抗艾滋病病毒药物

考点1 药物分类★★

类别	代表药物
核苷类逆转录酶抑制剂（NRTI）	齐多夫定（AZT）、拉米夫定（3TC）、恩曲他滨（FTC）、阿兹夫定（FNC）、阿巴卡韦（ABC）、替诺福韦（TDF/TAF）

续表

类别	代表药物
非核苷类逆转录酶抑制剂（NNRTI）	奈韦拉平（NVP）、依法韦伦（EFV）、利匹韦林（RPV）、艾诺韦林（ANV）、多拉韦林（DOR）
蛋白酶抑制剂（PI）	洛匹那韦/利托那韦（LPV/r）、达芦那韦/考比司他（DRV/c）、阿扎那韦（ATV）
整合酶抑制剂（INSTI）	拉替拉韦（RAL）、多替拉韦（DTG）、卡替拉韦（CAB）
融合抑制剂（FI）	艾博韦泰（ABT）
CCR5抑制剂	国际分类，国内无
衣壳抑制剂	

考点2 抗病毒治疗的目的★

（1）最大程度地抑制病毒复制使病毒载量降低至检测下限并减少病毒变异。

（2）重建免疫功能。

（3）降低异常的免疫激活。

（4）减少病毒的传播、预防母婴传播。

（5）降低HIV感染的发病率和病死率、减少非艾滋病相关疾病的发病率和病死率，使患者获得正常的预期寿命，提高生活质量。

考点3 临床应用评价★★

对于感染人类免疫缺陷病毒（HIV）高风险人群，在知情同意及依从性好的前提下提供抗病毒药物进行暴露前预防（PrEP）和暴露后预防（PEP）。

1. 暴露前预防（PrEP） 面临 HIV 感染高风险时，服用药物降低被感染风险。

（1）口服药物：用于PrEP主要有两种服药方式，分别为每日服药方案和事件驱动服药方案。

①每日服药方案：对所有高风险人群推荐每24小时口服1片FTC/TDF（或FTC/TAF）。计划停止或中断PrEP，需在最后1次风险暴露后持续使用FTC/TDF（或FTC/TAF）7日。

②事件驱动服药方案（按需服药）：在预期性行为发生前2～24小时口服2片FTC/TDF（或FTC/TAF），在性行为后距上次服药24小时和48小时分别再服药1片，如果按需服药方式结束前再次发生高危性行为，则延续每天服用1片，直至最后1次性行为后48小时。

（2）肌内注射：卡替拉韦（长效暴露前预防药物），前2次注射间隔4周，之后每8周注射1次，已推荐用于PrEP，尤其适用于肾功能不全、口服PrEP方案依从性不佳、更倾向于选择长效方案的人群。

2. 暴露后预防（PEP） 尚未感染 HIV 的人群，在暴露于高感染风险后，如与 HIV 感染者或者感染状态不明者发生明确的体液交换行为，尽早（不超过72小时）服用特定的抗HIV 药物，降低 HIV 感染风险。

（1）首选阻断方案：FTC/TDF（或FTC/TAF）联合INSTI（比克替拉韦/多替拉韦/拉替拉

韦）的方案。如果INSTI不可及，根据当地资源，可以使用PI如LPV/r和达芦那韦/考比司他；对合并肾功能下降并排除有HBV感染的可以使用AZT/3TC。

（2）发生HIV暴露后尽可能在最短的时间内（尽可能在2小时内）进行预防性用药，最好在24小时内，但不超过72小时，连续服用28日。

考点 4 临床应用特点 ★★

药品	不良反应	注意
齐多夫定（AZT）	①骨髓抑制、严重的贫血或中性粒细胞减少症 ②胃肠道不适，恶心、呕吐、腹泻等 ③肌酸激酶和丙氨酸转氨酶升高，乳酸酸中毒和（或）肝脂肪变性	—
拉米夫定（3TC）	不良反应少，且较轻微，偶有头痛、恶心、腹泻等不适	—
恩曲他滨（FTC）	不良反应少，色素沉着/皮肤变色	—
阿兹夫定（FNC）	①发热、头晕、恶心、腹泻、肝肾损伤等 ②可能会引起中性粒细胞降低及总胆红素、天冬氨酸转氨酶和血糖升高	睡前空腹服用，整片服用，不可碾碎
阿巴卡韦（ABC）	①超敏反应，一旦出现超敏反应应终身停用 ②恶心、呕吐、腹泻等	用前查HLA-B5701，阳性者不推荐使用
替诺福韦（TDF）	①骨质疏松 ②肾脏毒性 ③轻至中度消化道不适（恶心、呕吐、腹泻等） ④代谢异常（低磷酸盐血症） ⑤脂肪分布异常 ⑥可能引起酸中毒和（或）肝脂肪变性	与食物同服
奈韦拉平（NVP）	①皮疹：出现严重的或可致命性的皮疹后，应终身停用本药 ②肝损伤：出现重症肝炎或肝功能不全时，应终身停用本药	有导入期，治疗的最初14日，先从治疗量的一半开始（每日1次），如无严重不良反应可增加到足量（每日2次）
依非韦伦（EFV）	①中枢神经系统毒性（头晕、头痛、失眠、抑郁、非正常思维等，可产生长期神经精神作用，与自杀意向相关） ②皮疹 ③肝损伤 ④高脂血症和高甘油三酯血症	睡前服用
利匹韦林（RPV）	头痛、发热	口服（片剂随进餐服用）或注射
艾诺韦林（ANV）	肝损伤、多梦、失眠等	空腹服用
多拉韦林（DOR）	不良反应少，偶有恶心、头晕、异梦	—

续表

药品	不良反应	注意
洛匹那韦/利托那韦（LPV/r）	腹泻、恶心、血脂异常，也可出现头痛和转氨酶升高	—
达芦那韦/考比司他（DRV/c）	腹泻、恶心和皮疹	随餐服用，整片吞服，不可掰碎或压碎
阿扎那韦（ATV）	恶心、呕吐、腹泻、胃痛、皮疹、发热、咳嗽、失眠、抑郁、手脚麻木等	必须进餐时服用
拉替拉韦（RAL）	①常见的有腹泻、恶心、头痛、发热等 ②少见的有腹痛、乏力、肝肾损伤等	—
多替拉韦（DTG）	①失眠、头痛、头晕、异梦、抑郁等 ②恶心、腹泻、呕吐等 ③少见的有超敏反应，包括皮疹、全身症状及器官功能损伤（包括肝损伤）	首选餐后服用
卡替拉韦（CAB）	头痛、发热	不建议与利福平、利福喷丁、卡马西平、奥卡西平、苯妥英或苯巴比妥合用
艾博韦泰（ABT）	过敏性皮炎、发热、头晕、腹泻	不经CYP450酶代谢，药物相互作用小

考点 5 代表药品★

药品	适应证	临床应用注意
齐多夫定	①治疗HIV-1感染（与其他抗逆转录病毒药物合用） ②预防母婴HIV-1传播	①恶心是最常见的不良反应 ②最严重的不良反应包括贫血、嗜中性粒细胞减少症和白细胞减少 ③注意：血液学毒性/骨髓抑制，乳酸性酸中毒/伴脂肪变性的肝肿大
奈韦拉平	治疗HIV-1（人类免疫缺陷病毒）感染，应与其他抗HIV-1药物联合用药	①妊娠早期暴露不会增加整体出生缺陷的风险 ②预防HIV母婴传播已被证实是安全有效的 ③最常见的不良反应是皮疹和威胁生命的皮肤反应，包括Stevens-Johnson综合征（SJS）和罕见的中毒性表皮坏死松解症（TEN） ④肝功能生化指标升高（ALT、AST、GGT、总胆红素和碱性磷酸酶） ⑤对由于严重皮疹，皮疹伴全身症状，过敏反应和奈韦拉平引起的肝炎而中断治疗的患者不能重新服用 ⑥CYP3A、CYP2B的诱导剂，与由CYP3A、CYP2B代谢的药物合用时，可降低这些药物的血浆浓度

第二十五节 抗原虫药

第一亚类 抗阿米巴病药

考点1 药理作用★★★

阿米巴病分为：肠阿米巴病（阿米巴结肠炎）和肠外阿米巴病（阿米巴肝脓肿）。

（1）肠道内抗阿米巴药物的全疗程治疗：双碘喹啉一次650mg，一日3次，疗程20日；或巴龙霉素一次500mg，一日3次，疗程10日。

（2）甲硝唑是治疗阿米巴肝脓肿的首选药物，长效的硝基咪唑类药物替硝唑和奥硝唑作为单剂治疗也是有效的。

（3）所有患者还应接受肠道内抗阿米巴药物的全疗程治疗，因为甲硝唑不能根除包囊。

适应证	治疗药物
无症状携带者	肠道内抗阿米巴药物：双碘喹啉，疗程20日；或巴龙霉素，疗程10日
急性结肠炎	甲硝唑口服或静脉给药，疗程5~10日，或替硝唑口服，疗程3日联用上文提到的肠道内抗阿米巴药物
阿米巴肝脓肿	甲硝唑（首选）口服或静脉给药，疗程5~10日，或替硝唑口服，单剂；或奥硝唑口服，单剂联用肠道内抗阿米巴药物

考点2 临床应用特点★

药物	寄生虫感染	不良反应	药物相互作用
双碘喹啉	阿米巴病 小袋纤毛虫病	偶见：头痛、皮疹、瘙痒、甲状腺功能亢进、恶心、呕吐、腹痛、腹泻 罕见：视神经炎、周围神经病变、癫痫、脑病	无显著的相互作用
巴龙霉素	阿米巴病 贾第虫病 利什曼病	常见：胃肠功能紊乱 偶见：肾毒性、耳毒性、前庭毒性	无显著的相互作用
甲硝唑	阿米巴病 小袋纤毛虫病 贾第虫病 滴虫病	常见：恶心、头痛、厌食、口腔金属味 偶见：呕吐、失眠、眩晕、感觉异常 罕见：癫痫、周围神经病变	华法林：甲硝唑增强其作用 苯巴比妥、苯妥英钠：加快甲硝唑清除 锂：甲硝唑升高其血清浓度 西咪替丁：延长甲硝唑半衰期

第二亚类 抗疟药

疟疾治疗分类	治疗措施
病因治疗	选用速效、不良反应较少的抗疟疾药物，迅速杀灭疟原虫及预防远期复发
对症治疗	针对各种症状和并发症
必要的支持疗法	保持酸碱平衡和重要脏器功能

考点 3 药物分类和药理作用 ★★★

按抗疟药对疟原虫不同虫期的作用进行分类

类别	代表药物
杀灭红细胞外期裂子体及休眠子的抗复发药	伯氨喹
杀灭红细胞内裂体增殖期的抗临床发作药	氯喹、青蒿素类
杀灭子孢子抑制蚊体内孢子增殖的药物	乙胺嘧啶

考点 4 作用特点 ★★★

1. 伯氨喹 可杀灭间日疟、三日疟、恶性疟和卵形疟组织期的虫株，尤以间日疟为著，也可杀灭各种疟原虫的配子体，对恶性疟的作用尤强，对红内期虫体的作用很弱，因此不能控制疟疾症状的发作，临床作为控制复发和阻止疟疾传播的首选药。

2. 乙胺嘧啶 对原发性红细胞外期疟原虫有抑制作用，是较好的病因性预防药。

抗疟药物的特性如下表

药物	抗疟活性	轻度不良反应	严重不良反应
氯喹	主要作用于无性循环早期	常见：恶心、烦躁、深色皮肤人群易出现瘙痒、体位性低血压、轻度Q-T间期延长 罕见：角膜病变、皮疹	急性：低血压休克、心律失常、神经系统交叉反应 慢性：视网膜病变（累积剂量>100g）、心肌病
伯氨喹	①根治，可以清除肝内的间日疟原虫和卵形疟原虫 ②可以杀灭恶性疟原虫各期的配子体	恶心、呕吐、腹泻、腹痛、溶血、高铁血红蛋白血症	严重葡萄糖-6-磷酸脱氢酶缺乏患者出现大量溶血反应
青蒿素及其衍生物	①更广泛的时期特异性，比其他抗疟药物起效更快 ②对肝内期无效 ③可以杀灭恶性疟原虫成熟配子体以外的所有疟原虫	网织红细胞计数减少（但不是贫血）；高剂量可以导致中性粒细胞减少；在某些情况下，重症疟疾伴高寄生虫血症治疗后可以出现迟发性贫血	过敏、荨麻疹、发热
乙胺嘧啶	①作用于红内期，主要作用于成熟形态 ②可用于预防	耐受性较好	巨幼红细胞性贫血、全血细胞减少、肺内渗血

考点 5 典型不良反应 ★★★

1. 伯氨喹

（1）毒性反应较其他抗疟药为高，易发生疲倦、头晕、恶心等反应。

（2）葡萄糖-6-磷酸脱氢酶缺乏者服用伯氨喹可发生急性溶血性贫血，发生急性溶血时立即停药。

（3）也可发生高铁血红蛋白过多症，出现发绀、胸闷等症状。

2. 乙胺嘧啶 大剂量连续服用（如一日25mg，连续1个月以上），可出现叶酸缺乏的症状。

考点 6 代表药品★

药品	适应证	临床应用注意
复方蒿甲醚	复方制剂，每片含苯芴醇120mg，蒿甲醚20mg。具有杀灭疟原虫中裂殖体的作用。适用于由恶性疟原虫引起的体重在5kg及以上患者的非重症疟疾的治疗	①应与食物同服 ②妊娠前3个月禁用。可于哺乳期用药 ③蒿甲醚与本芴醇均通过CYP3A4代谢，与抑制CYP3A4的药物同服应谨慎（治疗期间应避免服用葡萄柚汁），与CYP3A4强诱导剂（利福平、卡马西平、苯妥英、圣约翰草）同服，可导致蒿甲醚与本芴醇的浓度降低，抗疟疗效丧失 ④本芴醇抑制CYP2D6，禁止与通过该酶代谢的药物（美托洛尔、丙米嗪、阿米替林、氯米帕明）同服 ⑤谨慎服用延长Q-T间期延长的药物（奎宁以及奎尼丁）

第二十六节　抗蠕虫药

第一亚类　抗肠道线虫感染药

考点 1 药理作用与作用机制★★

药物	药理作用与作用机制
伊维菌素	①阿维链霉菌产生的十六元环大环内酯类抗菌药物 ②口服有效的微丝杀菌剂，防治盘尾丝虫病的首选药物 ③作用机制：直接毒性效应（可能是通过增强抑制性神经递质γ-氨基丁酸介导的）和（或）抑制子宫内微丝蚴的发育和雌性成虫的释放
甲苯咪唑	①苯并咪唑类衍生物，广谱的驱虫药物 ②作用机制：直接抑制肠道寄生虫对葡萄糖的摄入，导致虫体内糖原耗竭，无法生存而死亡 ③很难从肠道吸收 ④对胎儿的影响很小
阿苯达唑	①结构上类似于甲苯咪唑，是一种高效、低毒的广谱驱虫药 ②作用机制：与细胞内微管结合并阻止其延长

考点 2 作用特点★

药物	寄生虫感染	不良反应	主要的药物相互作用
阿苯达唑	蛔虫病、钩虫病、粪类圆线虫病、鞭虫病、蛲虫病	偶见：可逆的肝脏毒性；胃肠道不耐受（恶心、呕吐、腹泻和腹痛） 罕见：骨髓抑制、头晕、头痛、超敏反应、脱发	地塞米松、吡喹酮：阿苯达唑的血药浓度增加约50%
甲苯咪唑	蛔虫病、钩虫病、鞭虫病、蛲虫病	偶见：腹泻、腹痛、氨基转移酶升高 罕见：粒细胞减少症、血小板减少症、脱发	西咪替丁：抑制甲苯达唑代谢
伊维菌素	蛔虫病、鞭虫病	偶见：发热、瘙痒、头痛、肌痛 罕见：低血压	无显著的相互作用

考点 3 代表药品★

药品	适应证	临床应用注意
阿苯达唑	蛔虫病、蛲虫病	①避免在妊娠期前3个月用药。用药期间可以哺乳 ②禁用：2岁以下婴幼儿，严重肝、肾、心功能不全及活动性溃疡患者 ③脑囊虫病患者，当治疗时药物导致寄生虫死亡时在脑中发生反应，症状包括痉挛（癫痫）、严重头痛、恶心或呕吐或出现视觉问题，应立即就医

第二亚类 抗血吸虫药（吡喹酮）

考点 4 药理作用与作用机制★★★

广谱抗吸虫和绦虫药物吡喹酮对虫体的主要药理作用：

（1）使虫体肌肉发生强直性收缩而产生痉挛性麻痹。

（2）使虫体皮层损害与影响宿主免疫功能。

（3）使虫体表膜去极化，皮层碱性磷酸酶活性明显降低，致使葡萄糖的摄取受抑制，内源性糖原耗竭。

（4）抑制虫体核酸与蛋白质的合成。

考点 5 典型不良反应和禁忌★

（1）头昏、头痛、恶心、腹痛、腹泻、乏力、四肢酸痛等。

（2）少数出现心悸、胸闷等症状，心电图显示T波改变和期外收缩、一过性转氨酶升高。

考点 6 代表药品★

药品	适应证	临床应用注意
吡喹酮	广谱抗吸虫和绦虫药物。适用于各种血吸虫病、华支睾吸虫病、肺吸虫病、姜片虫病以及绦虫病和囊虫病	①哺乳期女性服药期间至停药后72小时内不宜喂乳 ②眼囊虫病患者禁用 ③禁止同时使用细胞色素P450酶强诱导剂（如利福平） ④治疗后由于虫体被杀死后释放出大量的抗原物质，可引起发热、嗜酸粒细胞增多、皮疹等，偶可引起过敏性休克 ⑤治疗期间与停药后24小时内勿进行驾驶、机械操作等工作

第十章　抗肿瘤药

第一节　直接影响DNA结构和功能的药物

考点 1 药物分类与药理作用 ★★★

类别	代表药物	药理作用
破坏DNA的烷化剂	氮芥、环磷酰胺、噻替哌、白消安、替莫唑胺	分子中含有烷基，与细胞的生物大分子（DNA、RNA及蛋白质）中含有的电子基团共价结合，发生烷化反应，使这些细胞成分在细胞代谢中失去作用，从而使细胞的组成发生变异，影响细胞分裂，致使细胞死亡
破坏DNA的铂类化合物	顺铂、卡铂、奥沙利铂、草酸铂、奈达铂	进入肿瘤细胞后通过水合配离子的形式与DNA结构形成Pt-DNA加合物，从而介导肿瘤细胞坏死或凋亡
破坏DNA的抗生素	丝裂霉素、博来霉素	源于各类链霉菌素的产品。直接嵌入DNA分子，改变DNA模板性质，阻止转录过程，抑制DNA及RNA合成
拓扑异构酶抑制剂	①拓扑异构Ⅰ酶抑制剂：伊立替康、拓扑替康、羟喜树碱 ②拓扑异构酶Ⅱ抑制剂：依托泊苷、替尼泊苷	抑制拓扑异构酶（DNA复制时必需的酶）而发挥细胞毒作用，使DNA不能复制，造成不可逆的DNA链破坏，从而导致肿瘤细胞凋亡

考点 2 细胞毒类药物 ★★★

细胞毒类药物　可直接杀死或抑制肿瘤细胞的药物，直接影响DNA结构和功能、干扰核酸生物合成、干扰转录过程和阻止RNA合成，从而抑制蛋白质合成或影响其功能的药物均属于细胞毒类药物。

1.细胞周期非特异性药物　对处于细胞增殖周期中的各期（G_1、S、G_2、M）或是静止期的细胞（G_0期）均具有杀灭作用的药物。烷化剂及抗生素类抗肿瘤药物属于细胞周期非特异性抗肿瘤药物。细胞周期非特异性药物同时杀死处于增殖期和静止期的肿瘤细胞

2.细胞周期特异性药物　仅对增殖周期的某些时相（G_1、S、G_2、M）敏感而对G_0期细胞不敏感的药物。

（1）抗代谢药、拓扑异构酶抑制剂作用于S期。

（2）长春碱类及紫杉醇类微管蛋白抑制剂作用于M期。

（3）糖皮质激素类药物影响G_1期细胞。

第一亚类　破坏DNA的烷化剂

考点 3 作用特点 ★★

（1）与细胞中DNA发生共价结合，使其丧失活性或使DNA分子发生断裂，导致肿瘤细

胞死亡。

（2）对细胞有直接毒性作用，又称为细胞毒类药物。

（3）可以损害任何细胞增殖周期的DNA，属于细胞增殖周期非特异性抑制剂。

（4）具有广谱抗癌作用。小剂量时可抑制细胞由S期进入M期，增大剂量时可杀伤各期的增殖细胞和非增殖细胞。

考点4 药物相互作用★

1. 环磷酰胺　肝药酶诱导剂（巴比妥类、糖皮质激素、别嘌醇及氯霉素等）影响其代谢、活性和毒性。

2. 司莫司汀　避免同时联合其他对骨髓抑制较强的药物。

3. 塞替派　①可增加血尿酸水平，为控制高尿酸血症可给予别嘌醇。②与尿激酶同时应用，可增加塞替派治疗膀胱癌的疗效。

4. 白消安　可增加血尿酸及尿尿酸水平，可服适量的抗痛风药。

考点5 典型不良反应和禁忌★★★

1. 骨髓功能抑制　白细胞计数、血小板、红细胞计数和血红蛋白下降。除长春新碱和博来霉素外几乎所有的细胞毒药，均可导致骨髓抑制。

2. 口腔黏膜反应　常见咽炎、口腔溃疡、口腔黏膜炎。

3. 脱发　在1或2周后均可发生。

4. 其他　诱导高尿酸血症，与急性肾衰竭有关。出血性膀胱炎是泌尿系统毒性的表现，使用异环磷酰胺及大剂量环磷酰胺时会出现，这是由于代谢物丙烯醛所致。

5. 致畸性　大多数细胞毒类药都有，妊娠期及哺乳期女性禁用。

6. 禁忌　药物过敏者、妊娠期及哺乳期女性、严重肝肾功能损害者、骨髓功能抑制者、感染患者。

考点6 剂量限制性毒性（DLT）★★★

临床上常使用剂量限制性毒性（DLT）来管理某种抗肿瘤药物的毒性，剂量限制性毒性即抗肿瘤药物的某些主要的毒副作用成为限制继续增大其剂量的主要原因。

类别	药物	剂量限制性毒性
破坏DNA的烷化剂	环磷酰胺	骨髓抑制
破坏DNA的铂类化合物	顺铂	肾毒性
	卡铂	骨髓抑制
	奥沙利铂	外周神经毒性
破坏DNA的抗生素	博来霉素	肺毒性
拓扑异构酶抑制剂	羟基喜树碱	骨髓抑制
	伊立替康	腹泻
胸腺核苷酸合成酶抑制剂	卡培他滨	手足综合征
二氢还原酶抑制剂	甲氨蝶呤	骨髓抑制

续表

类别	药物	剂量限制性毒性
蒽环类抗生素	多柔比星	心脏毒性
微管蛋白活性抑制药	长春碱类：长春新碱	神经毒性
	紫杉醇类：紫杉醇	骨髓抑制
抗雌激素药	雌激素受体拮抗剂：他莫昔芬	子宫内膜癌、血栓形成
	芳香化酶抑制剂：来曲唑、阿那曲唑	骨质疏松
抗雄激素类	氟他胺	肝毒性
GnRH激动剂/抑制剂	亮丙瑞林、戈舍瑞林	骨质疏松
单克隆抗体	贝伐珠单抗	肾毒性（蛋白尿）、高血压
	西妥昔单抗	皮肤毒性（痤疮样皮疹）、胃肠毒性（腹泻）
	曲妥珠单抗	心脏毒性

考点7 代表药品★

药品	适应证	临床应用注意
环磷酰胺	恶性淋巴瘤、急性或慢性淋巴细胞白血病、多发性骨髓瘤、乳腺癌、睾丸肿瘤、卵巢癌、肺癌、头颈部鳞癌、鼻咽癌、神经母细胞癌、横纹肌肉瘤及骨肉瘤	①用药期间定期监测白细胞计数及分类、血小板计数、肾功能（尿素氮、肌酐清除率）、肝功能（血清胆红素、丙氨酸氨基转移酶）及血尿酸水平 ②使血清胆碱酯酶减少，血尿酸及尿尿酸水平增加 ③当肝肾功能损害、骨髓转移或既往曾接受多程化放疗时，环磷酰胺的剂量应减少至治疗量的1/2～1/3 ④需在肝内活化，腔内给药无法直接作用 ⑤水溶液仅能稳定2～3小时，最好临时配置
塞替派	乳腺癌、卵巢癌、癌性体腔积液的腔内注射、膀胱癌的局部灌注、胃肠道肿瘤	①妊娠初始的3个月应避免使用 ②联合使用活疫苗或减毒疫苗，塞替哌的免疫抑制作用消退前请勿给药 ③用药期间定期检查白细胞计数、血小板及肝肾功能 ④白血病、淋巴瘤患者，为防止尿酸性肾病或高尿酸血症，可给予大量补液或别嘌醇 ⑤尽量减少与其他烷化剂联用，或同时接受放疗 ⑥与放疗同时应用时，应适当调整剂量 ⑦对酸不稳定，不能口服，必须静脉或肌内注射
替莫唑胺	多形性胶质母细胞瘤、间变性星形细胞瘤	①可导致疲劳和嗜睡，应避免驾驶和操作机械 ②含乳糖，遗传性半乳糖不耐受、乳糖酶缺乏或葡萄糖–半乳糖吸收不良者不应服用 ③具有遗传毒性，男性在治疗过程及治疗结束后6个月之内应避孕

第二亚类　破坏DNA的铂类化合物

考点8 作用特点 ★★★

（1）与DNA结合，破坏其结构与功能，使肿瘤细胞DNA复制停止，阻碍细胞分裂，为细胞增殖周期非特异性抑制剂。

（2）抗瘤谱非常广泛：顺铂常用于非小细胞肺癌、头颈部及食管癌、胃癌、卵巢癌、膀胱癌、恶性淋巴瘤、骨肉瘤及软组织肉瘤等实体瘤；卡铂抗瘤谱与顺铂类似，多用于非小细胞肺癌、头颈部及食管癌、卵巢癌等；奥沙利铂是胃肠道癌的常用药，是结直肠癌的首选药之一。

（3）奥沙利铂能更有效地抑制DNA的合成，有更强的细胞毒作用，可特异性的与红细胞结合，产生蓄积性，但不引起贫血。奥沙利铂与顺铂、卡铂无交叉耐药性。

（4）卡铂和奥沙利铂在葡萄糖溶液中更稳定，采用5%葡萄糖注射液溶解。

考点9 药物相互作用 ★★

药物	药物相互作用
顺铂	①与氨基糖苷类抗菌药物、两性霉素B或头孢噻吩等合用，肾毒性叠加 ②延缓甲氨蝶呤及博来霉素的肾脏排泄，肾毒性增加 ③与丙磺舒合用，致高尿酸血症 ④与氯霉素、呋塞米或依他尼酸合用，耳毒性增加 ⑤抗组胺药可掩盖顺铂所致的耳鸣、眩晕等症状
卡铂	①尽量避免与可能损害肾功能的药物如氨基糖苷类抗菌药物同时使用 ②与其他抗肿瘤药联合应用时应适当降低剂量
奥沙利铂	①与氯化钠和碱性溶液（氟尿嘧啶）之间存在配伍禁忌，不能混合或通过同一静脉途径给药 ②与氟尿嘧啶联合应用具有协同抗肿瘤作用

考点10 典型不良反应和禁忌 ★★★

1.不良反应　消化道反应（恶心、呕吐、腹泻）、肾毒性、耳毒性、神经毒性、低镁血症等，也可出现骨髓功能抑制（卡铂＞顺铂）、过敏反应。

（1）顺铂：恶心、呕吐、肾毒性和耳毒性，骨髓抑制相对较轻；

（2）卡铂：骨髓抑制较严重，其他轻于顺铂；

（3）奥沙利铂：恶心呕吐、肾毒性、耳毒性、骨髓抑制均较轻，但神经毒性强。神经毒性（包括感觉周围神经病）是剂量依赖性的，部分患者可导致永久性感觉异常和功能障碍。

2.禁忌　过敏者、严重骨髓抑制、出血性肿瘤、严重肾功能不全者、妊娠期及哺乳期女性。

考点11 特殊人群用药 ★

（1）既往有肾病史、造血系统功能不全、听神经功能障碍，用药前曾接受其他化疗或放疗及非本药引起的外周神经炎等患者慎用。

（2）治疗前后，治疗期间和每一疗程之前应检查肝、肾功能、全血细胞计数、血钙以及听神经功能、神经系统功能等。

（3）化疗期间与化疗后，男性和女性患者均需严格避孕。

（4）应避免接触铝金属（如铝金属注射针器等）。

（5）化疗期间与化疗后，必需饮用足够的水分。

考点12　代表药品★

药品	适应证	临床应用注意
顺铂	小细胞与非小细胞癌、睾丸癌、卵巢癌、宫颈癌、子宫内膜癌、前列腺癌、膀胱癌、黑色素瘤 肉瘤、头颈部肿瘤及各种鳞状上皮癌和恶性淋巴瘤	①禁忌：过敏者、妊娠期及哺乳期、骨髓功能减退、严重肾功能不全、失水过多、水痘、带状疱疹、痛风、高尿酸血症、近期感染及因顺铂而引起外周神经病等 ②治疗期间可服用别嘌醇，以减低血尿酸水平 ③顺铂可能影响注意力集中、驾驶和机械操作能力
奥沙利铂	经过氟尿嘧啶治疗失败后的结、直肠癌转移的患者，可单独或联合氟尿嘧啶使用	①当出现白细胞计数≤ 2×10^9/L 或血小板≤ 50×10^9/L，应推迟下一周期用药，直到恢复正常 ②应给予预防性或治疗性的止吐用药 ③静脉滴注期间不可食用冷食和饮用冷水，并避免接触冰冷的物体 ④为减低神经毒性可口服维生素 B_1、B_6 和烟酰胺等
卡铂	卵巢癌、小细胞癌、非小细胞肺癌、头颈部鳞癌、食管癌、精原细胞瘤、膀胱癌、间皮瘤等	①预防性给予止吐药可减轻恶心、呕吐发生的频度和严重程度 ②用药期间应监测听力、神经功能、肾功能、血常规、血清钙、镁、钾、钠的含量

第三亚类　破坏DNA的抗生素

考点13　作用特点★

1. 丝裂霉素　作用机制与烷化剂相同。分子结构中含有苯醌母核，在体内酶作用下经过氧化还原反应，生成双功能的烷化剂，与 DNA 的鸟嘌呤和胞嘧啶碱基结合，抑制 DNA 的合成和功能。

2. 博来霉素　使 DNA 单链断裂而抑制肿瘤细胞的增殖。

考点14　药物相互作用★★

药物	药物相互作用
丝裂霉素	①与利血平、氯丙嗪合用，使后者作用加强或延长 ②与维生素C、维生素 B_6 等配伍后静脉应用，可显著降低疗效 ③与他莫昔芬合用，可增加溶血性尿毒症的发生危险 ④与多柔比星合用可增加心脏毒性
博来霉素	①与顺铂合用，影响博来霉素的肾清除，肾毒性增强。应监测肾功能 ②非霍奇金淋巴瘤时与其他细胞毒性药物联合使用发生急性可逆性肺部反应风险增大，应谨慎和严密监测 ③与长春新碱合用时，应注意观察其交叉抗药性

考点 15 典型不良反应和禁忌 ★★★

1. 不良反应

（1）**骨髓功能抑制**，可致白细胞及血小板计数减少，白细胞减少常发生于用药后28～42日。

（2）恶心、呕吐反应常发生于给药后1～2小时。

（3）**间质性肺炎**、不可逆的肾衰竭，食欲减退、呕吐、厌食、口腔炎、腹泻、皮疹、荨麻疹、发热伴红皮病等。

2. 禁忌 过敏者、严重肺部疾患、严重弥漫性肺纤维化、严重肾功能不全、严重心脏疾病、胸部及其周围接受放射治疗者、水痘或带状疱疹、妊娠期及哺乳期女性。

考点 16 特殊人群用药 ★

（1）70岁以上老年人、肺功能损害、肝肾功能损害。发热患者及白细胞计数低于 $2.5 \times 10^9/L$ 者不宜应用。

（2）用药期间应密切随访血常规及血小板计数、血尿素氮、血肌酐。

（3）局部刺激严重，若药液漏出血管外，可致局部红肿、疼痛，甚至坏死、溃疡。

考点 17 代表药品 ★

药品	适应证	临床应用注意
丝裂霉素	胃癌、结肠及直肠癌、肺癌、胰腺癌、肝癌、宫颈癌、宫体癌、乳腺癌、头颈区肿瘤、膀胱肿瘤	①禁忌：水痘或带状疱疹。用药期间禁用活病毒疫苗接种和避免口服脊髓灰质炎疫苗 ②长期应用可抑制卵巢及睾丸功能，造成闭经或精子缺乏
博来霉素	皮肤恶性肿瘤、头颈部肿瘤（颌骨癌、舌癌、唇癌、咽部癌、口腔癌等）、肺癌（尤其是原发和转移性鳞癌）、食管癌、淋巴瘤（非霍奇金淋巴瘤、霍奇金淋巴瘤）、网状细胞肉瘤、子宫颈癌、神经胶质瘤、甲状腺癌	①禁忌：过敏者、水痘、白细胞计数低于 $2.5 \times 10^9/L$ 者 ②老年患者及总用药剂量超过400U的患者中发生肺毒性的风险增加

第四亚类　拓扑异构酶抑制剂

考点 18 作用特点 ★★★

1. 拓扑异构酶 I 抑制剂（伊立替康、拓扑替康、羟喜树碱）

（1）喜树碱：有较强的细胞毒性，对消化道肿瘤（如胃癌、结直肠癌）、肝癌、膀胱癌和白血病等有较好的疗效。但毒性比较大，主要表现为尿频、尿痛和血尿等。

（2）羟喜树碱：在喜树碱分子结构中引入一个羟基，毒性降低，但依然不溶于水。

（2）伊立替康、拓扑替康：在羟喜树碱分子结构上引入亲水基团，使其具有水溶性，方便应用。

2. 拓扑异构酶 II 抑制剂（依托泊苷、替尼泊苷）

（1）相同剂量时，替尼泊苷的活性大于依托泊苷。

（2）依托泊苷：化疗指数较高，对单核细胞白血病有效；对小细胞肺癌有显著疗效，**为小细胞肺癌化疗首选药。**

（3）替尼泊苷：脂溶性高，可透过血-脑屏障，**为颅内肿瘤的首选药。**

考点 19　药物相互作用 ★

药物	药物相互作用
伊立替康	①与洛莫司汀、多柔比星、顺铂、依托泊苷、氟尿嘧啶等并用，可增强抗肿瘤作用 ②具有抗胆碱酯酶活性，可延长去极化肌松药（琥珀胆碱）的神经肌肉阻滞作用；拮抗非去极化药物（米库氯铵）的神经肌肉阻滞作用
依托泊苷	①与阿糖胞苷、环磷酰胺、卡莫司汀有协同作用 ②与其他抗肿瘤药联合应用，可加重骨髓抑制 ③可抑制机体免疫防御机制，禁止同时接种活疫苗（如轮状病毒疫苗） ④与其他血浆蛋白结合率高的药物合用可影响排泄 ⑤与大剂量环孢素、他莫昔芬合用，可增加毒性

考点 20　典型不良反应和禁忌 ★

1. 不良反应　呕吐、食欲减退、骨髓功能抑制、尿急、尿痛、血尿、蛋白尿及脱发。

2. 禁忌

（1）伊立替康：过敏者、慢性肠炎或肠梗阻者、胆红素超过正常值上限1.5倍者、严重骨髓功能衰竭者、妊娠期及哺乳期女性。

（2）依托泊苷：骨髓功能抑制、白细胞计数和血小板明显减少者、心、肝、肾功能不全严重者、妊娠期女性。**本品含苯甲醇，禁用于儿童肌内注射。**

考点 21　特殊人群用药 ★

（1）治疗前及每周期化疗前均应检测肝功能。禁用于胆红素超过正常值上限1.5倍的患者。

（2）每次用药前应预防性使用止吐药。

（3）治疗期间及治疗结束后3个月应避孕。

（4）使用本品24小时内，有可能出现头晕及视力障碍，请勿驾车或操作机器。

考点 22　代表药品 ★

药品	适应证	临床应用注意
羟喜树碱	原发性肝癌、胃癌、膀胱癌、直肠癌、头颈部上皮癌及白血病	①用药期间严格监测血常规 ②静脉给药时外渗会引起局部疼痛及炎症 ③仅限应用0.9%氯化钠注射液稀释，不宜用葡萄糖等酸性溶液溶解和稀释
拓扑替康	①小细胞肺癌 ②晚期转移性卵巢癌经一线化疗失败者	①禁忌：过敏者、严重骨髓抑制、中性粒细胞<1.5×10⁹/L者 ②避光保存，开瓶后须立即使用
依托泊苷	小细胞及非小细胞肺癌、恶性淋巴瘤、恶性生殖细胞瘤、白血病、神经母细胞瘤、横纹肌肉瘤、卵巢瘤、胃癌及食管癌	①禁忌：骨髓机能障碍、严重过敏者 ②不宜静脉注射，静脉滴注速度不宜过快，至少30分钟以上 ③不得做胸腔、腹腔和鞘内注射

第二节　干扰核酸生物合成的药物（抗代谢药）

考点1 药物分类★★★

类别	代表药物
胸腺核苷酸合成酶抑制剂	氟尿嘧啶、卡培他滨
嘌呤核苷酸合成酶抑制剂	巯嘌呤、硫鸟嘌呤
核苷酸还原酶抑制剂	羟基脲
二氢叶酸还原酶抑制剂	甲氨蝶呤、培美曲塞
DNA多聚酶抑制剂	阿糖胞苷、吉西他滨

考点2 药理作用和作用特点★

（1）抗代谢药是模拟机体正常代谢物质（如叶酸、嘌呤碱、嘧啶碱等）的化学结构而合成的类似物，与体内有关代谢物质发生特异性拮抗作用，从而干扰核酸，尤其是DNA的生物合成，阻止肿瘤细胞的分裂繁殖，导致肿瘤细胞死亡。

（2）主要用于治疗急性白血病和恶性淋巴瘤，也用于治疗一些实体瘤如乳腺癌、胃肠道癌、绒毛膜上皮癌、骨肉瘤等。

考点3 药物相互作用★

药物	药物相互作用
氟尿嘧啶	①与甲氨蝶呤合用，两者可产生协同作用。应当先给予甲氨蝶呤，4～6小时后再给予氟尿嘧啶 ②与四氢叶酸合用，可降低毒性，提高疗效。应当先给予四氢叶酸，再用氟尿嘧啶 ③别嘌醇可以减轻氟尿嘧啶引起的骨髓功能抑制，并可能改进治疗指数 ④与西咪替丁合用，首关效应降低 ⑤用药期间不宜饮酒或同用阿司匹林类药物，以减少消化道出血的可能
巯嘌呤	①与别嘌醇同时服用时，抑制巯嘌呤代谢，增加效能与毒性 ②与其他对骨髓有功能抑制的药或放疗合并应用时，会增强巯嘌呤的效应
甲氨蝶呤	①与血浆蛋白结合率较高的药物（水杨酸类、保泰松、磺胺类、苯妥英钠、四环素、氯霉素等）、弱酸性药（丙磺舒及水杨酸类）、降低肾血流的药物（非甾体抗炎药）和具有肾毒性的药物（顺铂、氨基糖苷类等）合并应用，血药浓度增高，易致中毒 ②青霉素类、头孢菌素类、羟基脲、巯嘌呤、卡那霉素、皮质激素、博来霉素等可增加甲氨蝶呤血药浓度 ③甲氨蝶呤为抗叶酸类抗肿瘤药，与具有抗叶酸作用的氨苯蝶啶、乙胺嘧啶等同用，毒副作用增加 ④与糖皮质激素长期联用时可引起膀胱移行细胞癌 ⑤碳酸氢钠可碱化尿液，加速排泄，减少毒性作用 ⑥与门冬酰胺酶同用可减效。应用甲氨蝶呤后24小时再用门冬酰胺酶，可提增效且减少骨髓毒性 ⑦阿糖胞苷、柔红霉素可增加细胞摄取甲氨蝶呤，增加抗癌活性 ⑧长春新碱阻止甲氨蝶呤向细胞外转运，降低血药浓度 ⑨与维生素C合用，可消除化疗引起的恶心

考点 4 典型不良反应和禁忌 ★

1. 不良反应 恶心、呕吐、腹泻、口腔及胃肠溃疡、骨髓功能抑制、脱发。

2. 禁忌 伴水痘或带状疱疹者、衰弱患者、妊娠初期 3 个月内女性、恶病质或并发感染及心、肺、肝、肾功能不全者。

考点 5 代表药品 ★

药品	适应证	临床应用注意
氟尿嘧啶	消化道肿瘤、绒毛膜上皮癌、乳腺癌、卵巢癌、肺癌、宫颈癌、膀胱癌及皮肤癌	①禁忌：妊娠初期 3 个月内、哺乳期、伴水痘或带状疱疹 ②不宜与放疗同用 ③用药期间不宜饮酒或服用阿司匹林类药物 ④不能作鞘内注射
卡培他滨	结肠癌辅助化疗、结直肠癌、乳腺癌、胃癌	①禁忌：过敏者、二氢嘧啶脱氢酶（DPD）缺陷者、严重肾功能损伤 ②若正在服用抗华法林，须密切注意凝血功能 ③DPD 缺乏的患者可能和口腔炎、腹泻、黏膜发炎、嗜中性白细胞低下或神经毒性的发生严重程度相关 ④心脏毒性包含：心肌梗死、心绞痛、心律不齐或心源性休克，有严重心脏病患者应慎用
阿糖胞苷	①急性淋巴细胞及非淋巴细胞白血病的诱导缓解期及维持巩固期 ②慢性粒细胞白血病的急变期 ③恶性淋巴瘤	①用药期间应定期检查血常规、骨髓涂片、肝肾功能及监测血尿酸水平 ②以苯甲醇作为溶剂，禁用于儿童肌内注射 ③鞘内注射不要使用含有苯甲醇的稀释液
甲氨蝶呤	乳腺癌、绒毛膜癌、恶性葡萄胎、急性白血病、恶性淋巴瘤、非霍奇金淋巴瘤、蕈样肉芽肿、多发性骨髓瘤、卵巢癌、宫颈癌、睾丸癌、头颈部癌、支气管肺癌、软组织肉瘤、骨肉瘤等	①禁忌：严重肝肾功能不全、有乙醇中毒或乙醇性肝病的患者、有明显的免疫缺陷综合征患者、血液系统损伤、严重急性或慢性感染、消化性溃疡病或溃疡性结肠炎的银屑病患者 ②治疗过程中不可接种活疫苗 ③接受中枢神经系统放疗的患者不应同时接受甲氨蝶呤鞘内注射 ④长期应用可致继发性肿瘤的风险 ⑤影响生殖功能 ⑥有肾病史或发现肾功能异常时，未准备好解救药亚叶酸钙，未充分进行液体补充或碱化尿液时，禁用大剂量疗法
吉西他滨	非小细胞肺癌、胰腺癌、乳腺癌	①禁忌：妊娠期和哺乳期女性、过敏者、与放疗同用、在严重肾功能不全的患者中与顺铂合用 ②可引起轻至中度的困倦，禁止驾驶和操纵机器
培美曲塞	非小细胞肺癌、恶性胸膜间皮瘤	①第一次给予本品治疗开始前 7 日至少服用 5 次日剂量的叶酸，一直服用整个治疗周期，在最后 1 次本品给药后 21 日可停服 ②第一次本品给药前 7 日内肌内注射维生素 B_{12} 一次，以后每 3 个周期肌内注射一次，以后的维生素 B_{12} 给药可与本品用药在同一日进行
替吉奥	不能切除的局部晚期或转移性胃癌	①禁忌：过敏者；重度骨髓抑制；重度肝、肾功能异常；正在接受其他氟尿嘧啶类抗肿瘤药或氟胞嘧啶抗真菌药治疗的患者；正在接受索利夫定及其结构类似物（溴夫定）治疗的患者 ②停药后如需服用其他氟尿嘧啶类抗肿瘤药或氟胞嘧啶抗真菌药，必须有至少 7 日的洗脱期

第三节 干扰转录过程和阻止RNA合成的药物
（作用于核酸转录药物）

考点6 药理作用与作用机制★

（1）嵌入DNA双链的碱基之间，形成稳定复合物，抑制DNA复制和RNA合成，阻碍快速生长的癌细胞分裂。

（2）抑制拓扑异构酶Ⅱ，影响DNA超螺旋转化成为松弛状态，阻碍DNA复制与转录。

（3）螯合铁离子后产生自由基从而破坏DNA、蛋白质及细胞膜结构，是导致蒽环类抗肿瘤药物产生心脏毒性的主要原因。

考点2 作用特点★★★

（1）蒽环类抗肿瘤抗生素有柔红霉素（DNR）、多柔比星（ADM）、表柔比星（EPI）、吡柔比星（THP）。大多直接作用于DNA或嵌入DNA，干扰DNA的模板功能从而干扰转录过程，阻止mRNA的形成。

（2）细胞增殖周期非特异性抑制剂药物，对增殖和非增殖细胞均有杀伤作用。

（3）毒性主要是骨髓抑制和心脏毒性，心脏毒性为其剂量限制性毒性，可能是由于醌环被还原成半醌自由基，诱发了脂质过氧化反应，引起心肌损伤。

药物	作用特点
柔红霉素	第一代蒽环类抗肿瘤药物，主要用于急性白血病
多柔比星	恶性淋巴瘤在HD及NHL的首选药之一。作为急性白血病的二线用药，在一线耐药时使用
表柔比星	阿霉素的异构体，适应证同阿霉素，疗效相等或略高，但对心脏毒性及脱发都明显低于阿霉素
吡柔比星	第二代蒽环类抗肿瘤药物，适应证与阿霉素基本相同，膀胱灌注对泌尿系肿瘤也有良好疗效
阿克拉阿霉素	第二代蒽环类抗肿瘤药物，具有亲脂性，易迅速进入细胞并维持较高浓度，有疗效高、心脏毒性低、可口服的优点

考点3 药物相互作用★

药物	药物相互作用
多柔比星	①与各种骨髓抑制剂合用，或用药同时进行放疗，一次性剂量与总剂量均应酌减 ②与β受体拮抗剂合用，可能增加心脏毒性 ③与阿糖胞苷同用可导致坏死性结肠炎 ④与肝素、头孢菌素等同用易产生沉淀 ⑤与柔红霉素、长春新碱和放线菌素D呈现交叉耐药性 ⑥与环磷酰胺、氟尿嘧啶、甲氨蝶呤、达卡巴嗪、顺铂、亚硝脲类药物合用，具有良好的协同作用
柔红霉素	①与有心脏毒性和作用于心脏的药物如氧烯洛尔合用，可加重心脏毒性 ②用药期间及化疗停止后的3~6个月内，禁止接种病毒活疫苗 ③与多柔比星存在交叉耐药性

考点 4 典型不良反应和禁忌★★

1. 不良反应

（1）急性毒性反应：恶心、呕吐、腹泻、注射部位局部反应、红尿。

（2）迟发毒性反应：骨髓抑制、心脏毒性、胃炎、脱发。

2. 禁忌 骨髓功能抑制、心肺功能失代偿、严重心脏病、重症感染、电解质或酸碱平衡失调、胃肠道梗阻、肝功能损害、水痘或带状疱疹，以及妊娠期和哺乳期女性。

考点 5 代表药品★

药品	适应证	临床应用注意
多柔比星	急性白血病、淋巴瘤、软组织和骨肉瘤、儿童恶性肿瘤及成人实体瘤，尤其用于乳腺癌和肺癌	①禁忌：严重器质性心脏病和心功能异常 ②既往细胞毒性药物治疗所致持续的骨髓抑制或严重全身性感染，明显的肝功能损害，严重心律失常，心功能不全，既往心肌梗塞，既往蒽环类治疗已达药物最大累积剂量的患者禁止静脉给药 ③侵袭性肿瘤已穿透膀胱壁，泌尿道感染，膀胱炎症，导管插入困难，血尿的患者禁止膀胱内灌注治疗 ④用药后 1~2 日可出现红色尿 ⑤肾功能不全者要警惕高尿酸血症的出现 ⑥痛风患者如应用，别嘌醇用量要相应增加 ⑦可用于浆膜腔内给药和膀胱灌注，但不能用于鞘内注射 ⑧外渗后可引起局部组织坏死

第四节 干扰有丝分裂药物

考点 1 药物分类★★★

类别		代表药物
微管蛋白活性抑制药	长春碱类	长春新碱、长春碱、长春地辛、长春瑞滨
	紫杉醇类	紫杉醇、紫杉醇脂质体、白蛋白结合型紫杉醇、多西他塞
干扰核糖体功能的药物	高三尖杉酯碱类	三尖杉酯碱、高三尖杉酯碱
影响氨基酸供应的药物	L-门冬酰胺酶	L-门冬酰胺酶

考点 2 药理作用和作用特点★★

本类药物均为植物提取物或其半合成衍生物，作用机制为干扰微管蛋白聚合功能、干扰核糖体的功能或影响氨基酸供应，从而抑制蛋白质合成与功能，使细胞生长停滞于分裂中期。

1. 长春碱类 与微管蛋白结合，抑制微管聚合，从而使纺锤丝不能形成，细胞有丝分裂停止于中期，属细胞周期特异性药物，主要作用于 M 期细胞。

（1）长春碱（VLB，长春花碱）及长春新碱：夹竹桃科植物长春花所含的生物碱。

（2）长春地辛（VDS）和长春瑞滨（NVB）：长春碱的半合成衍生物。

2. 紫杉醇类 促进微管聚合，同时抑制微管的解聚，从而使纺锤体失去正常功能，细胞有丝分裂停止。

（1）紫杉醇：由短叶紫杉醇或我国红豆杉的树皮中提取的有效成分。

（2）多西他赛：由植物提取巴卡丁的半合成衍生物，结构与紫杉醇相似，水溶性较高。

3. 三尖杉酯碱和高三尖杉酯碱 从三尖杉属植物的枝、叶和树皮中提取的生物碱，可抑制蛋白质合成的起始阶段，并使核糖体分解，释出新生肽链，但对 mRNA 或 tRNA 与核糖体的结合无抑制作用，属细胞周期非特异性药物，对 S 期细胞作用明显。

4. L–门冬酰胺酶 水解某些肿瘤细胞不能自己合成的门冬酰胺，使肿瘤细胞缺乏门冬酰胺供应，生长受到抑制。

考点 3 药物相互作用★

药物	药物相互作用
长春新碱	①与肝药酶抑制剂伊曲康唑合用，增加肌肉神经系统的副作用 ②与苯妥英钠合用，降低苯妥英钠吸收 ③与铂类药物同用，可能增强第Ⅷ对脑神经障碍 ④与L–门冬酰胺酶合用，可能增强神经系统及血液系统的障碍，可在L–门冬酰胺酶给药前12~24小时以前使用
紫杉醇	①与CYP3A4抑制剂奎奴普丁/达福普汀同时给药，可增加其血药浓度 ②与顺铂同时使用时，可使其清除率降低约1/3 ③与阿霉素合用，加重中性粒细胞减少和口腔炎 ④苯妥英可通过诱导细CYP而降低紫杉醇作用 ⑤使用时接种活疫苗（如轮状病毒疫苗），可增加疫苗感染风险，使用时禁止接种活疫苗

考点 4 典型不良反应★★

1. 长春碱类 骨髓抑制、神经毒性、消化道反应、脱发以及注射局部刺激等，长春新碱对外周神经系统毒性较大。

2. 紫杉醇类 骨髓抑制、神经毒性、心脏毒性和过敏反应，紫杉醇的过敏反应可能与赋形剂聚氧乙基蓖麻油有关。

3. 三尖杉酯碱类 骨髓抑制、消化道反应、脱发等，偶有心脏毒性等。

4. L–门冬酰胺酶 消化道反应，偶见过敏反应。

考点 5 代表药品★

药品	适应证	临床应用注意
长春新碱	急性白血病、急性和慢性淋巴细胞白血病、恶性淋巴瘤、生殖细胞肿瘤、小细胞肺癌、尤文肉瘤、肾母细胞瘤、神经母细胞瘤、乳腺癌、消化道癌、黑色素瘤和多发性骨髓瘤	①神经毒性表现为如手指、足趾麻木、腱反射迟钝或消失、外周神经炎，为剂量限制性毒性 ②仅用于静脉注射，药液外漏可导致组织坏死、蜂窝织炎 ③输注时应避免日光直接照射 ④可使血钾、血尿酸及尿尿酸升高 ⑤2岁以下儿童、痛风史、肝功能损害、感染、白细胞计数减少、神经–肌肉疾病、尿酸盐性肾结石病史、近期接受过放疗或化疗者慎用

续表

药品	适应证	临床应用注意
长春瑞滨	非小细胞肺癌、乳腺癌	①禁忌：严重肝功能不全者、同时使用黄热病疫苗者、过敏者、进行包括肝脏的放疗时 ②每次用药前均须检查外周血常规，当中性粒细胞计数减少时（$<2.0 \times 10^9$/L）应停药 ③缺血性心脏病史者或体能状态差者慎用
紫杉醇	卵巢癌、乳腺癌、非小细胞肺癌、头颈癌、食管癌、精原细胞瘤、复发非霍奇金淋巴瘤及与艾滋病相关性卡波西肉瘤	①禁忌：对聚氧乙烯蓖麻油过敏者、基线中性粒细胞计数小于1.5×10^9/L的实体瘤患者或者基线中性粒细胞计数小于1.0×10^9/L的艾滋病相关性卡波西肉瘤患者 ②应在治疗前12小时及6小时口服地塞米松，治疗前30～60分钟肌内注射苯海拉明并静脉注射西咪替丁/雷尼替丁预防过敏反应 ③溶液不应接触聚氯乙烯塑料（PVC）装置、导管或器械
多西他赛	局部晚期或转移性乳腺癌、局部晚期或转移性非小细胞肺癌，即使是在以顺铂为主的化疗失败后也可使用	①禁忌：严重过敏史者、白细胞计数$<1.5 \times 10^9$/L者、肝功能有严重损害者 ②可能发生较严重的过敏反应，注射期间密切监测 ③用药期间如发生发热且持续1周以上中性粒细胞减少（$<0.05 \times 10^9$/L），出现严重或蓄积性皮肤反应或外周神经症状，应酌情减量
高三尖杉酯碱	急性非淋巴细胞白血病、骨髓增生异常综合征、慢性粒细胞白血病和真性红细胞增多症	①定期检查周围血象、肝肾功能、心脏体征及心电图 ②静脉滴注速度过快或长期持续或重复给药时，会产生心脏毒性 ③避免与蒽醌类抗生素合用增加心脏毒性

第五节　调节体内激素平衡的药物

考点 1 分类 ★★★

类别		代表药物
抗雌激素类	雌激素受体拮抗剂	他莫昔芬、托瑞米芬
	芳香氨酶抑制剂	来曲唑、阿那曲唑
抗雄激素类		氟他胺
促黄体激素释放激素类似物（LH–RHa）		亮丙瑞林、戈舍瑞林

考点 2 药理作用和作用特点 ★★★

1. 抗雌激素类药

（1）雌激素受体拮抗剂：①他莫昔芬是目前临床上最常用的内分泌治疗药，主要用于治疗乳腺癌（ER阳性者，绝经前、后均可使用）、化疗无效的晚期卵巢癌和晚期子宫内膜癌。与雌激素竞争性结合乳腺癌细胞胞质内的雌激素受体，形成他莫昔芬–受体蛋白复合物，进入乳腺癌细胞核内，抑制雌激素依赖性蛋白质的结合，最终抑制乳腺癌细胞的增殖。②托瑞米芬的抗肿瘤活性与他莫昔芬相当或略高，但不良反应较少。

（2）**芳香氨酶抑制剂**：抑制芳香化酶的活性，阻断卵巢以外的组织雄烯二酮及睾酮经芳香化作用转化成雌激素，达到抑制乳癌细胞生长，治疗肿瘤的目的。不能抑制卵巢功能，故**不能用于绝经前乳腺癌患者**。

2. 孕激素类　用于乳腺癌、子宫内膜癌、前列腺癌、肾癌，也可用于改善晚期肿瘤患者的恶病质。

3. 抗雄激素类　**氟他胺是非甾体的雄激素拮抗剂，适用于晚期前列腺癌患者**。对良性前列腺增生也有一定的疗效。与雄激素竞争肿瘤部位的雄激素受体，抑制组织细胞对雄激素的摄取，抑制雄激素与靶器官的结合。

4. 促黄体激素释放激素类似物（LHRHa）

（1）通过竞争结合垂体促黄体激素释放激素（LHRH）的大部分受体，降低黄体生成素（LH）和卵泡刺激素（FSH）的分泌能力，抑制卵巢雌激素的生成。

（2）大剂量给予后造成垂体促性腺激素耗竭，最后使得血清中雄激素减少。

（3）绝经前应用可使雌激素水平降低到绝经后水平，此过程可逆。

（4）对于骨质疏松和心血管系统的副反应比卵巢切除轻，**可用作绝经前或者围绝经期患者不可逆性卵巢切除的替代疗法**。

考点 3 药物相互作用★

药物	药物相互作用
他莫昔芬	①不宜与雌激素合用，影响疗效 ②抑酸剂（西咪替丁、法莫替丁、雷尼替丁等）可改变胃内的pH，导致他莫昔芬肠衣片提前崩解，对胃产生刺激作用。合用应间隔1～2小时 ③与华法林等抗凝血药合用，抗凝作用增强，增加出血风险 ④与环磷酰胺、氟尿嘧啶、甲氨蝶呤等细胞毒药合用，血栓栓塞风险增加
来曲唑	CYP3A4和CYP2A6抑制剂：减少来曲唑的代谢，增加血浆浓度
依西美坦	①与含雌激素的药物合用，降低药效 ②CYP3A4诱导剂，如利福平、抗惊厥药（苯妥英、卡巴咪嗪、苯巴比妥等）及某些含有贯叶连翘提取物的中草药制剂，合并用药时，降低本品疗效
氟他胺	①与LHRH激动剂合用时，应了解每个药可能出现的不良反应，不可随意停药或改变剂量方案 ②与华法林同服时，应调整华法林的剂量 ③可增加睾酮和雌二醇的血浆浓度，可能发生体液潴留 ④可单独应用，也可与LHRH激动剂、化疗药联合应用

考点 4 典型不良反应和禁忌★

1. 抗雌激素类（他莫昔芬）　面部潮红、多汗、子宫出血、白带、疲劳、恶心、皮疹、瘙痒、头晕、抑郁等。

2. 抗雄激素类（氟他胺）　男性乳房女性化，乳房触痛、溢乳等。少数出现腹泻、呕吐、食欲增加、失眠或疲倦等。罕见性欲减退，暂时性肝功能异常和精子计数减少。过敏者禁用。

考点 5 代表药品 ★

药品	适应证	临床应用注意
他莫昔芬	复发转移乳腺癌、乳腺癌术后转移的辅助治疗和子宫内膜癌的治疗	①妊娠期及哺乳期女性禁用 ②应密切监测有血栓栓塞性事件高风险女性；任何治疗者如发现异常的阴道出血，应立即进行检查 ③肝肾功能不全者、运动员、白细胞计数减少和血小板计数减少者应慎用 ④患有乳腺癌的未绝经女性不宜应用。若绝经前必须使用，应同时服用抗促性腺激素类药 ⑤治疗期间和停药后2个月，应严格避孕，并不得使用雌激素类药避孕
来曲唑	①雌激素或孕激素受体阳性的绝经后早期乳腺癌患者的辅助治疗 ②已接受他莫昔芬辅助治疗5年的、绝经后雌激素或孕激素受体阳性早期乳腺癌患者的辅助治疗 ③治疗绝经后、雌激素或孕激素受体阳性或受体状况不明的晚期乳腺癌患者	①妊娠期、哺乳期女性禁用 ②只有确认绝经后内分泌状态的女性才能接受本品治疗 ③治疗期间监测全身骨骼健康 ④可引起疲乏和头晕，偶见嗜睡，驾驶车辆或操作机器时应注意
依西美坦	①经他莫昔芬辅助治疗2~3年、绝经后雌激素受体阳性的早期浸润性乳腺癌的辅助治疗，直至完成5年的辅助治疗 ②经他莫昔芬治疗后，病情仍有进展的自然或人工绝经后女性的晚期乳腺癌	①妊娠期、哺乳期女性禁用 ②治疗前监测患者的骨密度，评估活性维生素D水平，缺乏者应接受补充并治疗 ③不与其他含雌激素的药物合用 ④运动员、肝肾功能损害者慎用
氟他胺	用于以前未经治疗或对激素控制疗法无效或失效的晚期前列腺癌患者，它可被单独使用（睾丸切除或不切除）或与LHRH激动剂合用	①妊娠期、哺乳期女性禁用 ②长期服用，须定期监测肝功能，进行精子计数检查，如发生异常应减量或停药 ③可单独应用，也可与LHRH激动剂、化疗药联合应用 ④与LHRH激动剂联合用药时，可同时用药或提前24小时用药 ⑤可引起液体潴留，心脏病患者慎用
氟维司群	在抗雌激素辅助治疗后或治疗过程中复发的，或是在抗雌激素治疗中进展的绝经后雌激素受体阳性的局部晚期或转移性乳腺癌	①妊娠期及哺乳期女性禁用 ②常见注射部位反应、无力、恶心和肝酶升高 ③晚期乳腺癌女性中常见血栓栓塞发生，治疗时应考虑 ④有发生骨质疏松症的潜在危险；可能导致雌二醇水平假性升高
戈舍瑞林	①可用激素治疗的前列腺癌 ②绝经前期及围绝经期女性的乳腺癌 ③缓解子宫内膜异位症症状	①妊娠期、哺乳期女性禁用 ②可见轻度皮疹，出现皮肤潮红和性欲下降时，男性需中断治疗，女性无须中断 ③用药初期由于对垂体-性腺系统的刺激作用，血中睾丸素水平一过性增高，可使前列腺癌患者骨转移灶疼痛加剧，排尿困难或者出现脊髓压迫 ④女性患者可引起骨密度降低

第六节 生物靶向治疗药物

考点1 药物分类★

类别		代表药物
生物反应调节剂（生物调节剂）	非特异性活性成分	灭活病毒或细菌、细菌脂多糖
	干扰素	人干扰素α1b、人干扰素α2a、人干扰素α2b
	细胞因子	白细胞介素（IL）、肿瘤坏死因子（TNF）、集落刺激因子（CSF）
	胸腺素类	胸腺激素和胸腺因子
	某些菌类及其有效成分	卡介苗（BCG）、短小棒状杆菌（CP）
	植物药	香菇多糖、云芝多糖等
单克隆抗体药物		贝伐珠单抗、利妥昔单抗、曲妥珠单抗、西妥昔单抗
抗体药物偶联物（ADC）		恩美曲妥珠单抗
小分子靶向药物		蛋白激酶抑制剂

考点2 药理作用与作用机制★★

1. 生物反应调节剂

（1）通过调节机体的免疫功能，如增强巨噬细胞的吞噬能力、促进T淋巴细胞的增殖等，来抑制肿瘤细胞的生长和扩散。

（2）增强机体的抗肿瘤功能、诱导肿瘤细胞分化成熟为正常细胞。

（3）降低免疫抑制效应，增强机体对有毒物质的耐受能力及直接增强机体的防御能力，促进疾病的早日康复。

（4）增强化学药物、放射治疗及手术治疗等对肿瘤的疗效及减少其副作用。

2. 单克隆抗体药物

（1）在癌细胞膜外与生长因子竞争结合受体，阻断信号传递过程，从而阻止癌细胞的生长和扩散。

（2）高度特异性，可在体内靶向性分布，能特异性地与靶细胞表面或循环中的配体结合，选择性杀伤特定细胞，只对癌细胞起作用而对正常体细胞几乎没有伤害，有效地抑制癌细胞的增长和扩散，并大幅度降低毒副作用。

3. 抗体药物偶联物（ADC）

（1）由3个核心成分组成，1个与特定靶点结合的抗体、1个为有效载荷的细胞毒性药物，以及将两者连接的连接子。

（2）ADC的单克隆抗体与癌细胞上特异性表达的靶抗原结合，ADC就会被细胞内吞/内化，形成早期内体。随后成熟为晚期内体，最后与溶酶体融合。细胞毒性有效负载最终通过化学或酶介导在溶酶体中释放，通过靶向DNA或微管蛋白发挥细胞毒性，从而导致细胞凋亡或死亡。

4. 小分子靶向药物　可进入细胞内，通过特异性地作用于细胞内某些关键蛋白质或酶来阻断癌症细胞的增殖和生存信号。

考点 3 作用特点 ★★★

与传统化疗药相比，分子靶向药物具有以下治疗特点：①对肿瘤细胞的选择性杀伤作用；②具有更高的疗效；③对肿瘤相关分子靶点的特异性作用；④对耐药性细胞的杀伤作用。

1. 生物反应调节剂

（1）**人干扰素（INF）**：具有抗病毒、抗肿瘤和免疫增强作用。无抗原性而有高度种属特异性，只有人的干扰素才对人有效。目前用于肿瘤治疗的为人干扰素α1b、人干扰素α2a、人干扰素α2b、人干扰素γ这几种亚型。

（2）**白介素-2**：能促进T细胞的增殖与分化；诱导及增强NK细胞的活力；可诱导及增强淋巴因子活化的杀伤细胞；诱导及增强杀伤性T细胞、单核细胞、巨噬细胞的活力；增强B淋巴细胞的增殖及抗体分泌；诱导产生干扰素，通过以上机制提高患者细胞免疫功能和抗感染能力。

（3）**胸腺五肽**：胸腺分泌的一种胸腺生成素的有效部分。具有促进胸腺细胞和外周T细胞及B细胞分化发育，调节机体免疫功能等生物活性。用于肿瘤的辅助治疗。

2. 单克隆抗体药物

（1）作用机制广泛。

（2）受体介导的内吞是抗体类药物在体内分布的重要机制。

（3）抗体类抗肿瘤药物的分子量较大，不通过肝药酶进行代谢，也无法经肾脏以原型排泄，其主要的代谢方式为细胞内酶降解。

药物	作用靶点	作用特点	适用肿瘤
利妥昔单抗	CD20	特异性地与位于前B和成熟B淋巴细胞表面的跨膜抗原CD20结合	非霍奇金淋巴瘤、慢性淋巴细胞白血病
西妥昔单抗	EGFR	与表皮生长因子受体（EGFR）特异性结合，竞争性抑制EGF和其他配体（如TNFα）与EGFR结合	结直肠癌、头颈部鳞癌
曲妥珠单抗	HER-2	特异性地作用于人表皮生长因子受体-2（HER-2）的细胞外部位	乳腺癌、胃癌
帕妥珠单抗	HER-2	靶向HER-2的细胞外二聚化结构域，从而阻断HER-2与其他HER家族成员（包括EGFR、HER-3和HER-4）生成配体依赖型异源二聚体	乳腺癌
信迪利单抗	PD-1	与PD-1受体结合，阻断其与PD-L1和PD-L2之间的相互作用介导的免疫抑制反应，增强抗肿瘤免疫效应，激活T细胞功能，增强T细胞对肿瘤的免疫监视能力和杀伤能力	肺癌、淋巴瘤、肝细胞癌
贝伐珠单抗	VEGF	与循环中人血管内皮细胞生长因子（VEGF）结合，阻碍VEGF与其受体在内皮细胞表面相互作用，从而阻止内皮细胞增殖和新血管生成	结直肠癌、非小细胞肺癌、神经胶质母细胞瘤；肝癌、卵巢癌、输卵管癌、腹膜癌；宫颈癌

3. 抗体药物偶联物（ADC）

恩美曲妥珠单抗：抗HER-2抗体可靶向结合HER-2蛋白细胞膜外的功能域，阻断信号转导，从而抑制肿瘤细胞生长；ADC-抗原复合物通过受体介导的内吞作用内化进入溶酶体后，该复合物在溶酶体降解过程中释放细胞毒性有效载荷破坏DNA或以其他方式抑制细胞分裂，最终杀死肿瘤细胞。

引发旁观者效应，能在杀伤靶肿瘤的同时，对邻近的肿瘤细胞同时产生杀伤。

ADC药物靶向运输细胞毒性药物，提升抗肿瘤获益。

4. 小分子药物

（1）酪氨酸激素抑制剂是信号传导抑制剂，能够特异性地阻断肿瘤生长、增殖过程中所必需的信号传导通路，从而达到治疗的目的。

（2）均为口服制剂。与治疗性抗体相比，小分子靶向药物在其药动学特性方面具有优势，包括口服的便利性、更高的组织渗透性、可接受的半衰期以及穿过细胞膜到达细胞内靶标的能力。

药物	抑制剂类型	服用方法	主要代谢酶
吉非替尼	EGFR抑制剂	空腹或与食物同服	CYP3A4
厄洛替尼	EGFR抑制剂	空腹（在餐前1小时或餐后2小时）服用	CYP3A4
索拉非尼	VEGFR抑制剂	空腹或伴低脂、中脂饮食服用	CYP3A4、UGT1A9
舒尼替尼	VEGFR抑制剂	与食物同服或不同服均可	CYP3A4
拉帕替尼	HER-2抑制剂	餐前1小时或餐后1小时口服	CYP3A4、CYP3A5
克唑替尼	ALK抑制剂	与食物同服或不同服	CYP3A4
伊马替尼	BC R-ABL抑制剂	随餐服用，并饮一大杯水	CYP3A4

考点4 药物相互作用★★

1. 干扰素 抑制多种肝细胞色素 P450 同工酶的代谢活性，影响合用药物如茶碱、西咪替丁、地西泮、普萘洛尔、华法林等药物的代谢清除，使其血药浓度增加。

2. 胸腺五肽 与干扰素合用，对于改善免疫机能有协同作用。

3. 单克隆抗体药物

（1）分子量较大，不通过肝药酶进行代谢，减少了肝药酶代谢相关的药物相互作用。

（2）抗菌药物与免疫哨点抑制剂联用，抗菌药物的使用会影响肿瘤患者免疫治疗的总生存率和无进展生存率，对于接受免疫治疗的肿瘤患者，除非临床绝对必需，推荐在治疗前1~3个月内应避免 使用抗菌药物。

4. 酪氨酸激酶抑制剂 多数通过肝药酶 CYP3A4 代谢。

（1）与CYP3A4抑制剂（胺碘酮、氟康唑、酮康唑、伊曲康唑、西咪替丁、环丙沙星、克拉霉素、地那韦啶、地尔硫草、多西环素、依诺沙星、红霉素、氟伏沙明等）合用，伊马替尼、厄洛替尼、吉非替尼的药-时曲线下面积增加。

（2）与CYP3A4诱导剂（利福平、巴比妥类、波生坦、卡马西平、糖皮质激素、莫达非尼、奈韦拉平、奥卡西平、苯妥英钠、苯巴比妥、扑米酮、吡格列酮）合用，上述药的药-时曲线下面积降低。

（3）伊马替尼在体外还可抑制CYP2C9和CYP2C19的活性，同时服用华法林可使凝血酶原时间延长，注意监测。

考点5　典型不良反应★★

1. 干扰素　发热、疲乏、食欲下降、恶心、呕吐、头晕、流感样症状等。偶有嗜睡和精神错乱、呼吸困难、肝功能降低、白细胞减少及过敏反应等。

2. 白介素 –2　寒战、发热、乏力、食欲缺乏、恶心、呕吐、腹泻和皮疹。大剂量可致低血压、肺水肿、肾功能损伤、骨髓抑制、嗜睡、谵妄等严重不良反应。

3. 胸腺五肽　恶心、发热、头晕、胸闷、无力等不良反应，少数患者偶有嗜睡感。

4. 酪氨酸激酶抑制剂

药物	不良反应
吉非替尼	消化道反应：腹泻、口腔黏膜炎、口干
厄洛替尼	皮肤相关不良事件：皮疹、甲沟炎、毛发异常（脱发、多毛等） 肝功能异常，心血管系统（Q–T间期延长），间质性肺炎、眼部异常表现
索拉非尼	高血压、手足综合征、蛋白尿、氨基转移酶升高、腹泻、恶心、呕吐、疲劳/乏力
舒尼替尼	
拉帕替尼	腹泻为主，其他包括皮疹、氨基转移酶升高、恶心、呕吐、白细胞降低和食欲减退等
克唑替尼	消化道不良反应、氨基转移酶异常、疲乏、水肿、上呼吸道感染、头晕、神经病变等
伊马替尼	骨髓抑制、头痛、水肿、体重增加、消化不良、恶心、呕吐、肌肉痉挛、肌肉 –骨骼痛、腹泻、皮疹、疲劳和腹痛

5. 抗体类抗肿瘤药物

药物	不良反应
利妥昔单抗	①输液相关反应：可导致严重的（包括致命的）输液相关反应 ②严重的皮肤黏膜反应 ③HBV再激活：可能会发生HBV再激活，在某些情况下会导致暴发性肝炎、肝功能衰竭和死亡 ④进行性多灶性白质脑病
西妥昔单抗	①输液反应：严重的输液反应，立即中断并永久停用西妥昔单抗 ②心肺骤停：头颈部鳞状细胞癌患者接受西妥昔单抗联合放射治疗或西妥昔单抗联合铂类和氟尿嘧啶治疗，可发生心搏骤停或猝死，在西妥昔单抗给药期间和之后监测血清电解质，包括血清镁、钾和钙
曲妥珠单抗	①心肌病：亚临床和临床心力衰竭。接受曲妥珠单抗联合蒽环类化疗方案患者的发生率和严重程度最高 ②输液反应：发生过敏反应、血管性水肿、间质性肺炎或急性呼吸窘迫综合征时应中止曲妥珠单抗，症状通常在给药期间或24小时内发生 ③胚胎胎儿毒性：表现为肺发育不全、骨骼异常和新生儿死亡，需要提醒患者采取有效的避孕措施
帕妥珠单抗	①左心功能不全：可导致亚临床和临床心力衰竭，表现为左心室射血分数和慢性心功能不全。在治疗之前和治疗期间评估心脏功能 ②胚胎胎儿毒性：可能导致胚胎、胎儿死亡和出生缺陷，告知患者这些风险和有效避孕的必要性

续表

药物	不良反应
信迪利单抗	免疫相关肺炎、免疫相关性腹泻和结肠炎、免疫相关肝炎、免疫相关肾炎、免疫相关内分泌疾病、高血压、诱发1型糖尿病、免疫相关胰腺炎、免疫相关血小板减少症等
贝伐珠单抗	①胃肠道穿孔：发生穿孔患者应永久停用贝伐珠单抗 ②手术和切口愈合合并发症：进行择期手术时应暂停贝伐珠单抗治疗；手术前至少停药28日；手术后至少28日及切口完全恢复之前不能使用贝伐珠单抗 ③出血：重度或致死性出血（包括咯血、胃肠道出血、中枢神经系统出血、鼻出血以及阴道出血）的概率增高 ④下颌骨坏死 ⑤可逆性后部脑病综合征
恩美曲妥珠单抗	①肝不良反应：给药前监测血清转氨酶和胆红素 ②心脏不良反应：左心室射血分数降低。治疗前和治疗期间评价左心室功能 ③胚胎胎儿毒性：可导致胚胎胎儿损伤，告知患者风险和有效避孕的必要性

考点6 代表药品★

药品	适应证	临床应用注意
干扰素	肿瘤、病毒性感染及慢性活动性乙型肝炎等	妊娠期及哺乳期女性慎用
白介素-2	①用于肾细胞癌、黑色素瘤，用于控制癌性胸腹腔积液及其他晚期肿瘤 ②用于先天或后天免疫缺陷症，如艾滋病等 ③对某些病毒性疾病、细菌性疾病、胞内寄生菌感染性疾病，如乙型肝炎、麻风病、肺结核、白色念珠菌感染等有一定作用 ④用于治疗手术、放疗及化疗后的肿瘤，可增强机体免疫功能 ⑤用于治疗多种自身免疫疾病，如类风湿关节炎、系统性红斑狼疮、干燥综合征等	①妊娠期女性、哺乳期女性、小儿慎用 ②药物过量可引起毛细血管渗漏综合征，表现为低血压、末梢水肿、暂时性肾功能损害等，应立即停用，对症处理
胸腺五肽	①恶性肿瘤患者因放疗、化疗所致的免疫功能低下 ②用于18岁以上的慢性乙型肝炎患者 ③各种原发性或继发性T细胞缺陷病 ④某些自身免疫性疾病（如类风湿关节炎、系统性红斑狼疮等） ⑤各种细胞免疫功能低下的疾病 ⑥肿瘤的辅助治疗	①通过增强患者的免疫功能而发挥治疗作用的，故而对正在接受免疫抑制治疗的患者（例如器官移植受者）应慎用 ②治疗期间应定期检查肝功能
利妥昔单抗	复发或耐药的滤泡性中央型淋巴瘤、未经治疗的CD20阳性Ⅲ～Ⅳ期滤泡性非霍奇金淋巴瘤以及CD20阳性弥漫大B细胞性非霍奇金淋巴瘤	①对利妥昔单抗的任何组分和鼠蛋白过敏的患者、严重活动性感染或免疫应答严重损害的患者、严重心力衰竭的患者禁用 ②出现严重细胞因子释放综合征的患者应立即停止滴注，并予对症治疗
西妥昔单抗	①治疗RAS基因野生型的转移性结直肠癌：与FOLFOX或FOLFIRI方案联合用于一线治疗；与伊立替康联合用于经含伊立替康治疗失败后的患者 ②治疗头颈部鳞状细胞癌：与铂类和氟尿嘧啶化疗联合用于一线治疗复发和（或）转移性疾病	①首次给药应缓慢，滴注速度不得超过5mg/min，且密切监测至少2小时。如果在首次给药的15分钟内发生相关输液反应，那么应该停止滴注 ②一旦发生重度输液反应，应立即永久停用本品

续表

药品	适应证	临床应用注意
曲妥珠单抗	人表皮生长因子受体–2过度表达的转移性乳腺癌，以及已接受过1个或多个化疗方案的转移性乳腺癌、联合紫杉醇类药治疗未接受过化疗的转移性乳腺癌	①与蒽环类药和环磷酰胺合用时心脏不良反应风险增加，治疗前应进行全面的基础心脏评价，治疗中应评估左室功能，若出现显著的左室功能减退应考虑停药②在灭菌注射用水中，苯甲醇作为防腐剂，对新生儿和3岁以下的儿童有毒性③不能使用5%葡萄糖注射液为溶剂④应用前，必须对患者进行人表皮生长因子受体–2基因筛查
帕妥珠单抗	①早期乳腺癌：与曲妥珠单抗和化疗联合。用于HER–2阳性、局部晚期、炎性或早期乳腺癌患者（直径>2cm或淋巴结阳性）的新辅助治疗，作为早期乳腺癌整体治疗方案的一部分。用于具有高复发风险HER–2阳性早期乳腺癌患者的辅助治疗②转移性乳腺癌：与曲妥珠单抗和多西他赛联合，适用于HER–2阳性、转移性或不可切除的局部复发性乳腺癌患者。针对转移性疾病，患者既往未接受过抗HER–2治疗或者化疗	①治疗前，应进行HER–2检测，只能用于HER–2阳性的乳腺癌患者②首次治疗前评估LVEF，并在治疗期间予以定期评估，以确保LVEF在正常范围内③首次滴注期间及之后60分钟内、后续滴注期间及之后30分钟内对患者进行密切观察输液反应④密切观察患者的超敏反应
信迪利单抗	①经过二线系统化疗的复发或难治性经典型霍奇金淋巴瘤的治疗②联合培美曲塞和铂类化疗，用于未经系统治疗的表皮生长因子受体（EGFR）基因突变阴性和间变性淋巴瘤激酶（ALK）阴性的晚期或复发性非鳞状细胞非小细胞肺癌的治疗③联合吉西他滨和铂类化疗，用于不可手术切除的晚期或复发性鳞状细胞非小细胞肺癌的一线治疗④联合贝伐珠单抗，用于既往未接受过系统治疗的不可切除或转移性肝细胞癌的一线治疗⑤联合紫杉醇和顺铂或氟尿嘧啶和顺铂用于不可切除的局部晚期、复发或转移性食管癌的一线治疗⑥联合化疗（奥沙利铂+卡培他滨）一线治疗不可切除的局部晚期、复发性或转移性胃或食管交界处癌（G/GET）	免疫相关性不良反应可发生在本品治疗期间和停药以后，可能累及多个组织器官。大部分免疫相关性不良反应是可逆的，并且可通过中断本品治疗、皮质类固醇治疗和（或）支持治疗来处理
贝伐珠单抗	转移性结直肠癌和晚期、转移性或复发性非小细胞肺癌	有严重出血或者近期曾有咯血、肿瘤侵犯大血管的患者则禁用
恩美曲妥珠单抗	早期乳腺癌：接受了紫杉醇类联合曲妥珠单抗为基础的新辅助治疗后仍残存侵袭性病灶的HER–2阳性早期乳腺癌患者的辅助治疗晚期乳腺癌：接受了紫杉烷类和曲妥珠单抗治疗的HER–2阳性、不可切除局部晚期或转移性乳腺癌患者	①患者应具备以下任一情形：既往接受过针对局部晚期或转移性乳腺癌的治疗，或在辅助治疗期间或完成辅助治疗后6个月内出现疾病复发②可能发生外渗反应，通常出现在输注24小时内③可能导致左心室功能障碍，治疗开始前应进行标准心脏功能检查

续表

药品	适应证	临床应用注意
吉非替尼	表皮生长因子受体（EGFR）基因具有敏感突变的局部晚期或转移性非小细胞癌（NSCLC）患者的一线治疗和既往接受过化学治疗的局部晚期或转移性非小细胞癌	①定期监测肝功能 ②偶可发生急性间质性肺炎，极少部分患者可死亡 ③服用华法林的患者应定期监测凝血酶原时间或INR ④能显著且持续升高胃液pH值的药物可能会降低吉非替尼的血药浓度
厄洛替尼	表皮生长因子受体（EGFR）基因具有敏感突变的局部晚期或转移性非小细胞肺癌（NSCLC）患者的治疗，包括一线治疗、维持治疗和既往接受过至少一次化疗进展后的二线及以上治疗	①同服华法林或其他双香豆素类抗凝药的患者应定期监测凝血酶原时间 ②CYP3A4抑制剂会使其暴露增加，CYP3A4诱导应避免使用
索拉非尼	①不能手术的晚期肾细胞癌 ②无法手术或远处转移的肝细胞癌 ③局部复发或转移的进展性的放射性碘难治性分化型甲状腺癌	①育龄女性在治疗期间应注意避孕 ②妊娠期应尽量避免应用
舒尼替尼	①不能手术的晚期肾细胞癌 ②甲磺酸伊马替尼治疗失败或不能耐受的胃肠间质瘤 ③不可切除的，转移性高分化进展期胰腺神经内分泌瘤成年患者	①肝毒性，推荐进行肝功能监测 ②心血管事件，如心力衰竭、心肌病、心肌缺血、心肌梗死 ③甲状腺功能异常
拉帕替尼	联合卡培他滨治疗生长因子受体-2（HER-2）过度表达的，既往接受过化疗（包括蒽环类药、紫杉类、曲妥珠单抗）的晚期或转移性乳腺癌	使Q-T间期延长的风险：低钾血症、低镁血症、先天性长Q-T间期综合征、联用已知可延长Q-T间期的药物或累加高剂量蒽环类药物治疗
克唑替尼	①间变性淋巴瘤激酶（ALK）阳性的局部晚期或转移性非小细胞肺癌（NSCLC）患者的治疗 ②用于ROS1阳性的晚期非小细胞肺癌（NSCLC）患者的治疗	①胶囊剂应整粒吞服 ②若漏服一剂，则应补服漏服剂量的药物，除非距下次服药时间短于6小时 ③避免食用西柚或西柚汁
伊马替尼	慢性粒细胞白血病（CML）急变期、加速期或α-干扰素治疗失败后的慢性期，不能手术切除或发生转移的恶性胃肠道间质肿瘤（GIST）	①治疗前、治疗中定期检查肝功能 ②有1%~2%患者发生严重水潴留，应定期监测体重 ③避免与CYP3A4诱导剂合用 ④警惕与对乙酰氨基酚类药物合用

第七节　其他抗肿瘤药物

考点1 药物分类 ★★★

（1）维甲酸类：属维生素A的天然及合成衍生物。

（2）砷剂：分化诱导治疗领域取得突出成绩，包括：亚砷酸（三氧化二砷）、硫化砷和氧化砷等。

（3）各种细胞因子：肿瘤坏死因子（TNF）、干扰素（INFα、INFβ、INFγ）。以及三尖杉酯碱、阿糖胞苷、放线菌素D等化疗药物。

考点2 药理作用与作用特点★

促细胞分化剂又称细胞分化诱导剂，这类药物一般不杀伤肿瘤细胞，而是诱导肿瘤细胞分化为正常或接近正常的细胞，使肿瘤细胞出现类似正常细胞的表型，或恢复正常细胞的某些功能。其分子机制主要与端粒酶和转录因子有关。

1. 亚砷酸　作用机制目前尚不十分清楚。引起 NB4 人急性早幼粒细胞白血病细胞的形态学变化、DNA 断裂和凋亡。引起早幼粒细胞白血病 / 维 A 酸受体融合蛋白（PML/RAR-a）的损伤和退化。

2. 维 A 酸　通过诱导、分化机制发挥抗白血病作用的首个药物。全反式维 A 酸与砷剂具有协同作用，联合用药增加白血病干细胞的清除，使 APL 的治愈率达到 90% 以上。已成为 APL 的一线治疗方案。

考点3 药物相互作用★★★

药物	药物相互作用
维 A 酸	①与其他维 A 酸类药物合用可增加不良反应的发生率及严重程度 ②与四环素类药合用可导致大脑假瘤 ③与光敏药物合用可加剧光敏反应 ④与西咪替丁、环孢素、地尔硫䓬、维拉帕米合用，可使血药浓度升高，毒性增加
亚砷酸	①不宜与延长 Q-T 间期药物（抗心律失常药、硫利达嗪）合用 ②不宜同时使用导致电解质异常的药物（如利尿剂或两性霉素 B） ③避免使用含硒药品及食用含硒食品 ④与可致肝毒性药物合用，增加肝毒性风险

考点4 典型不良反应和禁忌★★★

1. 维 A 酸

（1）维 A 酸综合征：也称分化综合征。维 A 酸诱导治疗 APL 时最严重的并发症。表现为呼吸困难、发热、体重增加超过5kg、低血压、急性肾功能衰竭、肺部浸润或胸膜心包积液等。

（2）中枢神经系统症状：发热、头痛、高颅压等。高颅压综合征又称假性脑瘤，是导致维 A 酸不耐受的主要原因。

（3）禁忌：致畸性，妊娠期、哺乳期女性、严重肝肾功能损害者禁用。

2. 亚砷酸

（1）韦尼克脑病（WE）：各种病因引起维生素 B_1 缺乏而导致的以中枢神经系统损害为主要临床表现的急症。

（2）白细胞过多综合征：类似维 A 酸综合征的表现。因白细胞过多引起DIC或加重DIC、纤溶亢进、脑血管栓塞引起脑出血、肺血管栓塞导致呼吸窘迫综合征、浸润症状加重，如出现视力下降、骨关节疼痛及尿酸肾病。

（3）多发性神经炎和多发性神经根炎症状。

（4）可引起Q-T间期延长和完全性房室传导阻滞，致命性尖端扭转型室性心动过速。

（5）禁忌：砷剂过敏者、严重肝肾功能不全者、长期接触砷剂或砷中毒者、妊娠期及哺乳期女性禁用。

考点5 代表药品★

药品	适应证	临床应用注意
维A酸	急性早幼粒细胞白血病（APL）的诱导缓解治疗，也可用于维持治疗	①过量应用可致儿童骨结构发育异常、骨骺融合过早，故儿童应慎用 ②糖尿病、高脂血症及肝肾功能明显异常者应慎用及严格定时监测有关血液生化指标 ③治疗血白细胞计数>10×10⁹/L的APL者应与蒽环类药物联合应用 ④疗程中出现维A酸综合征者，应立即停用，并加用剂量较大的地塞米松及其他对症处理
亚砷酸	①急性早幼粒细胞性白血病 ②晚期原发性肝癌	①三氧化二砷本品为医疗用毒性药品，请在专科医生指导下观察使用 ②可能诱发韦尼克脑病。应仔细监测患者，一旦观察到意识障碍、共济失调、眼动障碍等症状，应检查患者的维生素B₁水平并进行磁共振成像诊断，同时采取维生素B₁治疗以及停药等适宜措施 ③可引起致命性维A酸-APL分化综合征 ④遇未按规定用法用量用药而发生急性中毒者，可用二巯基丙磺酸钠类药物解救

第十一章　调节水、电解质、酸碱平衡与营养用药

第一节　糖类、盐类、酸碱平衡调节药

考点1 药物分类★★★

药物分类	代表药物
糖类	葡萄糖、二磷酸果糖
盐类	氯化钠、氯化钾、氯化钙、门冬氨酸钾镁
酸碱平衡调节药	乳酸钠

第一亚类　糖类

考点2 不同浓度葡萄糖注射液的应用★★★

浓度	适应证及用法
5%葡萄糖注射液	①等渗性失水：用于各种原因引起的大量体液丢失（如呕吐、腹泻等），给予5%葡萄糖注射液静脉滴注 ②药物稀释剂 ③供配制GIK（极化液）液用 ④饥饿性酮症：轻者口服，严重者应用5%～25%葡萄糖注射液静脉滴注，每日100g葡萄糖可基本控制病情
10%葡萄糖注射液	①补充能量和体液：用于各种原因引起的进食不足或不进食，给予10%～25%葡萄糖注射液静脉注射，同时补充体液 ②高钾血症：应用10%～25%注射液，每2～4g葡萄糖加1单位短效或超短效胰岛素输注，可降低血清钾浓度 ③饥饿性酮症
25%葡萄糖注射液	①补充能量和体液 ②饥饿性酮症 ③高钾血症 ④全静脉营养疗法：葡萄糖是此疗法最重要的能量供给物质。在非蛋白质热能中，葡萄糖与脂肪供给热量之比为2∶1。根据补液量的需要，葡萄糖可配制为25%～50%的不同浓度，必要时加入胰岛素。由于正常应用高渗葡萄糖溶液，对静脉刺激性较大，并需输注脂肪乳剂，故一般选用中心静脉滴注 ⑤降低眼压及因颅压增加引起的各种病症如脑出血、颅骨骨折、尿毒症等：25%～50%溶液静脉注射，因其高渗压作用，可将组织（特别是脑组织）内液体吸引进入血液内由肾排出
50%葡萄糖注射液	①低血糖：轻者口服，重者可先给予50%葡萄糖注射液20～40ml，静脉注射 ②配制腹膜透析液，调节腹膜透析液的渗透压：用50%葡萄糖注射液，每20ml可使1L渗透液渗透压提高55mOsm/（kg·H₂O） ③全静脉营养疗法 ④降低眼压及因颅压增加引起的各种病症

考点 3 药理作用与作用机制（葡萄糖）★★★

（1）补充热量：人体主要的热量来源之一，每1g葡萄糖可产生4大卡（16.7kJ）热能。

（2）治疗低血糖。

（2）治疗高钾血症：葡萄糖和胰岛素一起静滴，促进钾离子进入细胞内，降低血钾。

（3）用作组织脱水剂：高渗葡萄糖注射液快速静脉推注有组织脱水作用。

（4）维持和调节腹膜透析液渗透压的主要物质。

考点 4 药物相互作用（葡萄糖）★★

可诱发或加重强心苷类（地高辛、洋地黄、洋地黄毒苷及毛花苷丙等）中毒。机制是由于大量的葡萄糖进入体内后，暂时不能被利用的葡萄糖合成糖原储存，合成糖原时需要消耗钾，大量钾进入细胞内可致血钾降低，从而诱发或增强地高辛的毒性。故应用地高辛或其他强心苷期间，输入葡萄糖（特别是大剂量葡萄糖）时应注意同时补钾。

考点 5 典型不良反应及禁忌（葡萄糖）★

（1）长期单纯补充葡萄糖时易出现低钾血症、低钠血症及低磷血症。

（2）注意倾倒综合征及低血糖反应（胃大部分切除患者作口服糖耐量试验时易出现，应改为静脉葡萄糖试验）。

（3）禁忌：糖尿病酮症酸中毒未控制者、葡萄糖–半乳糖吸收不良者（避免口服）、高血糖非酮症性高渗状态者

考点 6 代表药品★★

药物	适应证	临床应用注意
葡萄糖	①补充能量和体液 ②高钾血症 ③饥饿性酮症 ④高渗透压注射液作为组织脱水剂 ⑤配制腹膜透析液 ⑥注射药品的溶剂	①应用高渗葡萄糖注射液时选用大静脉滴注 ②妊娠期及哺乳期女性用药：分娩时注射过多葡萄糖，可刺激胎儿胰岛素分泌，发生产后婴儿低血糖 ③儿童及老年患者补液过快、过多，可致心悸、心律失常，甚至急性左心衰竭 ④水肿及严重心肾功能不全、肝硬化腹水者，易致水潴留，应控制输注量，心功能不全者尤其应该控制滴速 ⑤原有心功能不全者补液过快可致心悸、心律失常，甚至急性左心衰竭 ⑥1型糖尿病患者应用高浓度葡萄糖时偶有发生高钾血症

第二亚类　盐类

考点 7 不同浓度氯化钠注射液的应用★

浓度	适应证及用法
0.1%～1%氯化钠	中暑补充盐水：饮用水中加以0.1%～1%的氯化钠，或将含盐清凉片溶于开水内饮用

浓度	适应证及用法
0.9%氯化钠	①各种原因所致的失水，包括等渗性和高渗性失水：等渗性失水将0.9%氯化钠注射液和1.25%碳酸氢钠或1.86%（1/6M）乳酸钠以7:3的比例配制后补给。高渗性失水在治疗开始的48小时内，血浆Na⁺浓度每小时下降不超过0.5mmol/L。若患者存在休克，应先予氯化钠注射液，并酌情补充胶体，待休克纠正，血钠>155mmol/L，血浆渗透浓度>350mOsm/L，可予0.6%低渗氯化钠注射液。待血浆渗透浓度<330mOsm/L，改用0.9%氯化钠注射液 ②高渗性非酮症糖尿病昏迷，应用等渗或低渗氯化钠可纠正失水和高渗状态 ③低氯性代谢性碱中毒：给予0.9%氯化钠注射液或复方氯化钠注射液（林格氏液）500~1000ml，以后根据碱中毒情况决定用量 ④外用生理盐水冲洗眼部、洗涤伤口等 ⑤还用于产科的水囊引产 ⑥药物溶剂或稀释剂
10%氯化钠	各种原因所致的水中毒及严重的低钠血症：当血钠低120mmol/L时，治疗使血钠上升速度在每小时0.5mmol/L，不得超过每小时1.5mmol/L。当血钠低于120mmol/L或出现中枢神经系统症状时，可给予3%~5%氯化钠注射液缓慢滴注。一般要求在6小时内将血钠浓度提高至120mmol/L以上。待血钠回升至120~125mmol/L以上，可改用等渗溶液或等渗溶液中酌情加入高渗葡萄糖注射液或10%氯化钠注射液

考点8 药理作用与作用机制★★

1. 氯化钠 电解质补充药物。钠和氯是机体重要的电解质，主要存在于细胞外液，对维持体液容量和渗透压的稳定非常重要。正常血清Na⁺浓度为135~145mmol/L，占血浆阳离子的92%，总渗透压的90%，故血浆钠量对渗透压起着决定性作用。

2. 氯化钾 钾是细胞内的主要阳离子，其浓度为150~160mmol/L，而细胞外的主要阳离子是钠离子，血清钾浓度仅为3.5~5.0mmol/L。机体主要依靠细胞膜上的Na⁺,K⁺–ATP酶来维持细胞内外的K⁺、Na⁺浓度差。

3. 门冬氨酸钾镁 门冬氨酸钾盐和镁盐的混合物，为电解质补充剂，镁和钾是细胞内的重要阳离子，在多种酶反应和肌肉收缩过程中扮演着重要角色，细胞内外钾离子、钙离子、钠离子、镁离子浓度的比例影响心肌收缩性。

4. 氯化钙 钙补充剂。①钙离子可以维持神经–肌肉的正常兴奋性，促进神经末梢分泌乙酰胆碱。血清钙降低时可出现神经–肌肉兴奋性升高，发生抽搐，血钙过高则兴奋性降低，出现软弱无力等。②钙离子能改善细膜的通透性，增加毛细管的致密性，使渗出减少，起抗过敏作用。③钙离子能促进骨骼与牙齿的钙化形成，高浓度钙与镁离子间存在竞争性拮抗作用，可用于镁中毒的解救。④钙离子可与氟化物生成不溶性氟化钙，用于氟中毒的解救。

考点9 临床应用注意★★

1. 氯化钠

（1）慎用：①水肿性疾病（肾病综合征、肝硬化、腹腔积液、充血性心力衰竭、急性左心衰竭、脑水肿及特发性水肿等）。②急性肾衰竭少尿期。③慢性肾衰竭尿量减少而对利尿剂反应不佳者。④高血压。⑤低钾血症。

（2）根据临床需要，检查血清中钠、钾、氯离子浓度；血液中酸碱浓度平衡指标，肾功能及血压和心肺功能。

（3）儿童及老年人的补液量和速度应严格控制。

（4）浓氯化钠不可直接静脉注射或滴注，应加入液体稀释后应用。

2. 氯化钾

（1）慎用：急性脱水、代谢性酸中毒伴有少尿时、慢性肾功能不全、家族性周期性麻痹（低钾性麻痹）、肾前性少尿、传导阻滞性心律失常，尤其应用洋地黄类药物时；大面积烧伤、肌肉创伤、严重感染、大手术后24小时和严重溶血等可引起高钾血症情况、肾上腺性异常综合征伴盐皮质激素分泌不足、接受留钾利尿剂患者、胃肠道梗阻、慢性胃炎、溃疡病、食管狭窄、憩室、肠张力缺乏以及溃疡性结肠炎患者慎用。

（2）用药期间需作血钾、血镁、血钠、血钙、酸碱平衡指标、心电图、肾功能和尿量的监测。

（3）静脉补钾浓度一般不宜超过40mmol/L（0.3%），滴速不宜超过750mg/h（10mmol/h），否则可引起局部剧烈疼痛，且有导致心脏停搏的危险。

（4）老年人肾脏清除钾功能下降，应用钾盐时较易发生高钾血症。

3. 门冬氨酸钾镁

（1）妊娠期及哺乳期女性、老年人慎用。

（2）不宜与留钾利尿剂合用。

（4）静脉滴注速度过快可引起高钾血症和高镁血症、恶心、呕吐、血管疼痛、面部潮红、血压下降、偶见心率减慢。大剂量应用可能引起腹泻。

（5）不可肌内或静脉注射。

4. 氯化钙

（1）电解质紊乱时应先纠正低血钾，再纠正低钙，以免增加心肌应激性。

（2）静脉注射时患者出现不适、明显心电图异常，应立即停药，待心电图异常消失后再缓慢注射。

（3）根据临床需要，检查血清中钠、钾、钙、氯离子浓度，血液中酸碱浓度平衡指标，肾功能及血压和心肺功能。

（4）不推荐用于心搏骤停。

（5）最好通过中心导管给予，周围静脉注射有可能导致动脉硬化或外渗。

（6）有强烈的刺激性，不宜皮下或肌内注射，静脉注射时宜以10%~25%葡萄糖注射液稀释后缓慢注射，速度不宜超过50mg/min，注射后应平卧，以免头晕；若注射时药液漏出血管外，应立即停用，并应用氯化钠注射液作局部冲洗，局部给予氢化可的松、1%利多卡因注射液注射，热敷或抬高患肢。

考点10 代表药品★★★

药物	适应证
氯化钠	①各种原因所致的低渗性、等渗性和高渗性失水 ②高渗性非酮症糖尿病昏迷 ③低氯性代谢性碱中毒 ④用作部分注射液的溶剂 ⑤外用可冲洗眼部、伤口等 ⑥浓氯化钠主要用于各种原因所致的水中毒及严重的低钠血症
氯化钾	①防治低钾血症 ②治疗洋地黄中毒引起的频发性、多源性早搏或快速心律失常
门冬氨酸钾镁	①低钾血症、低钾及洋地黄中毒引起的心律失常 ②心肌代谢障碍所致的心绞痛、心肌梗死、心肌炎后遗症、慢性心功能不全 ③急性黄疸性肝炎、肝细胞功能不全和急、慢性肝炎的辅助治疗
氯化钙	①低钙血症、高钾血症、高镁血症以及钙通道阻滞剂中毒（心功能异常） ②血钙过低所引起手足抽搐、肠绞痛、输尿管绞痛 ③解救镁盐中毒 ④甲状旁腺功能亢进症术后的"骨饥饿综合征" ⑤过敏性疾病 ⑥作为强心剂，用于心脏复苏

第三亚类　酸碱平衡调节药

考点11 代表药品★★

药物	适应证	临床应用注意
乳酸钠	①代谢性酸中毒 ②碱化体液或尿液 ③高钾血症或普鲁卡因胺引起的心律失常伴有酸血症者	①注射液不可遗漏于血管外，如有遗漏宜及时应用0.5%普鲁卡因注射液作局部封闭；滴速不宜过快，以免发生碱中毒、低钾血症或低钙血症 ②不宜用0.9%氯化钠注射液稀释，以免形成高渗溶液 ③治疗高钾血症时，若存在缓慢异位心律失常（QRS波增宽），应在心电图监护下应用 ④嗜酒者可能发生乳酸性酸中毒 ⑤用药过量可出现碱中毒、低血钾 ⑥糖尿病患者服用双胍类药，易引起乳酸中毒 ⑦肝功能不全（乳酸降解速度减慢）、水肿患者伴有钠潴留倾向、高血压患者慎用

第二节　微量元素与维生素

考点1 营养素分类★★★

类别	名称
宏量营养素	蛋白质、脂类、碳水化合物

续表

类别			名称
微量营养素	维生素	脂溶性维生素	维生素 A、维生素 D、维生素 E、维生素 K_1
		水溶性维生素	维生素 B_1、维生素 B_2、维生素 B_6、维生素 B_{12}、维生素 C、泛酸、叶酸、烟酸、胆碱、生物素等
	矿物质	常量元素	钙、磷、钾、钠、硫、氯和镁
		微量元素	人体必需的微量元素（碘、铁、锌、硒、铜、钼、铬、钴）
			人体可能必需的微量元素（锰、硅、镍、硼、钒）
			具有潜在毒性，但在低剂量时可能对人体具有必需功能（氟、铅、镉、汞、砷等）

考点 2 常见微量元素的生理功能、临床监测及注意事项 ★★

元素	生理功能	临床注意事项
铁	①构成血红蛋白、肌红蛋白、细胞色素及某些呼吸酶的组成成分，参与体内氧的转运和组织呼吸过程 ②与红细胞的形成和成熟有关，有利于维持正常的造血功能 ③参与调节酶活性、线粒体呼吸等一系列基本生化反应 ④催化 β 胡萝卜素转化为维生素 A	①贫血和持续严重疲劳者、疑似铁缺乏和过载者均应检测血浆铁、转铁蛋白、转铁蛋白饱和度、铁蛋白、CRP、铁调素 ②补充量超过基础剂量方可纠正铁缺乏，应单次静脉注射 ③经低铁调素水平证明铁缺乏的重症患者，应以羧基麦芽糖铁形式补充 1g 铁
锌	①具有酶催化功能，维持蛋白结构功能和调节基因表达的功能 ②在人体发育，行为认知，创伤愈合，味觉和免疫调节等方面发挥重要作用	①长期肠外营养（PN）的患者应每 6~12 个月测定血浆锌，需要同时测定 CRP 和白蛋白水平 ②胃肠道丢失锌（瘘管、造口和腹泻）而接受 PN 的患者，通过静脉注射最多可补充 12mg/d ③严重烧伤（烧伤面积>20%）患者可通过静脉注射锌 30~35mg/d，持续 2~3 周
硒	①抗氧化作用 ②增强免疫作用 ③调节甲状腺素 ④排毒与解毒	①所有可能接受 PN>2 周或即将开始家庭肠外营养（HPN）的患者应在开始时即测定血浆硒 ②血浆硒<0.4μmol/L（<32μg/L）时应立刻予以补充，初始剂量为 100μg/d（肠内或静脉注射）
铜	①参与铜蛋白和多种酶的构成 ②参与铁的代谢和红细胞生成 ③促进结缔组织形成 ④保护中枢神经系统的健康 ⑤参与黑色素形成及维护毛发正常结构 ⑥保护机体细胞免受超氧阴离子的损伤	①减肥手术后或其他非十二指肠腹部手术后；病因不明的神经病变；严重烧伤者；连续 2 周以上的肾脏替代治疗；通过空肠造口管进行家庭肠内营养（HEN）的患者；长期接受 PN 者；以上患者应每 6~12 个月测定一次铜含量 ②血浆铜<12μmol/L 且 CRP>20mg/L 时，需补充铜；血浆铜<8mmol/L 伴或不伴 CRP 升高时，应予以补充 ③慢性疾病可首先考虑口服；严重铜缺乏时，应首选静脉补充，以 4~8mg/d 缓慢输注

续表

元素	生理功能	临床注意事项
碘	①碘的生理功能是通过甲状腺激素完成的 ②促进生长发育，参与脑发育，调节新陈代谢等	甲状腺疾病高发人群、碘缺乏症高发地区者、长期暴露于聚维酮消毒者，应评估碘水平，缺乏时补充
钼	以多种钼金属酶发挥生理功能	①怀疑钼缺乏时才应测定血中钼、尿液中亚硫酸盐、次黄嘌呤、黄嘌呤和血浆尿酸的浓度 ②可用四硫代钼酸盐治疗肝豆状核变性（Wilson病）中的铜超载
铬	可以增强胰岛素的作用，改糖耐量受损	重症患者存在胰岛素抵抗和高血糖时，可使用静脉注射铬尝试
钴	钴是维生素B_{12}的重要组成成分，体内钴主要以维生素B_{12}的形式发挥其生理作用	心肌病怀疑钴中毒时，可能需要测定钴
锰	①在体内主要作为锰金属酶或锰激活酶发挥生理作用 ②参与骨形成，氨基酸、胆固醇和碳水化合物代谢，维持脑功能以及神经递质的合成与代谢等	①当全血或血清中锰含量超过正常参考范围上限2倍时，应予以处理 ②锰中毒可以通过将锰从PN混合物中去除、螯合疗法或缺铁时补充铁来治疗

考点3 多种微量元素注射液的特点★

多种微量元素注射液一般为浓缩液复方制剂。

（1）渗透压高，酸性较强，需经稀释后方可使用。

（2）多种微量元素注射液（Ⅱ）和多种微量元素注射液（Ⅲ）均包括铬、铜、铁、锰、钼、硒、锌、氟和碘共9种微量元素组分，但是有效成分含量不同。

（3）多种微量元素注射液（Ⅱ）适用于成人患者。

（4）多种微量元素注射液（Ⅲ）适用于成人和体重大于15kg的儿童。

（5）宜选择铜和锰含量较低、硒含量较高、渗透压较低的微量元素制剂，以减少临床不良事件。

考点4 药理作用★★★

1. 水溶性维生素的药理作用

维生素	药理作用
维生素B_1	①糖类代谢时所必需的辅酶，缺乏时氧化受阻形成丙酮酸蓄积，影响能量代谢，可表现为维生素B_1缺乏症、多发性周围神经炎、感觉异常、神经痛、四肢乏力，甚至心功能不全等 ②能抑制胆碱酯酶的活性，缺乏时胆碱酯酶活性增强，乙酰胆碱水解加速，致神经冲动传导障碍，影响胃肠、心肌功能
维生素B_2	体内黄酶类辅基的组成部分，缺乏时可影响机体的生物氧化，使代谢发生障碍，其病变多表现为口、眼、外生殖器部位的炎症

续表

维生素	药理作用
维生素 B_6	在红细胞内转化为磷酸吡哆醛，作为人体不可缺乏的辅酶，参与氨基酸、碳水化合物及脂肪的正常代谢；还参与色氨酸将烟酸转化为5-羟色胺的反应，并可刺激白细胞的生长，是形成血红蛋白所需要的物质
维生素 B_{12}	含钴红色化合物，需转化为甲基钴胺（甲钴胺）和辅酶 B_{12} 后才具有活性 ①缺乏时可致DNA合成障碍而影响红细胞的成熟，引起巨幼细胞贫血 ②间接参与了胸腺嘧啶脱氧核苷酸的合成。缺乏可导致甲基丙二酸排泄增加和脂肪酸代谢异常，如甲基丙二酸沉着于神经组织中，可使之变性；可导致甲硫氨酸和S-腺苷甲硫氨酸合成障碍，可能是神经系统病变的原因之一
维生素 C	①高效抗氧化剂，减轻抗坏血酸过氧化物酶基底的氧化应力 ②减少毛细血管的通透性，减低毛细血管脆性，增加血管弹性，刺激骨髓造血功能，加速红细胞的生长 ③中和毒素，促进抗体生成，增强机体的解毒功能及对传染病的抵抗力 ④抗组胺作用及阻止致癌物质亚硝胺生成
烟酸	①在体内转化为烟酰胺后，参与体内脂质代谢、组织呼吸的氧化过程和糖原分解的过程 ②当用量超过作为维生素作用的剂量时，具有明显的调节血脂作用。可抑制极低密度脂蛋白分泌，减少低密度脂蛋白（LDL-Ch）生成和升高高密度脂蛋白（HDL-Ch） ③具有强烈的扩张血管作用 ④缺乏可影响细胞的正常呼吸和代谢而发生糙皮病
叶酸	①物质代谢过程中催化"一碳单位"转移反应的辅酶组成成分，嘌呤、嘧啶、核苷酸等的合成过程中，必须有四氢叶酸作为"一碳单位"的供体来参与 ②骨髓红细胞成熟和分裂所必需的物质 ③同型半胱氨酸（Hcy）水平升高与高血压和妊娠期高血压密切相关，补充叶酸和维生素 B_{12} 能使Hcy下降超过20%，脑卒中风险下降25%

2. 脂溶性维生素的药理作用

维生素	药理作用
维生素 A	①包括维生素 A_1（视黄醇）和维生素 A_2（3-脱氧视黄醇），具有促进生长、繁殖、维持正常骨骼、上皮组织、视力和黏液分泌等生理功能 ②视黄醇在体内可转化为视黄酸和视黄醛，视黄醛与视蛋白合成视紫红质，视紫红质是感光物质 ③缺乏时视紫红质合成减少，暗适应视觉减低，严重时产生夜盲
维生素 D	①包括维生素 D_2 与维生素 D_3。动物、人体的皮肤内均含有维生素 D_3 的前体7-脱氢胆固醇，经日光照射转变成维生素 D_3 ②同类衍生物有骨化二醇（25-羟胆骨化醇）、骨化三醇（1,25-双羟骨化醇）及双氢速甾醇。阿法骨化醇是前体药物，在体内经肝脏和成骨细胞转化为骨化三醇 ③促进钙沉着，抑制其排泄促进肠内钙磷的吸收和贮存，提高血钙与血磷含量，和甲状旁腺激素、降钙素配合，调节血浆中钙、磷水平进肾小管对钙、磷离子的再吸收，促进骨骼的正常钙化，促进骨基质的钙化
维生素 E	抗氧化剂，可结合饮食中的硒，保护细胞膜及其他细胞结构的多价不饱和脂肪酸，使其减少自由基损伤
维生素 K	①肝脏合成因子Ⅱ、Ⅶ、Ⅸ、Ⅹ所必需的物质 ②缺乏可引起这些凝血因子合成障碍或异常，临床可见出血倾向和凝血酶原时间延长

考点5 适应证★★★

1. 水溶性维生素的适应证

维生素	适应证
维生素B_1	①维生素B_1缺乏的防治，如维生素B_1缺乏症（脚气病）或Wernicke脑病；亦用于周围神经炎、消化不良等的辅助治疗 ②胃肠道外营养或摄入不足引起的营养不良时维生素B_1的补充 ③维生素B_1需要量增加的情况 ④大量维生素B_1对下列遗传性酶缺陷病可改善症状：亚急性坏死性脑脊髓病（Leigh病）、支链氨基酸病（枫糖浆尿病）、乳酸性酸中毒和间歇性小脑共济失调
维生素B_2	防治口角炎、唇干裂、舌炎、阴囊炎、角膜血管化、结膜炎、脂溢性皮炎等维生素B缺乏症
维生素B_6	①防治因大量或长期服用异烟肼等引起的周围神经炎 ②减轻妊娠、抗癌药和放射治疗引起的恶心、呕吐 ③有助于白细胞减少症 ④局部涂搽治疗痤疮、酒渣鼻和脂溢性湿疹等 ⑤与烟酰胺合用治疗糙皮病
维生素B_{12}	①治疗原发性或继发性内因子缺乏所致的巨幼细胞贫血，热带性或非热带性口炎性腹泻，肠道切除后及肠道寄生虫引起的维生素B_{12}吸收障碍 ②神经系统疾病，如多发性神经炎、神经痛、神经萎缩等 ③维生素B_1需求增加的情况
维生素C	①防治坏血病、牙龈出血 ②各种急、慢性传染疾病及紫癜等的辅助治疗 ③促进去铁胺对铁的螯合，使铁的排出加速，可用于慢性铁中毒
烟酸	可用于高密度脂蛋白降低、载脂蛋白A升高和混合型血脂异常者
叶酸	①治疗巨幼细胞贫血、血小板减少症 ②伴Hcy升高的高血压者，应补充叶酸和维生B_{12}

2. 脂溶性维生素的适应证

维生素	适应证
维生素A	①维生素A缺乏的防治：角膜软化、干眼病、夜盲症、皮肤角化粗糙等 ②维生素A需要量增加时或摄入不足的情况
维生素D	①预防和治疗各种原因引起的维生素D缺乏症，包括佝偻病、骨软化症、婴儿手足搐搦症、甲状旁腺功能减退症等 ②维生素D_3用于妊娠期、哺乳期和结核病的补钙 ③绝经后及老年性骨质疏松 ④各类低钙血症
维生素E	①未进食强化奶粉或有严重脂肪吸收不良母亲的新生儿、早产儿、低出生重儿 ②脂肪吸收异常等引起的维生素E缺乏症 ③习惯性流产、先兆流产、不育症及更年期障碍的治疗的辅助治疗 ④维生素E需要量增加的情况

续表

维生素	适应证
维生素K	维生素K缺乏或活力降低导致凝血因子Ⅱ、Ⅶ、Ⅸ、Ⅹ合成障碍性疾病 ①新生儿出血：早产体重低于标准的婴儿更容易出现新生儿出血（出生后即应给予足量维生素K以预防低凝血酶原血症） ②肠道吸收不良所致维生素K缺乏 ③广谱抗生素或肠道灭菌药可杀灭或抑制正常肠道内细菌群落致使肠道内细菌合成的维生素K减少或缺乏 ④双香豆素等抗凝药的分子结构与维生素K相似，在体内干扰其代谢，使环氧叶绿醌不能被还原成维生素K，致使体内维生素K不能发挥作用，造成与维生素K缺乏相类似后果

考点6 典型不良反应★★★

1. 水溶性维生素的不良反应

维生素	典型不良反应
维生素B$_1$	大剂量肌内或静脉注射，可发生过敏性反应或休克，表现有头痛、吞咽困难、瘙痒、面部水肿、喘鸣、红斑、支气管哮喘、荨麻疹、接触性皮炎或休克
维生素B$_2$	大量服用后尿呈黄色；偶见有过敏反应；罕见类甲状腺功能亢进症
维生素B$_6$	①长期大量应用可致严重的周围神经炎，出现感觉异常、进行性步态不稳、手足麻木 ②注射时偶见头痛、便秘、嗜睡；罕见有过敏反应 ③妊娠期女性大量应用后可致新生儿产生维生素B$_6$依赖综合征
维生素C	①长期大量（2g/d以上）应用可引起泌尿系统尿酸盐、半胱氨酸盐或草酸盐结石 ②偶见腹泻、皮肤红亮、头痛、尿频、恶心、呕吐、胃部不适、胃痉挛、尿频等 ③静脉滴注速度过快可引起头晕、晕厥

2. 脂溶性维生素的不良反应

维生素	典型不良反应
维生素A	①长期、大量服用可引起慢性中毒，出现疲乏、软弱、全身不适、发热、颅内压增高、夜尿增多、毛发干枯或脱落、皮肤干燥或瘙痒、体重减轻、四肢疼痛、贫血、眼球突出、剧烈头痛等现象 ②急性中毒可见异常激动、嗜睡、复视、颅内压增高等症状
维生素D	长期、大量服用可引起低热、烦躁哭闹、惊厥、厌食、体重下降、肝脏肿大、肾脏损害，骨硬化等
维生素E	①大量服用（400~800mg/d）可引起视物模糊、乳腺肿大、类流感样综合征、胃痉挛、疲乏、软弱 ②长期超量服用（>800mg/d）可改变内分泌代谢和免疫功能，影响性功能，并有出现血栓危险（较严重的有血栓性静脉炎或肺栓塞）
维生素K$_1$	①常见呕吐；偶见味觉异常、出汗、支气管痉挛、心动过速、低血压、过敏 ②静脉注射速度过快，可出现面部潮红、出汗、胸闷、血压下降，甚至虚脱等，一般宜选肌内注射 ③较大剂量可致新生儿、早产儿溶血性贫血、高胆红素血症及黄疸；对红细胞6-磷酸脱氢酶缺乏症者可诱发急性溶血性贫血

考点 7 药物相互作用 ★★

1. 水溶性维生素的药物相互作用

维生素	药物相互作用
维生素B₁	与抗酸药碳酸氢钠、枸橼酸钠等合用，可发生变质和破坏。与依地酸钙合用，可防止维生素降解（螯合作用）
维生素B₂	①与吩噻嗪类抗精神病药、三环类抗抑郁药、丙磺舒等合用，可使人体对维生素B₂的需求量增加 ②与甲状腺素、促胃肠动力药甲氧氯普胺合用，可减少维生素的吸收
维生素B₆	①乙硫异烟胺、异烟肼等可拮抗维生素B₆或增加维生素B₆经肾排泄，引起贫血或周围神经炎 ②与非甾体抗炎药合用，可增强后者的镇痛作用 ③小剂量（5mg/d）与左旋多巴合用，可降低后者抗震颤麻痹综合征的疗效；但制剂中若含有脱羧酶抑制剂如卡比多巴时，对左旋多巴无影响 ④服用雌激素时应增加用量 ⑤与抗精神病药氟哌啶醇或促胃肠动力药多潘立酮合用，可消除后两者所致的胃肠道不良反应，并预防多潘立酮所致的泌乳反应
维生素C	①大剂量维生素C可干扰抗凝血药的抗凝效果，缩短凝血酶原时间 ②使糖皮质激素代谢降低，作用增强。 ③与去铁胺合用，促进后者与铁的络合，增加尿铁排出。与铁络合，可提高铁的吸收率

2. 脂溶性维生素的药物相互作用

维生素	药物相互作用
维生素A	①大剂量与抗凝血药（华法林）同服，可致凝血因子Ⅱ降低 ②口服避孕药可提高血浆维生素A的浓度 ③维生素E可促进维生素A吸收和利用，增加肝脏的储存量，加速利用和降低毒性
维生素D	①与噻嗪类利尿剂合用，增加高钙血症发生的风险 ②与强心苷洋地黄类药合用，引起高钙血症，易诱发心律失常 ③与降钙素合用，可减弱或抵消后者对高钙血症的疗效
维生素E	①避孕药可加速代谢，导致维生素E缺乏 ②避免与双香豆素及华法林同用（代谢物具有拮抗维生素K的作用）

第三节　肠内营养药

考点 1 肠内营养（EN）的分类 ★

分类依据	类别及特点
营养给予途径	①口服营养补充 ②管饲肠内营养（ONS）
配方	①含免疫营养的EN：接受大手术的营养不良患者（包括肿瘤患者），可在围手术期或至少在术后使用 ②含膳食纤维的EN：促进肠道蠕动，且有助于改善粪便性状，但合并肠狭窄的患者慎用

续表

分类依据	类别及特点
氮源	①整蛋白型：成本低、等渗且耐受性好，更加符合饮食标准，适用于需 EN 支持的胃肠功能基本正常的患者 ②短肽型：氮源来自蛋白质的分解物，更易消化吸收，且残渣少，用于肠功能不全患者的初始 EN 治疗 ③氨基酸型：以氨基酸为氮源，不需要消化，就能被肠黏膜吸收；适应证与其他肠内营养剂基本相同，但更侧重于消化道仅有部分功能、胰病的患者。渗透压高于整蛋白肠内营养剂，一般需要 2~4 日才达到全份需要量
适用人群	①标准型肠内营养药：肠内营养粉剂（TP） ②疾病适用型肠内营养药：糖尿病型肠内营养乳剂——肠内营养乳剂（TPF-D）；肿瘤病型肠内营养乳剂；肝脏疾病型肠内营养剂

第一亚类　标准型肠内营养药

考点2 代表药品★

药品	适应证	临床应用注意
肠内营养粉剂（TP）	整蛋白型肠内营养剂可作为全营养支持或部分营养补充，适用于成人及4岁或4岁以上的儿童。可口服或管饲	①正确混合对于防止插管堵塞和保证全部的营养转运是重要的 ②冲调好应立即服用或加盖冰箱保存，24小时内服完 ③不能胃肠外注射或静脉注射 ④禁忌：不能口服或肠内进食的情况（肠梗阻、严重的短肠症或高排泄量的瘘）、半乳糖血症及牛乳或大豆蛋白过敏者

第二亚类　疾病适用型肠内营养药

考点3 作用特点★

（1）富含支链氨基酸（BCAAs）的 EN 配方：适用于肝硬化患者，可延缓肝脏疾病和（或）衰竭的进展，延长无事件生存期。

（2）糖尿病型 EN 配方：含有基础营养成分，同时添加缓释淀粉、果糖、膳食纤维和单不饱和脂肪酸等，以此延缓葡萄糖的吸收，减少血糖的波动。

（3）肿瘤型 EN 配方：提高了脂肪供能比（50%），富含 w-3 多不饱和脂肪酸（PUFA），可改善食欲，维持体重和（或）肌肉量，且具有抗炎作用，故可能防治肿瘤的恶病质。

考点4 代表药品★

药品	药理作用与机制	适应证	临床应用注意
肠内营养乳剂（TPF-D）	①营养成分完全，专供糖尿病患者使用的肠内全营养制剂 ②处方中碳水化合物主要来源于木薯淀粉和谷物淀粉，减少糖尿病患者与糖耐受不良患者的葡萄糖负荷 ③不含牛奶蛋白，适用于对牛奶蛋白过敏者	适用于有以下症状的糖尿病患者：咀嚼和吞咽障碍、食道梗阻、中风后意识丧失、恶病质、厌食或疾病康复期、糖尿病合并营养不良	①高浓度营养液，使用过程中必须监测液体平衡 ②含维生素K，对使用香豆素类抗凝剂的患者应注意 ③输入过快或严重超量时，可能出现恶心、呕吐或腹泻等胃肠道反应 ④禁忌：不适于用肠内营养的患者，肝、肾功能不全，对本品所含物质有先天性代谢障碍，对果糖有先天性不耐受的患者禁用

第四节　肠外营养药

考点1 肠外营养（PN）的分类 ★★★

类别		代表药物	
氨基酸类制剂	平衡型氨基酸制剂	复方氨基酸注射液（18AA）	
	疾病适用型氨基酸制剂	用于肾病的氨基酸制剂	复方氨基酸注射液（9AA）
		肝病适用型氨基酸制剂	复方氨基酸注射液（3AA） 复方氨基酸注射液（6AA） 复方氨基酸注射液（20AA）
		颅脑损伤适用型氨基酸制剂	赖氨酸注射液
		免疫调节型氨基酸注射液	丙氨酰谷氨酰胺注射液
		用于创伤（应激）的氨基酸制剂	
	小儿用氨基酸注射液	小儿复方氨基酸注射液（19AA–I）	
脂肪乳制剂	长链脂肪乳剂：大豆油来源，临床耐受性较好，PN处方量之首，但体内代谢会产生炎性细胞因子，导致炎症反应失衡、免疫功能受损		
	中/长链脂肪乳剂：可改善脂代谢、减轻免疫抑制反应		
	结构脂肪乳剂：可均衡代谢，保护肝功能		
	鱼油脂肪乳剂：可调控机体炎症反应，改善器官功能		
	橄榄油脂肪乳剂：减轻脂质过氧化		
	多种油脂肪乳剂（SMOF）：优化脂肪酸配方		

第一亚类　氨基酸类制剂

考点2 药理作用与作用机制 ★

　　氨基酸在能量供给充足的情况下，可进入组织细胞，参与蛋白质的合成代谢，获得正氮平衡，并生成酶类、激素、抗体、结构蛋白，促进组织愈合，恢复正常生理功能。

考点3 临床应用注意 ★

　　氨基酸的缓冲容量较大，尤其氨基酸复方制剂的可滴定酸度比一般输液剂高，易引发酸中毒。在临床应用尤其是大量应用时，应密切监测患者的酸碱平衡状态，适量加入5%碳酸氢钠注射液，使pH调整至7.4。

考点4 药物相互作用 ★

　　（1）精氨酸与谷氨酸钠或谷氨酸钾合用，可增加治疗肝性脑病的疗效。

　　（2）精氨酸与螺内酯联用时可引起高钾血症。

考点 5 典型不良反应和禁忌★

1. 不良反应

（1）静脉滴注速度过快可致发热、头痛、心悸、寒战，也可致血栓性静脉炎，应及时减慢滴注速度（15滴/分为宜）。

（2）长期大量静脉滴注可致胆汁淤积性黄疸；偶见肝功能损害等。

2. 禁忌

（1）严重氮质血症、严重肝功能不全、肝性脑病昏迷或有向肝性脑病昏迷发展趋势、严重肾衰竭或尿毒症者。

（2）对氨基酸有代谢障碍等者。

（3）过敏者。

（4）心力衰竭者及酸中毒状态等未纠正者。

（5）高氯性酸中毒、肾功能不全及无尿患者。

考点 6 代表药品★

药品	适应证	临床应用注意
复方氨基酸注射液（18AA）	①蛋白质摄入不足、吸收障碍等氨基酸不能满足机体代谢需要的患者 ②改善手术后病人的营养状况	①哺乳期应避免使用 ②可致疹样过敏反应，一旦发生应停药
复方氨基酸注射液（9AA）	①急性和慢性肾功能不全患者的肠外营养支持 ②大手术、外伤或脓毒血症引起的严重肾衰竭以及急慢性肾衰竭	①给予低蛋白，高热量饮食 ②严格控制给药速度 ③定期监测血生化及电解质 ④尿毒症患者宜在补充葡萄糖同时给予适量胰岛素 ⑤尿毒症性心包炎、尿毒症脑病、无尿、高钾血症等应首先采用透析治疗 ⑥注意水平衡，以防血容量不足或过多
复方氨基酸注射液（6AA）	肝性脑病、慢性迁延性肝炎、慢性活动性肝炎及亚急性与慢性重型肝炎引起的氨基酸代谢紊乱	①有高度食道和胃底静脉曲张时，注意用量及滴速，以免静脉压力过高而致破裂出血 ②高度腹腔积液、胸腔积液时，避免输入量过多 ③输注速度宜慢

第二亚类　脂肪乳类制剂（中/长链脂肪乳注射液）

考点 7 药理作用与作用机制★

为需要接受静脉营养的病人提供能量和必需脂肪酸。

（1）中链甘油三酸酯：比长链甘油三酸酯更快地从血中消除和更快的氧化供能，更适合为机体提供能量，尤其适用于因病理状态引起的肉毒碱转运酶缺乏或活性降低而不能利用长链甘油三酸酯的病者。

（2）多不饱和脂肪酸：由长链甘油三酯提供，可预防因必需脂肪酸缺乏所致的生化紊乱，纠正必需脂肪酸缺乏出现的问题。

（3）卵磷酯：含有磷，为生物膜的组成成分，可保证膜的流动性的生物学功能。甘油可参与体内能量代谢，或合成糖原和脂肪。

考点8　典型不良反应及禁忌★

1. 不良反应

（1）速发型反应：呼吸困难、发绀、变态反应、高脂血症、血液凝固性过高、恶心、呕吐、头痛、潮红、发热、出汗、寒战、嗜睡及胸骨痛等。

（2）迟发型反应：肝脏肿大、中央小叶胆汁淤积性黄疸、脾肿大、血小板减少、白细胞减少、短暂性肝功能改变及脂肪超载综合征、网状内皮系统褐色素沉着（静脉性脂肪色素）。

2. 禁忌

（1）严重高脂血症、严重肝功能不全、严重凝血功能异常、严重肾功能不全、急性休克者。

（2）机体处于不稳定状态者（如严重创伤后状态、失代偿性糖尿病、急性心肌梗死、中风、栓塞、代谢性酸中毒、严重脓毒症、低渗性脱水）。

（3）存在输液禁忌者：急性肺水肿、水潴留、失代偿性心功能不全。

考点9　代表药品★

药品	适应证	临床应用注意
中/长链脂肪乳注射液（C8-24）	肠外营养药，能量补充剂（用于胃肠外营养，满足能量和必需脂肪酸的要求）	①妊娠期和哺乳期使用的安全性尚未评价，妊娠期初始3个月内不宜用药 ②输注时，应掌握病人血液循环中脂肪的廓清情况 ③25℃以下，不得冻结

第十二章　眼科用药、耳鼻咽喉科用药及口腔科用药

第一节　眼科用药

考点 1 药物分类 ★★★

类别		药物
降眼压药	胆碱能受体激动药	毛果芸香碱、卡巴胆碱
	肾上腺素受体激动药	①选择性 α_2 肾上腺素受体激动药：溴莫尼定 ②非选择性肾上腺素受体激动药：地匹福林
	β 肾上腺素受体拮抗药	① β_1 和 β_2 肾上腺素受体拮抗药：噻吗洛尔、卡替洛尔 ②选择性 β_1 肾上腺素受体拮抗药：倍他洛尔
	碳酸酐酶抑制药	乙酰唑胺、醋甲唑胺、双氯非那胺、布林佐胺、布林佐胺噻吗洛尔、布林佐胺溴莫尼定
	前列腺素类似物	拉坦前列素、曲伏前列素、他氟前列素
散瞳药	抗胆碱药	阿托品、托吡卡胺、复方托吡卡胺（含托吡卡胺及去氧肾上腺素）
抗过敏药		洛度沙胺、色甘酸钠、酮替芬、吡嘧司特钾、依美斯汀、萘甲唑林及其复方制剂
干眼治疗药		玻璃酸钠、甲基纤维素、硫酸软骨素、聚乙烯醇、玻璃酸酶、复方门冬维甘滴眼液
表面麻醉药		奥布卡因
抗感染药	抗生素	妥布霉素及其复方制剂、庆大霉素、阿米卡星、卡那霉素、新霉素、小诺霉素、氯霉素、四环素及其复方制剂、金霉素、红霉素、林可霉素
	喹诺酮类药	氧氟沙星、左氧氟沙星、诺氟沙星、依诺沙星、环丙沙星
	磺胺类药	磺胺醋酰钠、复方磺胺甲噁唑钠、磺胺嘧啶
	抗病毒药	利巴韦林、阿昔洛韦、羟苄唑、酞丁安、更昔洛韦
	抗真菌药	那他霉素、氟康唑
激素类药物		氢化可的松、泼尼松、氟米龙、可的松、氯替泼诺
收敛腐蚀与促进吸收药		普罗碘铵、氨碘肽、卵磷脂络合碘
生物制品与生化药品		①促角膜修复类药物：牛碱性成纤维细胞生长因子、人表皮生长因子 ②抗病毒类药物：人干扰素 α1b、人干扰素 α2b ③抗 VEGF 药物：雷珠单抗、康柏西普、阿柏西普
眼科检查用药		吲哚菁绿、荧光素钠

考点 2 药理作用与作用机制 ★

1. 降眼压药　通过促进房水流出或减少房水生成起到降眼压作用。

（1）胆碱能受体激动药：又被称为胆碱能拟似药或副交感神经拟似药。用于原发性青光眼的治疗，也用于眼科检查后及手术的缩瞳。

①直接作用类药物（毛果芸香碱、卡巴胆碱）：直接激活位于神经-肌肉接头处神经突触后膜的胆碱能受体而发挥作用。

②间接作用类药物：抑制胆碱酯酶，使神经突触中的乙酰胆碱不发生水解，延长乙酰胆碱的作用。可逆性药物（毒扁豆碱）与酶结合形成易于解离的复合物，不破坏胆碱酯酶；不可逆性药物（依可碘酯）与胆碱酯酶牢固结合，使酶老化失活。

（2）肾上腺素受体激动药：选择性 α_2 肾上腺素受体激动药溴莫尼定，具有减少房水生成及增加葡萄膜巩膜房水外流的双重作用；非选择性肾上腺素受体激动药地匹福林是肾上腺素的前药，进入眼组织后迅速水解成肾上腺素，减少房水生成促进房水流出降低眼压。

（3）β 肾上腺素受体拮抗药（噻吗洛尔、卡替洛尔、倍他洛尔）：减少房水生成。

（4）碳酸酐酶抑制药：抑制睫状体上皮碳酸酐酶的活性，使 HCO_3^- 生成减少，从而减少房水生成，降低眼压。口服药乙酰唑胺和醋甲唑胺，有良好的降眼压作用，但全身不良反应严重。滴眼液多佐胺和布林佐胺显著减少了口服药产生的不良反应。

（5）前列腺素类似物：前列腺素 F_2 的类似物，选择性前列腺素FP受体激动药。松弛睫状肌，增宽肌间隙，使房水通过葡萄膜巩膜途径外流增加使眼压下降。

2. 散瞳药

（1）抗胆碱药，可阻断眼内肌M胆碱能受体，使瞳孔括约肌和睫状肌松弛，导致去甲肾上腺素能神经支配的瞳孔扩大肌的功能占优势，从而使瞳孔散大。

（2）复方托吡卡胺同时具有阿托品样的副交感神经抑制作用和去氧肾上腺素具有的交感神经兴奋作用。药物吸收后可引起散瞳、调节麻痹及局部血管收缩。

3. 抗过敏药　过敏性结膜炎的局部治疗。

（1）肥大细胞稳定剂：阻止肥大细胞释放组胺、白三烯、5-羟色胺、缓激肽及慢反应物质等致敏介质，这类药物有洛度沙胺、色甘酸钠、酮替芬、吡嘧司特钾等。

（2）拟交感胺药：直接作用于结膜小动脉上的 α_1 肾上腺素受体，使血管收缩，缓解因过敏及炎症引起的结膜充血，这类药物有萘甲唑林及其复方制剂。

4. 干眼治疗药

（1）泪液替代治疗药物：常用眼表润滑剂，又称为"人工泪液"。包括水液成分和各类黏度增强剂。常见的黏度增强剂包括羧甲基纤维素、透明质酸、羟丙基甲基纤维素、葡萄糖酸酐、聚乙烯醇、卡波姆940、聚维酮和聚乙二醇等。

（2）眼表抗炎药物：包括糖皮质激素类药物和免疫调节剂。

5. 表面麻醉药　一般外眼手术和简单的内眼手术如眼睑成形术、周围虹膜切除、晶体摘除等，可在局麻浸润和球后神经阻滞下完成。

6. 收敛腐蚀与促进吸收药　有机碘化物，作为玻璃体混浊的辅助治疗，促进组织内病理沉着物的吸收和慢性炎症的消散。代表药物有普罗碘铵、氨碘肽、卵磷脂络合碘等。

7. 生物制品与生化药品

（1）促角膜修复类药物：多功能细胞生长因子，适用于角膜溃疡、疱疹性角膜炎、浅层点状角膜炎、角膜挫伤、干眼症等眼科疾病的治疗。代表药物有牛碱性成纤维细胞生长因子和人表皮生长因子。

（2）抗病毒类药物：具有广谱抗病毒、抑制细胞增殖及提高免疫功能等作用。用于治疗疱疹病毒性角膜炎。代表药物有人干扰素α1b和人干扰素α2b。

（3）抗VEGF药物：阻断由VEGF介导的信号传递，抑制病变新生血管的生长，治疗多种眼底新生血管疾病，包括湿性年龄相关性黄斑变性、糖尿病黄斑水肿、视网膜静脉阻塞、新生血管性青光眼及虹膜新生血管等，代表药物有雷珠单抗、康柏西普和阿柏西普等。

8. 眼科检查用药

（1）吲哚菁绿：在脉络膜中的吲哚菁绿被激发产生荧光，可作为眼底造影剂。

（2）荧光素钠：对正常角膜等上皮不能染色，但能将损伤的角膜上皮染成绿色，从而显示出角膜损伤、溃疡等病变。可供眼底血管造影循环时间测定。

考点3 临床应用★

1. 降眼压药

（1）胆碱能受体激动药：毛果芸香碱可与β受体拮抗药、碳酸酐酶抑制药、拟交感神经药物、前列腺素类似物或高渗脱水剂等联合用于治疗青光眼，比单独使用的降眼压效果更好。

（2）肾上腺素受体激动药：使用单胺氧化酶抑制剂（MAO）治疗的患者、新生儿和婴儿（年龄小于2岁的儿童）需禁用。有抑郁症、脑血管或冠脉功能不全、雷诺现象、体位性低血压或血栓闭塞性脉管炎的患者需慎用。

（3）β肾上腺素受体拮抗药：慎用于自发性低血糖患者及接受胰岛素或口服降糖药治疗的患者，因本类药物可掩盖低血糖症状。

（4）碳酸酐酶抑制药：**布林佐胺是磺胺类碳酸酐酶抑制药**，对磺胺类药物过敏者禁用。

（5）前列腺素类似物：可能会增加虹膜棕色色素的数量而逐渐引起眼睛颜色改变。单侧治疗可导致永久性的虹膜异色症。

2. 激素类药物 治疗非感染性炎症，如过敏性结膜炎、自身免疫相关的角膜炎、前葡萄膜炎、角膜移植术后抗排斥反应、各种眼表及内眼手术后的抗炎；对于感染性炎症，需在抗感染药治疗的基础上使用本类药物，以减轻感染后的免疫反应及组织水肿。

考点4 用药注意事项★

（1）为避免全身吸收过多，滴药后用手指压迫泪囊部1~2分钟。

（2）两种眼用制剂联合使用时，间隔时间至少10~15分钟。

（3）苯扎氯铵是常用眼用制剂的防腐剂，角膜接触镜（隐形眼镜）可能会吸收苯扎氯铵，故在使用含有该防腐剂的眼用制剂时，应先摘除角膜接触镜，并在使用眼用制剂15分钟后佩戴。

（4）眼用制剂在启用后可使用2~4周。

（5）使用降眼压药物的患者，需定期监测眼内压，并根据其变化调整用药方案。

（6）眼用制剂可能对眼部造成刺激症状，必要时停药并就医。

（7）滴入眼用制剂可能引起视物模糊，建议患者在症状消失后再驾驶及操作机器。

（8）对某眼用制剂或其同类药物或其所含成分过敏者，禁用相应药品。

考点 5 常用药品★★

药品	适应证	注意事项/特殊人群用药
硝酸毛果芸香碱滴眼液	青光眼	①禁忌：虹膜睫状体炎、急性虹膜炎患者 ②慎用：支气管哮喘、急性结膜炎、角膜炎或其他不应缩瞳的眼病患者
盐酸卡替洛尔滴眼液	青光眼 高眼压症	①禁忌：支气管哮喘者或有支气管哮喘史者，严重慢性阻塞性肺部疾病患者，窦性心动过缓，二度或三度房室传导阻滞，明显心力衰竭，心源性休克患者 ②慎用：自发性低血糖患者及接受胰岛素或降糖药治疗的患者（β 肾上腺素受体拮抗剂可掩盖低血糖症状） ③不宜单独用于治疗闭角型青光眼
布林佐胺滴眼液	高眼压症 开角型青光眼	①作为对 β 肾上腺素受体拮抗剂无效，或有使用禁忌证的患者单独的治疗药物，或作为 β 肾上腺素受体拮抗剂的协同治疗药物 ②禁忌：已知对磺胺类药物过敏者（本品为磺胺类碳酸酐酶抑制药）；严重肾功能不全者；高氯血症性酸中毒患者
拉坦前列素滴眼液	降低开角型青光眼和高眼压症患者升高的眼压	可能会增加虹膜棕色色素的数量而逐渐引起眼睛颜色改变。单侧治疗可导致永久性的虹膜异色症
硫酸阿托品眼用凝胶	虹膜-睫状体炎；检查眼底前的散瞳；验光配镜屈光度检查前的散瞳	①对正常眼压无明显影响，但对眼压异常或窄角、浅前房眼患者，应用后可使眼压明显升高而有激发青光眼急性发作的危险 ②禁忌：青光眼及前列腺肥大患者
复方托吡卡胺滴眼液	诊断及治疗为目的的散瞳和调节麻痹	禁忌：青光眼和具有房角狭窄、前房较浅等眼压上升因素的患者（有可能诱发急性闭角型青光眼） 慎用：高血压病患者、动脉硬化症患者、冠心病或心力衰竭患者、糖尿病患者及甲状腺功能亢进患者
色甘酸钠滴眼液	预防春季过敏性结膜炎	—
玻璃酸钠滴眼液	0.1%本品用于干眼症，缓解干眼症状	不能和其他眼科用药同时使用。如果使用任何其他滴眼液，需在30分钟后再使用本品
妥布霉素滴眼液	外眼及附属器敏感菌株感染的局部抗感染治疗	氨基糖苷类药物可对神经–肌肉功能产生影响，可能加重重症肌无力。已知或疑似神经肌肉疾病（如重症肌无力或帕金森病）患者使用时应谨慎
硫酸庆大霉素滴眼液	结膜炎；眼睑炎；睑板腺炎	不宜长期连续使用，使用3~4日症状未缓解时，应停药就医

续表

药品	适应证	注意事项/特殊人群用药
氯霉素滴眼液	沙眼；结膜炎；角膜炎；睑缘炎等	大剂量长期使用（超过3个月）可引起视神经炎或视神经乳头炎（特别是小儿）
左氧氟沙星滴眼液	眼睑炎；睑腺炎；泪囊炎；结膜炎；睑板腺炎；角膜炎；眼科围手术期的无菌化疗法	为防止耐药菌的出现，原则上应确认敏感性，尽量将用药时间控制在治疗疾病所需的最短时间以内
更昔洛韦眼用凝胶	单纯疱疹病毒性角膜炎	禁忌：严重中性粒细胞减少（少于0.5×10^9/L）或严重血小板减少（少于25×10^9/L）的患者

第二节　耳鼻咽喉科用药

考点1 药物分类★

类别		代表药物
局部麻醉药		普鲁卡因、利多卡因、丁卡因、达克罗宁
鼻部用药	血管收缩药	盐酸麻黄碱、羟甲唑啉、赛洛唑啉、呋麻滴鼻液
	鼻用抗过敏药	①组胺H_1受体拮抗药：左卡巴斯汀、氮䓬斯汀、酮替芬 ②局部用糖皮质激素类药物：倍氯米松、莫米松、布地奈德、氟替卡松等
	鼻黏膜保护药	复方薄荷油
	硬化药	鱼肝油酸钠
耳部用药	抗感染药	氯霉素、金霉素、氧氟沙星、环丙沙星
咽喉部用药		西地碘、薄荷喉片、度米芬
纤毛激动药与黏液促排药		氨溴索、糜蛋白酶

考点2 药理作用与作用机制★★

1. 鼻部用药

（1）血管收缩药

①盐酸麻黄碱：拟肾上腺素药，直接激动血管平滑肌的 α、β 肾上腺素受体，使皮肤、黏膜及内脏血管收缩，用于鼻部可作为减鼻充血剂，缓解因感冒等引起的鼻塞症状。

②羟甲唑啉、赛洛唑啉：直接激动血管平滑肌的 α_1 肾上腺素受体引起鼻腔黏膜血管收缩的作用，减轻炎症所致的充血和水肿。

③复方制剂呋麻滴鼻液：含有盐酸麻黄碱、呋喃西林，对革兰阳性菌和阴性菌有抑菌作用。

（2）鼻用抗过敏药

①组胺H_1受体拮抗药：左卡巴斯汀（强效、长效、速效、高度选择性），局部应用立刻

起效。氮䓬斯汀高浓度可阻止过敏介质的合成和释放。酮替芬兼有组胺H_1受体拮抗作用和抑制过敏反应介质释放作用。

②局部用糖皮质激素类药物：具有局部抗炎和抗过敏作用。

③鼻黏膜保护药：复方薄荷油，成分为薄荷脑、樟脑和液状石蜡，具有抑菌、抑制痛觉神经、刺激腺体分泌及减轻鼻腔干燥作用。

2. 咽喉部用药

（1）西地碘：活性成分为分子碘，在唾液作用下迅速释放，直接卤化菌体蛋白质，杀灭多种微生物，用于治疗慢性咽喉炎、口腔溃疡、慢性牙龈炎、牙周炎等。

（2）薄荷喉片：成分中的薄荷脑用于局部能选择性地作用于黏膜的冷觉感受器，产生冷觉反射，引起黏膜血管收缩，水肿减轻，用于咽喉炎、扁桃体炎及口臭等。

（3）度米芬：阳离子表面活性剂，具有广谱杀菌作用，用于咽炎、鹅口疮和口腔溃疡。

3. 纤毛激动药与黏液促排药

（1）氨溴索：黏液溶解剂，能增加呼吸道黏膜浆液腺的分泌，减少黏液腺的分泌，从而降低痰液黏度；还可促进肺表面活性物质的分泌，增加支气管纤毛运动，使痰液易于咳出。

（2）糜蛋白酶：具有肽链内切酶作用，切断蛋白质大分子的肽链；尚有脂酶作用，使某些脂水解。可消化脓液、积血、坏死组织，起创面净化、消炎、消肿作用。

考点3 用药注意事项★

（1）局部使用时有些药物会出现全身作用。

（2）心、肾功能不全、重症肌无力等患者禁用盐酸普鲁卡因。阿-斯综合征（急性心源性脑缺血综合征）、预激综合征、严重心传导阻滞患者静脉禁用盐酸利多卡因。

考点4 常用药品★★

药品	适应证	注意事项/特殊人群用药
盐酸麻黄碱滴鼻液	缓解鼻黏膜充血肿胀引起的鼻塞	①禁忌：鼻腔干燥、萎缩性鼻炎 ②连续使用不得超过3日。否则，可产生"反跳"现象，出现更为严重的鼻塞 ③冠心病、高血压、甲状腺功能亢进、糖尿病、闭角型青光眼患者慎用
盐酸氮䓬斯汀鼻喷雾剂	季节性过敏性鼻炎（花粉症），常年性过敏性鼻炎	用药期间应尽量避免服用含乙醇的饮料
丙酸氟替卡松鼻喷雾剂	用于预防和治疗季节性过敏性鼻炎（包括枯草热）和常年性过敏性鼻炎	①应在接触过敏原之前使用 ②必须规律地用药才能获得最大疗效，最佳疗效会在连续治疗的3~4日后才能达到 ③如果连续使用7日，症状仍无改善或虽然症状有改善但不能完全控制，则需停药并就医 ④未经医生许可连续使用本品不得超过3个月
氯霉素滴耳液	治疗敏感菌感染引起的外耳炎、急慢性中耳炎	如耳内分泌物多时，应先清除，再滴入本品

续表

药品	适应证	注意事项/特殊人群用药
盐酸左氧氟沙星滴耳液	治疗敏感菌感染引起的外耳炎、中耳炎	①适用于中耳炎局限在中耳黏膜部位的局部治疗。若炎症已蔓延至鼓室周围时，除局部治疗外，应同时服用口服制剂 ②使用本品的疗程以4周为限
西地碘含片	用于慢性咽喉炎、口腔溃疡、慢性牙龈炎、牙周炎	①连续使用5日症状未见缓解应停药就医 ②甲状腺疾病患者慎用
薄荷喉片	用于咽喉炎、扁桃体炎及口臭等	应逐渐含化，勿嚼碎口服
度米芬含片	用于咽炎、鹅口疮和口腔溃疡	连续使用3日后，若症状未缓解应停药就医

第三节　口腔科用药

考点 1 药物分类★

类别		常用药物
局部麻醉药		利多卡因、复方盐酸阿替卡因、普鲁卡因、丁卡因、甲哌卡因
抗炎镇痛药		双氯芬酸钠
抗感染药	抗生素	四环素、多西环素、米诺环素
	抗真菌药	制霉菌素、氟康唑、克霉唑、咪康唑
	抗病毒药	阿昔洛韦、泛昔洛韦、更昔洛韦
	其他抗菌药	甲硝唑、替硝唑、糠甾醇
消毒防腐药		复方硼砂溶液、氯己定及其复方制剂、西吡氯铵、碘甘油、西地碘、聚维酮碘、过氧化氢、依沙吖啶
免疫调节药		曲安奈德、他克莫司、氯喹、羟氯喹、沙利度胺、胸腺肽、转移因子、左旋咪唑
其他常用药		维A酸、氨来咕诺

考点 2 常用药品的临床应用★

1. 局部麻醉药 口腔治疗控制疼痛最常用的药物。局部麻醉药中常加入肾上腺素以延长麻醉时间、减少手术区出血和麻醉药的吸收。

（1）表面麻醉：用于口腔黏膜破溃引起的疼痛、黏膜脱落细胞学检查、黏膜下脓肿切开、松动牙拔除、上颌窦手术前的下鼻道黏膜麻醉、咽部及舌根软腭治疗时防止恶心、呕吐等。

（2）表浅的浸润麻醉：用于脓肿切开、外伤清创缝合、黏膜小肿物切除或取活检等手术。骨膜上浸润麻醉用于上颌前牙、上颌前磨牙、下颌前牙和乳牙的牙髓治疗、牙槽骨手术和某些牙周手术。浸润麻醉法也可用于颞下颌关节的封闭治疗。

（3）阻滞麻醉：用于牙齿的拔除、牙周手术和牙槽外科手术、牙髓治疗等。

（4）单纯用黏膜下浸润或阻滞麻醉对牙髓的镇痛效果不佳时，可加用牙周膜注射法。

（5）丁卡因用于口腔黏膜表面麻醉，其他药物可用于多种类型口腔局部麻醉方式。

2. 抗炎镇痛药　双氯芬酸钠喷雾剂局部喷雾可用于复发性口腔溃疡的局部止痛。

3. 抗感染药　辅助治疗或治疗细菌引起的牙周炎、真菌引起的口腔黏膜念珠菌病及病毒感染性口炎等。用药时，应先尽可能彻底地去除感染部位的微生物，如牙菌斑、牙石、感染坏死的牙髓组织、溃疡表面的渗出物等，使药物直接作用于感染部位的微生物。

4. 消毒防腐药　用于牙髓及根管的消毒、牙髓失活、牙周病和口腔黏膜病局部用药、感染部位及软组织创面的清洁和消毒等。

（1）复方硼砂溶液：成分为硼砂、碳酸氢钠、液化酚和甘油。硼砂与低浓度液化酚具有消毒防腐作用；甘油除对口腔黏膜具有保护作用外，还能与硼砂、碳酸氢钠发生反应生成甘油硼酸钠，更有利于主药发挥药效。

（2）西吡氯铵：阳离子季铵化合物，作为表面活性剂，通过降低表面张力产生抑制和杀灭细菌作用。

（3）过氧化氢：在过氧化氢酶的作用下迅速分解，释出新生态氧，对细菌组分发生氧化作用，干扰其酶系统而发挥抗菌作用。局部涂抹冲洗后能产生气泡，利于清除脓块、血块及坏死组织。

5. 免疫调节药　治疗药物包括免疫抑制剂、免疫增强剂和免疫调节剂，治疗包括全身用药及局部用药。

（1）全身用药：适用于药物过敏性口炎等过敏性疾病。

（2）局部用药：常用方法为含漱、喷雾、局部涂布、病损基底部局部注射等。本类药物有曲安奈德、他克莫司、氯喹、羟氯喹、沙利度胺、转移因子、左旋咪唑等。适用于腺周口疮、糜烂性扁平苔藓、慢性盘状红斑狼疮等长期糜烂不愈的病损。

考点3　用药注意事项★

（1）口腔科用药局部应用，用药部位出现烧灼感、红肿、瘙痒等情况时应停药并就医。

（2）抗感染药不宜长期使用。长期用药易导致细菌耐药。

（3）接受糖皮质激素类药物如曲安奈德治疗时，口腔的正常防御反应受到抑制，口腔抗感染能力降低，有利于口腔细菌、真菌生长繁殖出现感染征兆，用药过程中注意病情的变化及是否有诱发感染的迹象，及时调整治疗方案。

（4）磷酸氯喹及羟氯喹治疗光化性唇炎时，注意这类药物对眼部的毒性反应，如是否出现视网膜炎、角膜病变等。

考点 4 常用药品 ★

药品	适应证	注意事项/特殊人群用药
制霉菌素片	口腔黏膜念珠菌病，如鹅口疮（雪口）、义齿性口炎、正中菱形舌、念珠菌性口角炎、念珠菌性唇炎和增殖型念珠菌感染等	①口服后胃肠道不吸收，治疗口腔真菌感染须含服 ②对深部真菌感染无效 ③治疗后症状消失且念珠菌培养阴性时可停药，停药1周后复查，并做念珠菌培养，视培养结果决定是否继续用药
克霉唑乳膏	口腔念珠菌病（最常用于真菌性口角炎）	—
阿昔洛韦乳膏	病毒感染性口炎（带状疱疹、疱疹性龈口炎、手足口病、疱疹性咽峡炎等）	①仅用于皮肤黏膜，不能用于眼部 ②涂药时应戴指套或手套
复方硼砂含漱液	口腔炎、咽炎等的口腔消毒防腐	①一次取约10ml本品，加5倍量的温开水稀释后含漱，一次含漱5分钟后吐出，不可咽下，一日3～4次 ②误服后可引起局部组织腐蚀，吸收后可发生急性中毒，早期症状为呕吐、腹泻、皮疹以及中枢神经系统先兴奋后抑制等症状，一旦发生应立即就医 ③使用时避免接触眼睛
复方氯己定含漱液	牙龈炎、冠周炎、口腔黏膜炎等引致的牙龈出血、牙周脓肿、口腔黏膜溃疡等的辅助治疗	①连续使用不宜超过3个疗程（一次10～20ml，早晚刷牙后含漱且至少在口腔内停留2～5分钟，5～10日为1个疗程）。含漱后吐出，不得咽下 ②使用时避免接触眼睛

第十三章　皮肤用药及抗过敏用药

第一节　体外杀寄生虫与皮肤感染治疗药

考点 1　药理作用与作用机制★★

局部应用的杀灭疥虫药，主要包括克罗米通、苯甲酸苄酯、硫软膏等。

1. 升华硫

（1）接触皮肤后转化为硫化氢和五硫黄酸而产生杀虫及杀菌（细菌和真菌）作用。

（2）去除油脂，有角质促成和角质溶解作用。在2%~3%时有角化促成、止痒作用，5%~15%或更高浓度时则有杀虫、杀菌、角质溶解和脱脂作用。

2. 克罗米通

（1）特异性杀灭疥螨：作用于疥螨神经系统，使疥螨麻痹死亡。

（2）有局部麻醉作用，可治疗各型瘙痒症。

（3）对链球菌和葡萄球菌的生长也有抑制作用。

（4）易于透过皮肤，作用迅速，可持续作用6小时。

3. 苯甲酸苄酯　在高浓度时，杀疥虫作用优于硫黄。

4. 金霉素

（1）特异性与细菌核糖体30S亚基的A位置结合，抑制肽链的增长和影响细菌蛋白质的合成。

（2）对金葡菌、化脓性链球菌、肺炎球菌、淋球菌及沙眼衣原体等有较好抑制作用。

5. 莫匹罗星

（1）由荧光假单胞菌培养液产生的代谢物——假单胞菌A。

（2）抗菌作用：可逆性地与异亮氨酸转移RNA合成酶结合，阻止异亮氨酸渗入，终止细胞内含异亮氨酸的蛋白质合成而起作用。高浓度时杀菌，低浓度时抑菌。

考点 2　作用特点★★

（1）局部应用杀灭疥虫药：克罗米通（儿童优选，无刺激性）、苯甲酸苄酯、硫软膏（非优选，气味难闻，需重复用药），是常用药。

（2）治疗虱病时，国外推荐1%氯菊酯（保留10分钟）是首选，其他方案有2%DDT洗剂，或0.5%马拉硫磷洗剂，或25%苯甲酸苄酯搽剂（非首选，存在弱杀卵活性），或口服伊维菌素单剂量200μg/kg（唯一口服驱虫药）。

考点 3　典型不良反应和禁忌★

1. 不良反应

（1）少数患者有轻度刺激症状，如灼热感、瘙痒、皮疹等。

（2）克罗米通偶见过敏反应。

（3）硫黄长期大量局部用药，有刺激性，数天内可出现皮肤发红和脱屑，引起接触性皮炎。

2. 禁忌 急性渗出性皮肤病禁用克罗米通。

考点 4 特殊人群用药 ★★★

1. 儿童 儿童使用 5% 硫软膏（成人用 10%），4 岁以下者最好先用 2.5% 软膏。患者涂药前，先用肥皂洗净全身皮肤，涂药时先将少量药膏放在手掌内，从指间开始，将药膏涂遍全身皮肤，破损处不要涂药。涂药后再用滑石粉薄撒一层，再穿换洗衣服。每晚涂药 1 次，连续 3～5 日为 1 个疗程。病情顽固的未愈者可重复治疗。疗程结束后再彻底换洗衣被。

2. 妊娠期女性及哺乳期 禁用苯甲酸苄酯。

考点 5 代表药品 ★

药品	适应证	临床应用注意
克罗米通	疥疮、皮肤瘙痒	①避免接触眼睛和口、鼻等黏膜 ②若误服，需立即洗胃 ③用药部位若有烧灼感、红肿等应停药 ④误服及透过皮肤时，可引起高铁血红蛋白血症 ⑤急性炎症、糜烂或渗出性皮肤损害禁用
金霉素	①眼膏用于细菌性结膜炎、睑腺炎及细菌性眼睑炎，也用于治疗沙眼 ②软膏用于脓疱疮等化脓性皮肤病，轻度的小面积烧伤（Ⅰ°或浅Ⅱ°）及溃疡面的感染	①眼膏有轻微刺激感，偶见过敏反应，若出现充血、眼痒、水肿等症状，或者使用 5 日症状未缓解，应停药就医 ②软膏应避免接触眼睛和口、鼻等黏膜处 ③连用不宜超过 7 日，久用易产生耐药性 ④属四环素类药物，注意药物相互作用。与阿维 A、异维 A 酸存在一定用药禁忌
莫匹罗星	①革兰阳性球菌引起的脓疱、疖肿、毛囊炎等原发性皮肤感染 ②湿疹合并感染、小于 10cm×10cm 面积的浅表性创伤合并感染等继发性皮肤感染	①不适于口、鼻和眼等黏膜部位使用 ②局部用药偶见烧灼感、刺痛或瘙痒等，通常较轻微，不需停药 ③偶见局部皮肤过敏（皮疹、肿胀或虚脱），长期使用可导致非敏感菌的过度生长

第二节　局部用抗真菌药

考点 1 药物分类与作用特点 ★★★

类别		代表药物	作用特点
抗生素类	多烯类	两性霉素 B	抗真菌活性最强，唯一可用于治疗深部和皮下真菌感染的多烯类药物
		制霉菌素	对念珠菌属的抗菌活性较高，不易产生耐药性 ①局部外用治疗皮肤、黏膜浅表真菌感染。 ②口服吸收很少，仅适于肠道白色念珠菌感染
	非多烯类	灰黄霉素	—

续表

类别		代表药物	作用特点
唑类	咪唑类	咪康唑 联苯苄唑 益康唑 酮康唑 克霉唑	①直接作用于真菌细胞膜，破坏细胞膜脂质结构及功能 ②影响真菌细胞膜麦角甾醇的生物合成，使真菌细胞膜的通透性发生改变，使细胞重要内容物漏失 ③克霉唑除了通过①②机制，还可抑制氧化酶和过氧化酶的活性，导致过氧化氢在细胞内过度聚积，引起真菌亚细胞结构变性和细胞坏死，也可通过抑制白色念珠菌从芽孢转变为其侵袭性菌丝的过程而起到抗真菌作用
	三唑类	伊曲康唑 氟康唑 伏立康唑	
丙烯胺类		萘替芬 特比萘芬	角鲨烯环氧化酶的非竞争性、可逆性抑制剂
吗啉类		阿莫罗芬	①局部抗真菌药，通过抑制真菌细胞膜麦角固醇的合成而具有抑菌和杀菌作用 ②对皮肤癣菌、念珠菌、皮炎芽生菌、荚膜组织胞浆菌、申克孢子丝菌有抗菌活性
吡啶酮类		环吡酮胺	①作用于真菌细胞膜。高浓度使细胞膜的渗透性增加，钾离子和其他内容物漏出，细胞死亡 ②渗透性强，可渗透过甲板。指甲表面涂用该药，可渗入指甲下，部分可进入甲床 ③对皮肤癣菌、酵母菌、放线菌及其他真菌有较强 的抑制作用，对球菌、杆菌和阴道滴虫亦有抑制作用

考点2 药理作用与作用机制 ★

皮肤抗真菌药是指具有抑制或杀死皮肤真菌生长或繁殖的药物。

（1）直接作用于真菌细胞膜，破坏细胞膜脂质结构及功能。

（2）影响真菌细胞膜麦角甾醇的生物合成，使真菌细胞膜的通透性发生改变，使细胞重要内容物漏失。

（3）作用于真菌细胞壁，主要影响壳多糖、葡聚糖、甘露聚糖和甘露聚糖–蛋白质复合体。

（4）干扰真菌的核酸合成及功能。

考点3 临床用药选择 ★

疾病	治疗用药	
	外用	口服
癣类	唑类、特比萘芬	特比萘芬、伊曲康唑、灰黄霉素
皮肤感染	两性霉素B、唑类、制霉菌素、环吡酮	氟康唑
口咽部感染	唑类、制霉菌素、两性霉素B	伊曲康唑
阴道感染	唑类、制霉菌素	氟康唑

考点 4 典型不良反应和禁忌 ★

药物	不良反应	禁忌
抗生素类（制霉菌素）	外用偶见接触性皮炎、局部发红、刺痛等刺激症状。阴道片或阴道栓可引起白带增多	过敏者
唑类	偶见局部刺激、瘙痒、烧灼感、接触性皮炎，皮肤可出现红斑、丘疹、水疱、脱屑等	过敏者
丙烯胺类	少数患者有局部刺激症状，如红斑、烧灼感、干燥、瘙痒等，偶可引起接触性皮炎	过敏者
吗啉类（阿莫罗芬）	偶见局部刺激症状	过敏者、儿童
吡啶酮类	偶见局部发红、刺痛、瘙痒、烧灼感等刺激症状，接触性皮炎	过敏者、儿童

考点 5 特殊人群用药 ★

1. 儿童

（1）阿莫罗芬：禁用于儿童，尤其是婴幼儿。

（2）制霉菌素：儿童减量，不推荐5岁以下儿童使用。

（3）克霉唑：乳膏、软膏、溶液：早晚各1次，丘疹性和脓疱性念珠菌病的婴儿，局部用药3～5日。广泛性念珠菌红斑，包括躯体、泌尿生殖区的早产儿，需用药15～20日，并要求达到真菌学培养阴性。12岁以下女童禁用阴道栓。

（4）咪康唑：儿童可外用2%乳膏，一日2次。花斑癣患儿，一日1次。

（5）益康唑：3个月以上患儿，局部给药，乳膏，一日2次。

（6）联苯苄唑：儿童花斑癣和皮肤真菌病，一日1次或隔日1次。皮肤念珠菌病，1%乳膏，一日1次，用3周。

（7）特比萘芬：2岁以下儿童慎用。

2. 妊娠期与哺乳期女性　　妊娠期女性用药应权衡利弊，哺乳期若需用药应停止哺乳。

考点 6 代表药品 ★★

药品	适应证	临床应用注意
制霉菌素	皮肤、黏膜念珠菌病 ①口服治疗肠道或食管念珠菌病 ②局部用药治疗口腔念珠菌病、阴道念珠菌病和皮肤念珠菌病	①对全身真菌感染无效，治疗念珠菌病，局部用药后24～72小时达最大效应 ②为防止复发，用药至症状消失、细菌培养转阴后48小时 ③阴道给药时若出现刺激症状，立即停药
克霉唑	外用治疗 ①皮肤癣菌所致的浅表皮肤真菌感染，如手癣，足癣、体癣、股癣 ②头癣 ③白念珠菌等所致的皮肤念珠菌感染和念珠菌性外阴阴道炎 ④马拉色菌属所致的花斑癣	①避免接触眼睛 ②出现局部皮肤刺激症状，应立即停药 ③念珠菌病、股癣、体癣治疗2周，手癣、足癣治疗4周，以免复发 ④月经期间禁止阴道给药治疗

药品	适应证	临床应用注意
特比萘芬	外用治疗 ①皮肤癣菌所致的浅表皮肤真菌感染，如手癣，足癣、体癣、股癣 ②头癣 ③白念珠菌等所致的皮肤念珠菌感染和念珠菌性外阴阴道炎 ④马拉色菌属所致的花斑癣	①用药时出现局部皮肤过敏、皮疹加重、瘙痒，应立即停药 ②不能局部用于眼睛、口腔或阴道内 ③给药前，应保持患处清洁和干燥，如患处已糜烂，用药后可用纱布覆盖 ④与唑类抗真菌药合用，有一定协同作用
阿莫罗芬	①乳膏剂用于治疗敏感真菌引起的皮肤真菌病：足癣（脚癣）、股癣、体癣 ②皮肤念珠菌病 ③溶液用于治疗敏感真菌引起的指（趾）甲感染	①不可接触眼睛、黏膜 ②极少数患者会出现皮肤刺痛，如红斑、瘙痒、烧灼感，或接触性皮炎 ③18岁以下儿童禁用 ④治疗期间，禁用指甲油或人造指甲。避免同时使用其他外用皮肤制剂联合治疗

第三节　痤疮治疗药

考点1 药物分类与药理作用★★★

类别		代表药物	药理作用特点
抗菌药	非抗生素类抗菌药	过氧苯甲酰	①强氧化剂，易分解，能缓慢释放出新生态氧，氧化细菌的蛋白质，杀灭痤疮丙酸杆菌，对厌氧菌也有效 ②有抗炎、轻度角质溶解作用、脱屑作用及降低毛囊皮脂腺内游离脂肪酸的作用 ③炎性痤疮首选外用抗菌用药 ④对痤疮丙酸杆菌无耐药性
		壬二酸	①直接抑制和杀灭皮肤表面和毛囊内的细菌，对各种需氧菌和厌氧菌包括痤疮丙酸杆菌和表皮葡萄球菌具有抑制和杀灭作用 ②减少二氢睾酮因素所诱发的皮肤油脂过多 ③抗角质化作用，减少滤泡过度角化，可降低色素沉着和减小黑斑病损伤
	抗生素	红霉素、林可霉素及克林霉素、氯霉素、氯洁霉素、夫西地酸	①抗痤疮丙酸杆菌和抗炎作用 ②适用于丘疹、脓疱等浅表性炎性痤疮皮损 ③易诱导痤疮丙酸杆菌耐药 ④不推荐单独或长期使用，建议和过氧苯甲酰、外用维A酸类或者其他药物联合应用
抗角化药	维A酸类	维A酸	维生素A的代谢中间体 ①调节表皮细胞的有丝分裂和表皮的细胞更新，使病变皮肤的增生和分化恢复正常 ②促进毛囊上皮的更新，抑制角蛋白的合成，防止角质栓的形成 ③促进已有粉刺消退，抑制新粉刺形成

类别	代表药物	药理作用特点
抗角化药	维A酸类 阿达帕林	维A酸类化合物 ①强大抗炎作用：抑制外周血液中多核型白细胞的化学趋化，抑制花生四烯酸转化为炎症介质白三烯 ②抑制角质形成细胞过度增生，溶解痤疮和粉刺 ③调节毛囊、皮脂腺上皮细胞的分化，减少粉刺的产生
	异维A酸	维A酸的光学异构体 ①诱导表皮细胞增生、促进表皮颗粒层细胞向角质层分化、调节毛囊皮脂腺上皮角化异常过程，去除角质栓，促进粉刺消退 ②缩小皮脂腺，抑制皮脂腺活性，减少皮脂分泌，减轻上皮细胞分化和减少毛囊中痤疮丙酸杆菌的作用 ③对严重的结节囊肿型痤疮有高效作用

考点 2 药物相互作用 ★

药物	药物相互作用
过氧苯甲酰	①与其他有脱屑作用的外用药合用，如间苯二酚、水杨酸、硫磺、维A酸，可增加刺激或干燥的不良反应 ②与药用肥皂等清洁剂、含乙醇的用品（如剃须洗剂、芳香化妆品、修面霜或洗剂）或药用化妆品合用，可增加刺激或干燥的反应
维A酸	①与皮质激素、抗生素等合用，增强药效 ②与噻唑类、四环素类、喹诺酮类、吩噻嗪类、磺胺类等光敏感药物共用，增加光敏感危险 ③与过氧苯甲酰同时、同部位外用有配伍禁忌。若需合用，可早晚交替使用 ④与异维A酸、抗角化药、含乙醇制剂、碱性大的肥皂、收敛剂、脱毛剂及其他痤疮治疗药合用，可加剧皮肤刺激或干燥
阿达帕林	①不宜同用有相似作用机制的维A酸类药物或使用"蜡质"脱毛法，且不能同时涂敷乙醇或香水 ②与有干燥或刺激皮肤作用的药皂、高浓度乙醇、去屑剂、收缩剂等物质同用，可增加局部刺激反应 ③不应与含硫、间苯二酚、水杨酸的制剂合用
异维A酸	①避免和四环素同用，可致大脑假性肿瘤，引起良性脑压升高，表现为伴有头痛的高血压、眩晕和视觉障碍 ②与阿维A、维胺酯或维A酸共用，可增加不良反应发生率及严重程度 ③与光敏感药物共用，可加剧光敏感反应 ④与华法林合用，可增强华法林作用 ⑤与甲氨蝶呤合用，可增加甲氨蝶呤血药浓度而加重肝损伤

考点 3 典型不良反应及禁忌 ★

1.不良反应

（1）非抗生素类抗菌药：过氧苯甲酰可能出现过敏性接触性皮炎和干燥现象。壬二酸有局部刺激反应，偶见皮肤脱色，罕见光敏感。

（2）抗角化药：局部反应有烧灼感、红斑、刺痛、瘙痒、皮肤干燥或脱屑，对紫外线光敏感性增强。可出现一过性皮肤色素沉着。用于眼周可出现局部刺激和水肿、脱屑。

（3）口服异维A酸：①皮肤或黏膜（口唇、眼、鼻黏膜）可出现干燥、脱皮、鼻出血、头痛、肌肉与关节痛、血脂升高、AST及ALT升高；②精神变化如抑郁、焦虑、自杀倾向，以及脱发，应及时停药；③偶见过敏反应及光敏反应。④妊娠期女性服后可致自发性流产及胎儿发育畸形。

2. 禁忌

（1）非抗生素类抗菌药：禁用于过敏者及皮肤急性炎症或破溃者。

（2）抗角化药：禁用于药物过敏者、妊娠期及哺乳期女性。①眼部、急性或亚急性皮炎、湿疹类皮肤病患者禁用维A酸。②肝肾功能不全、维生素A过量及高脂血症患者禁用异维A酸。

考点4 特殊人群用药★

1. 儿童 外用维A酸类药物均可用于 ≥ 12岁的患者。系统用抗生素可选择大环内酯类如红霉素或阿奇霉素，避免使用四环素类，12岁以下儿童也尽量不用口服维A酸类药物。

2. 妊娠期或哺乳期女性 以外用药物为主。

（1）计划妊娠女性：口服维A酸药物治疗前1个月到停药后3个月内应严格避孕。

（2）妊娠期女性：①轻度痤疮，外用壬二酸和克林霉素是安全的。②轻度及中度痤疮，外用为主，必要时可配合短期口服大环内酯类抗生素（尽可能避免妊娠期前3个月）。③重度痤疮，除按照上述轻度、中度和中重度痤疮外用或系统治疗外，严重的患者可以考虑短期系统使用泼尼松治疗。

（3）哺乳期女性：外用过氧苯甲酰和壬二酸。系统用大环内酯类抗生素，可短期使用。

考点5 代表药品★

药品	适应证	临床应用注意
过氧苯甲酰	寻常痤疮。严重时可与抗生素、维A酸制剂或硫黄-水杨酸制剂合用	①出现严重刺激反应，立即停药 ②不得用于眼睛周围或黏膜处 ③能漂白毛发；与有颜色物品接触时，可能出现漂白或褪色现象 ④避免用药部位过度日光照晒
维A酸	外用治疗寻常痤疮、鱼鳞病及银屑病，亦可用于其他角化异常性皮肤病	①湿疹、晒伤、急性和亚急性皮炎、酒渣鼻患者不宜使用 ②不宜用于皮肤皱褶部位 ③用药期间避免同时使用含磨砂剂、易引起痤疮或有收敛作用的化妆品 ④避免同时采用局部光疗照射 ⑤避免用于大面积严重痤疮，避免接触眼、鼻、口腔黏膜 ⑥与皮质激素、抗生素等合用可增强疗效
阿达帕林	以粉刺、丘疹和脓疱为主要表现的轻中度寻常型痤疮的局部治疗，可用于面部、胸和背部的痤疮	①如产生过敏或严重的刺激反应，应即停药 ②用药期间，暴露在日光下应降低到最小用量 ③避免接触眼、唇、口腔、鼻黏膜、内眦和其他黏膜组织 ④治疗4~8周开始起效，3个月后有明显改善 ⑤不宜同用其他有相似作用机制的维A酸类药物或使用"蜡质"脱毛方法，且不能同时涂敷乙醇或香水

第四节　外用糖皮质激素

考点 1 药物分类 ★★★

强度	药物	剂型	浓度（%）
弱效	醋酸氢化可的松	乳膏	1
	醋酸氟轻松	乳膏	0.01
	醋酸曲安奈德	乳膏	0.025
中效	丁酸氢化可的松	软膏、乳膏、洗剂	0.1
	丙酸氟替卡松	乳膏	0.05
	曲安奈德	乳膏、软膏及洗剂	0.1
	醋酸氟轻松	乳膏	0.025
	二丙酸倍他米松	乳膏	0.05
	丁酸氯倍他松	乳膏	0.05
	醋酸地塞米松	乳膏	0.05
强效	哈西奈德	乳膏、软膏及溶液	0.1
	二丙酸倍他米松	凝胶、乳膏、软膏	0.05
	丙酸倍氯米松	软膏	0.025
	醋酸氟轻松	软膏、乳膏、凝胶、溶液	0.05
	曲安奈德	软膏、乳膏	0.5
	糠酸莫米松	乳膏、洗剂	0.1
超强效	丙酸氯倍他索	凝胶、软膏、乳膏、泡沫剂	0.05
	氟轻松	乳膏	0.1
	卤米松	乳膏	0.05

考点 2 药理作用与作用机制 ★

　　1. 软性激素　是指激素全身吸收很少或者在皮肤内被吸收后能迅速地被分解代谢为无活性的降解产物，而局部却保留高度的活性，故对 HPA 轴抑制及其他全身不良反应大为减少，治疗指数大为提高。

　　（1）适合于老年人、婴幼儿及较大面积使用。

　　（2）国内现有的软性激素有糠酸莫米松及丙酸氟替卡松。

　　2. 糖皮质激素的作用机制

　　（1）与细胞质中特异性糖皮质激素受体结合，形成配体–受体复合物，通过糖皮质激素结合球蛋白转运至细胞核内，与细胞核中高亲和性 DNA 位点结合，随即产生糖皮质激素诱导蛋白，可抑制磷酸酯酶 A 的活性，而该酶是花生四烯酸合成所必需，从而抑制了多种炎性介质的生成，如前列腺素、白三烯、血小板活化因子等。

（2）对炎性细胞产生作用，如降低多形核白细胞的趋化能力、黏附能力和吞噬能力，且使炎症部位的多形核白细胞数目减少。也降低单核细胞、淋巴细胞和朗格汉斯细胞的功能，并减少其在炎症部位的数目。

（3）降低血管通透性。

（4）使血管收缩，从而减轻组织水肿，减轻红斑，抑制发热。

考点 3 抗炎作用特点★★

1. 作用广　抑制多种原因引起的炎症。

2. 抑制炎症各个阶段　炎症早期能提高血管的紧张性，减轻充血，降低毛细血管的通透性，同时抑制白细胞浸润和吞噬反应，减少各种炎症因子的释放，减轻渗出、水肿，从而改善红肿、热痛、过敏等症状。

3. 抗炎不抗菌　对病原体并无抑制或杀灭作用。在抑制炎症，减轻症状的同时，也降低人体的防御功能，可致感染扩散，阻碍创口愈合等。

考点 4 临床应用★★

1. 超强效激素和强效激素

（1）适用于重度、肥厚性皮损如银屑病、扁平苔藓、斑秃等。

（2）连续用药不应超过2~3周；尽量不用于<12岁儿童；不应大面积长期使用；一般不应在面部、乳房、阴部及皱褶部位使用。

2. 中效激素

（1）适合轻中度皮损如特应性皮炎、湿疹、重症面部皮炎等。

（2）可连续用药4~6周；<12岁儿童连续使用尽量不超过2周；不应大面积、长期使用。

3. 弱效激素

（1）适用于轻度（如眼睑皮炎）及中度皮损，包括儿童皮肤病、面部和皮肤柔嫩部位。

（2）可以短时较大面积使用，必要时可以长期使用。

考点 5 典型不良反应和禁忌★★

1. 不良反应

（1）局部应用常发生可预期的不良反应：诱发或加重局部感染、如加重痤疮、疥疮，导致皮肤萎缩、毛细血管扩张、多毛、色素改变、激素依赖及反跳、口周皮炎、难辨认癣、难辨认毛囊炎、接触性皮炎、诱发溃疡、诱发毛囊炎或粟粒疹、脂肪或肌肉萎缩等。

（2）眼周使用：可能引起眼压升高、青光眼、白内障、加重角膜、结膜病毒或细菌感染，严重者可以引起失明。

（3）全身长期大面积应用：可能因吸收而造成HPA轴抑制、类库欣综合征、婴儿及儿童生长发育迟缓、血糖升高、致畸、矮小症等系统性不良反应。

2. 禁忌

（1）绝对禁忌：对糖皮质激素或其赋形剂过敏。

（2）相对禁忌：各种皮肤感染如真菌、细菌、病毒等感染，酒渣鼻、痤疮、口周皮炎、皮肤溃疡等。

考点6 特殊人群或特殊部位用药★★

1.婴幼儿、儿童及老年人

（1）一般选择弱效或软性激素，如糠酸莫米松。

（2）在婴儿尿布区不使用软膏（相当于封包，会增加吸收）。

（3）强效激素卤米松2岁以下儿童可以应用，但连续使用不应超过7天。

2.妊娠期及哺乳女性

（1）孕早期女性勿用含氟激素。

（2）哺乳期女性勿在乳房部位应用。

3.特殊部位

（1）皮肤柔嫩部位：如面部、眼周、颈部、腋窝、腹股沟、股内侧、阴部等部位皮肤薄，激素吸收率高，更容易产生表皮萎缩、萎缩纹、局部吸收及依赖/反跳综合征，应禁用强效、含氟的制剂。

（2）毛发浓密部位：如头皮，根据皮损的性质选择合适强度激素，剂型可选溶液、洗剂、凝胶。

考点7 代表药品★

药品	适应证	临床应用注意
糠酸莫米松	对糖皮质激素有效的皮肤病，如接触性皮炎、特应性皮炎、湿疹、神经性皮炎及银屑病等瘙痒性及非感染性炎症性皮肤病	①伴有皮肤感染时，应同时合用抗感染药物 ②不可用于眼部 ③过量、长期局部使用糖皮质激素类药物可能抑制下丘脑－垂体－肾上腺轴，造成继发性肾上腺功能不足 ④儿童敏感，可影响儿童的生长发育 ⑤长期大量使用可出现皮肤萎缩、多毛、口周皮炎、继发感染、皮肤条纹状色素沉着或减退等
丁酸氢化可的松	过敏性皮炎、脂溢性皮炎、过敏性湿疹及苔藓样瘙痒症等	①有致畸作用，可透过胎盘，妊娠期不宜使用 ②婴儿及儿童勿长期、大面积使用 ③避免与眼睛接触 ④偶见过敏反应。长期用药可致皮肤萎缩、毛细血管扩张、色素沉着以及继发感染 ⑤皮肤破溃处禁用。水痘、化脓性皮肤病禁用
曲安奈德	过敏性皮炎、湿疹、神经性皮炎、脂溢性皮炎及瘙痒症	①不宜长期、大面积使用，由于全身性吸收作用造成可逆性下丘脑－垂体－肾上腺轴的抑制 ②不可用于眼部。面部、腋下、腹股沟等皮肤细嫩部位。长期使用，可发生皮肤萎缩变薄和毛细血管扩张等 ③抗炎作用是氢化可的松的5倍。外用可经皮肤吸收，皮损处吸收更快
卤米松	对糖皮质激素治疗有效的非感染性炎症性皮肤病，如脂溢性皮炎、接触性皮炎、异位性皮炎、局限性神经性皮炎、钱币状皮炎和寻常型银屑病等	①大面积使用、皮肤破损、封包治疗可造成大量吸收而引起全身性反应 ②不可用于眼部，勿接触眼结膜 ③慎用于面部或皱褶部位如腋窝、腹股沟，且只能短期使用 ④伴有皮肤感染时，须用抗感染药物

第五节　治疗白癜风药

考点1 药物分类与药理作用★★

类别	代表药物	药理作用
外用糖皮质激素	—	遏制黑色素细胞抗体的产生并可增强皮肤对外界有害刺激的抵抗力，最终可促进黑色素细胞的增殖和黑色素的合成
钙调神经磷酸酶抑制剂（免疫抑制剂）	他克莫司 吡美莫司	抑制白斑处局部皮肤的免疫反应，从而阻止免疫系统攻击黑色素细胞，从而促进黑色素细胞的生长和再生长
补骨脂素类光敏剂	补骨脂素 异补骨脂素 甲氧沙林	光敏性药物，能增加皮肤对紫外线的敏感反应，再结合光疗照射提高局部组织的免疫力，还能抑制黑色素细胞抗体的产生，加速黑色素细胞的分化成熟和向表皮细胞移行的速度，补充缺乏的黑色素
维生素 D_3 衍生物	卡泊三醇 他卡西醇	—

考点2 作用特点★★

1. 局部外用糖皮质激素

（1）治疗适用于白斑累及面积<3%体表面积的进展期皮损，选择（超）强效激素，面、皱褶及细嫩部位1个月后更换为钙调神经磷酸酶抑制剂，肢端可持续使用。

（2）寻常型白癜风疗效较节段型好，在寻常型白癜风中又以局限性与散发性白癜风为好；在病期方面，进展期白癜风疗效较稳定期好；在病程方面，病程短者疗效好；在部位方面，暴露部位白斑较被覆部位疗效好；儿童白癜风对糖皮质激素敏感，疗效较成人好。

2. 钙调神经磷酸酶抑制剂（他克莫司、吡美莫司）

（1）糖皮质激素替代用药。

（2）治疗应持续3~6个月，间歇应用可更长。

（3）面部和颈部复色效果最好。特殊部位如眶周可首选，黏膜部位和生殖器部位也可使用。

（4）作为维持治疗用药，在皮损成功复色后每周2次外用3~6个月，可有效预防复发或脱色。

3. 补骨脂素和异补骨脂素　来源于豆科植物的果实补骨脂，成分主要为呋喃香豆素类化合物，有抗肿瘤、促进皮肤色素再生、抗衰老等作用。

（1）甲氧沙林：光敏剂，光敏性强，补骨脂素衍生物，光敏反应后可促使黑色素形成，使皮肤出现色素沉着。

（2）三甲沙林：合成的补骨脂素衍生物，活性较甲氧沙林强，毒性也较强。在白化病中，三甲沙林能增加皮肤对日光耐受性，但不能形成黑色素。

4. 维生素 D_3 衍生物　治疗白癜风，可外用卡泊三醇软膏及他卡西醇软膏每日2次。

考点 3 儿童临床应用 ★★

（1）激素：小于2岁儿童，可外用中效激素治疗，采用间歇疗法较安全。大于2岁儿童可外用中强效或强效激素。儿童快速进展期白癜风可口服小剂量激素治疗，推荐口服泼尼松每日5～10mg，连用2～3周。

（2）他克莫司软膏及吡美莫司乳膏可用于儿童白癜风治疗。

（3）维生素D₃衍生物也可治疗儿童白癜风。

（4）儿童白癜风可根据需要接受光疗。

考点 4 药物相互作用 ★

（1）使用光敏剂时，不得同时服用其他光敏性药物，与吩噻嗪类药物同用可加剧对眼脉络膜、视网膜和晶状体的光化学损伤。

（2）治疗期间，不宜食用含呋喃香豆素类食物（酸橙、无花果、香菜、芥菜、胡萝卜或芹菜），避免增加光毒性。

（3）使用钙调神经磷酸酶抑制剂时，疫苗接种应在治疗开始前或治疗间歇期内进行，最后一次用药与疫苗接种应间隔14日，而减毒灭活疫苗则应间隔28日。

考点 5 典型不良反应和禁忌 ★

药物类别	不良反应	禁忌
钙调神经磷酸酶抑制剂	皮肤刺激症状外，也可能引起或加重局部感染，如单纯疱疹、毛囊炎、痤疮等	①对大环内酯类、他克莫司、吡美莫司或其赋形剂过敏者 ②妊娠期女性
光敏剂 （补骨脂素及其衍生物）	①口服：消化道不适（恶心、呕吐），可出现头晕、头痛、精神抑郁 ②外用（配合UVA照射24～48小时）：红斑、水疱、皮肤色素沉着、瘙痒	①12岁以下儿童、年老体弱者及妊娠期女性 ②红斑狼疮、皮肌炎、卟啉病、多形性日光疹、着色性干皮病等光敏性疾病 ③白内障或其他晶体疾病 ④心血管病、白化病、糖尿病、活动性肺结核、严重肝病
维生素D₃衍生物 （卡泊三醇软膏）	红斑、烧灼和瘙痒等皮肤刺激症状	钙代谢性疾病

考点 6 代表药品 ★

药品	适应证	临床应用注意
甲氧沙林	口服或外用，治疗白癜风、银屑病等	①慎用于黏膜上，避免局部刺激 ②光照时，应戴墨镜并遮盖正常皮肤 ③配合长波紫外线照射后，常见的不良反应是红斑，常在照射24～28小时后出现 ④与食物或牛奶一起服，减少对胃肠道的刺激 ⑤治疗白癜风的疗效出现得慢些。治疗银屑病需8～10次治疗后才见效

续表

药品	适应证	临床应用注意
他克莫司	非免疫受损的因潜在危险而不宜使用传统疗法，或对传统疗法反应不充分，或无法耐受传统疗法的中到重度特应性皮炎患者的治疗，可作为短期或间歇性长期治疗	①0.03%和0.1%浓度均可用于成人；2岁及以上儿童应用0.03%浓度软膏 ②应采用能控制特应性皮炎症状和体征的最小量 ③不应采用封包敷料外用。用药2小时内，不能在用药部位使用润肤剂 ④慎用于黏膜部位，避免与眼睛黏膜接触 ⑤约有50%患者出现用药部位刺激症状，常见轻中度的皮肤灼热感、瘙痒和红斑 ⑥治疗期间，避免使用紫外线灯、UVB或PUVA治疗，减少日光暴露

第六节　治疗银屑病药

考点 1 药物分类 ★

类别		药物
局部用药		煤焦油、地蒽酚、外用糖皮质激素、维生素D_3衍生物、维A酸类、钙调磷酸酶抑制剂、角质促成剂、本维莫德、抗人IL-8单克隆抗体等
生物制剂	TNFα抑制剂	依那西普、英夫利西单抗、阿达木单抗、培塞利珠单抗
	IL-12/23抑制剂	乌司奴单抗
	IL-23抑制剂	古塞奇尤单抗、替拉珠单抗、利生奇珠单抗
	IL-17A抑制剂	司库奇尤单抗、依奇珠单抗、布罗利尤单抗、比美吉株单抗
	IL-17RA抑制剂	司库奇尤单抗、依奇珠单抗、布罗利尤单抗、尼塔奇单抗
	IL-17A/F双靶点抑制剂	比美吉珠单抗
	IL-36R抑制剂	佩索利单抗
小分子靶向药	PDE-4抑制剂	阿普米司特
	JAK1~3抑制剂	托法替布、乌帕替尼
	TYK2抑制剂	氘可来昔替尼

考点 2 药理作用和作用特点 ★★★

作用于皮肤表皮细胞，抑制其细胞有丝分裂，改善表皮细胞增殖速率和恢复其正常分化状态。

1. 维A酸类似物（阿维A酯、阿维A）

（1）与表皮细胞的维A酸细胞核受体有较高亲和力，降低或抑制表皮细胞的有丝分裂，使皮肤表皮细胞的增生速率和角蛋白分化正常化，从而表皮增殖和角朊细胞末端分化正常，纠正或缓解银屑病症状与进展。

（2）补骨脂类药物需要在紫外线、可见光或红光等光线的作用下，发生光化学反应及光敏反应，选择性抑制表皮细胞的DNA合成和有丝分裂，从而减慢表皮细胞的更新速度。

2.卡泊三醇 维生素D_3的衍生物，能抑制皮肤角质形成细胞的过度增生和诱导其分化，从而使银屑病表皮细胞的增生和分化得到纠正。

3.煤焦油 抑制表皮细胞的有丝分裂，使皮肤增生速率恢复正常。

4.地蒽酚 抑制细胞代谢酶代谢，使酶失去活性，降低增生表皮的有丝分裂，使表皮细胞增殖恢复正常。

考点3 药物相互作用★

药物	相互作用
煤焦油	与光敏药物合用，可加剧光敏感作用，不得与甲氧沙林或三甲沙林合用
地蒽酚	①激素可减轻其刺激性，缩短皮损清除期 ②尿素可增加其透皮吸收，降低其使用浓度而减轻其皮肤刺激 ③水杨酸可防止地蒽酚氧化为蒽酮 ④胺类药物可促进其氧化失活，故脂溶性胺可抑制角质层中其引起的炎症反应 ⑤与焦油合用，减轻刺激性且不影响抗银屑病活性
阿维A酯	①与痤疮制剂、含脱屑药制剂（如过氧苯甲酰、间苯二酚、水杨酸、硫黄、维A酸）合用，可加剧皮肤的局部刺激或干燥 ②与异维A酸、维A酸、维生素A等合用，可增加毒性 ③与甲氨蝶呤、苯妥英等肝毒性药物合用，可增加药物性肝炎等肝毒性的发生 ④与光敏药物合用，可增强光敏作用 ⑤与四环素合用，可增加颅内压，增加大脑假性肿瘤发生
阿维A	①与维生素A和其他维A酸类合用，可引起维生素A过多症 ②与甲氨蝶呤合用，肝毒性增加 ③与四环素合用，出现作用相加的颅内压升高 ④与低剂量的孕激素类避孕药合用，可能导致避孕失败 ⑤合用苯妥英，需监测苯妥英游离血药浓度 ⑥不宜与圣·约翰草合用，可导致服用阿维A和激素类避孕药的女性发生意外妊娠和出生缺陷
他扎罗汀	与四环素、氟喹诺酮、吩噻嗪、磺胺类等有光敏性的药物合用，会增强光敏性

考点4 典型不良反应和禁忌★

1.维A酸类常见不良反应

（1）致畸作用：第一代，停药至少1个月方可妊娠；第二代，停药2～3年方可妊娠。

（2）皮肤及黏膜反应：皮肤，干燥、瘙痒、掌跖脱屑、脆性增加；光敏、化脓性肉芽肿、跖掌针刺样疼痛；黏膜，唇炎、口干、咽干、鼻黏膜干燥、鼻出血、眼干、视物模糊、睑结膜炎、夜盲、畏光、青光眼。

（3）胃肠道：恶心、腹泻、腹痛、食欲下降。

（4）毛发：脆性增加、干燥、脱落、毛囊炎。

（5）指甲：甲剥脱、甲沟炎、营养不良、脆性增加。

2.禁忌

（1）煤焦油：婴儿。

（2）地蒽酚：急性皮炎、有糜烂或渗出的皮损部位；面部、外生殖器部位或皱褶部位。

（3）卡泊三醇：高钙血症。

（4）阿维A酯：肾功能不全者、妊娠期女性，哺乳期女性。

（5）阿维A：维生素A过多症、高脂血症、严重肝肾功能不全、妊娠期女性或计划3年内妊娠者和哺乳期女性。

（6）他扎罗汀：妊娠期、哺乳期及有生育计划的女性；急性湿疹、皮炎类。

考点5 特殊人群用药★

1. 儿童 禁用煤焦油；慎用卡泊三醇；阿维A酯耐受性好，儿童可按成人量使用；阿维A仅用于严重角化异常且无有效替代疗法的儿童患者；他扎罗汀不推荐用于18岁以下银屑病者及12岁以下儿童痤疮者。

2. 妊娠期与哺乳女性 禁用阿维A酯、阿维A、他扎罗汀。

3. 肝、肾功能不全者 严重者禁用阿维A酯，慎用阿维A。

考点6 代表药品★

药品	适应证	临床应用注意
地蒽酚	治疗寻常型斑块状银屑病	①勿接触眼（接触后可能发生严重结膜炎及角膜炎）和其他黏膜，外涂时勿擦破皮肤，用后立即洗手 ②可将皮肤、头发、衣服、床单、浴缸等染成红色。皮肤染色可外用水杨酸软膏，一般2~3周内即可去除 ③首次用药宜低浓度、小面积开始，根据耐受和反应情况，逐渐提高浓度，扩大面积范围
卡泊三醇	寻常性银屑病的局部治疗	①勿用于面部，因有刺激性；用药后应将手洗净 ②大剂量用药，应在用前和使用中监测尿钙升高情况 ③搽剂含可燃成分，应远离火源 ④不要与水杨酸制剂合用 ⑤较骨化三醇安全有效
他扎罗汀	①治疗寻常性斑块型银屑病 ②乳膏还可用于寻常痤疮	①有致畸性，妊娠期女性禁用 ②治疗前、期间和停后一段时间，必须避孕。若妊娠，应终止妊娠 ③用药期间，应避免在阳光下过多暴露，避免与眼睛、口腔和黏膜接触，尽量避免与正常皮肤接触 ④对严重的银屑病无效 ⑤不可用于破损或感染的皮肤 ⑥可与其他口服或局部外用的银屑病治疗剂合用
本维莫德	局部治疗成人轻至中度稳定性寻常型银屑病	①治疗时，最大日用量不超6g，体表面积不超10%，最长疗程不超12周 ②患处严禁日光照射，在自然光照下也需避光 ③不可用于头面部、口周及眼睑部、腹股沟、肛门生殖器等部位，用后立即洗手 ④过敏者禁用，妊娠、计划妊娠期及哺乳期女性禁用，点滴状、红皮病型、关节病型和脓疱型银屑病患者禁用

第七节 妇科外用药

考点1 药物分类与药理作用★★

类别	代表药物	药理作用	作用机制
消毒防腐药	聚维酮碘溶液 聚甲酚磺醛栓	杀菌、抑菌和防腐	使微生物蛋白变性，或干扰其酶系统，增加其细胞膜通透性等
抗滴虫药	甲硝唑阴道泡腾片 甲硝唑阴道栓	抗阴道毛滴虫作用	抑制滴虫的氧化还原反应，使病原体氮链断裂，虫体死亡
抗厌氧菌药	替硝唑栓 克林霉素泡腾片	有抗厌氧菌作用	阻断厌氧菌的RNA、DNA合成
抗真菌药	咪康唑乳膏 克霉唑阴道栓	抗浅表真菌	与真菌细胞膜中甾醇结合而影响膜的通透性；影响真菌细胞壁合成
抗病毒药	重组人干扰素α2a栓	广谱抗病毒	诱导人体细胞产生抗病毒蛋白来发挥活性作用

考点2 作用特点★★

1. **栓剂** 常用的有阴道栓、尿道栓、肛门栓等，用药后栓剂在体温下慢慢融化释药而发挥作用，其特点是局部用药，作用直接，止痛、止痒、抗菌消炎快，不受胃肠道pH和酶的破坏等。

2. **软膏剂** 直接涂布于患部，起保护、润滑和局部治疗作用。有良好的涂展性，利于药物释放、穿透及吸收，作用快而直接。

3. **乳膏剂** 以乳剂型基质制成的半固体外用制剂，可促进药物的溶解与分散，吸收皮肤黏膜分泌物，对皮肤、黏膜有保护、润滑、防干裂等作用，不影响皮肤的正常散热。其特点是可患部直接涂布，易涂擦、易洗除。

4. **泡腾剂** 含有泡腾崩解剂（如碳酸氢钠与枸橼酸等）的片剂、胶囊剂或栓剂。其特点是药物在泡腾剂作用下崩解释放快，能迅速到达并均匀分散于病灶发挥作用。

5. **胶囊剂** 多为硬胶囊，能定位于阴道病变部位，崩解、溶出、缓慢释药发挥作用，其特点是可提高药物稳定性和生物利用度。

6. **灌洗剂** 用于阴道、尿道等黏膜部位的清洗或洗除某些病理异物等，有防腐、收敛、清洁等作用，其特点是发挥作用直接迅速。

7. **凝胶剂** 应用较多的是水性凝胶剂，其特点是易于涂展、洗除，无油腻感，能吸收组织渗出液，不妨碍皮肤正常功能，稠度小且利于药物释放。

8. **喷雾剂** 妇科用喷雾剂可直接喷于阴道或外阴，其特点是药物可直接到达患病部位，分布均匀，起效快速。

考点3 药物相互作用★

（1）聚维酮碘与过氧化氢混合时，可引起爆炸，故不宜与碱性溶液及还原物质合用。

（2）局部使用聚甲酚磺醛时，在同一部位应避免同时使用两种及以上药物。

（3）使用乳杆菌活菌期间，勿同时使用抗菌类药物

考点 4 典型不良反应和禁忌 ★

1. 典型不良反应 较少急慢性不良反应，偶见局部刺激、瘙痒或烧灼感。

2. 禁忌 克霉唑禁用于 18 岁以下儿童；妊娠期、哺乳期女性禁用甲硝唑、雌三醇等药物制剂；雌三醇禁用于血栓、雌激素依赖性肿瘤、不明原因的阴道出血、未治疗的子宫内膜增生。

考点 5 代表药品 ★

药品	适应证	临床应用注意
聚维酮碘	①化脓性皮炎、皮肤黏膜细菌感染如滴虫性或真菌性阴道炎、小面积轻度烧烫伤，也用于小面积皮肤、黏膜创口的消毒 ②栓剂用于念珠菌性外阴阴道疾病、细菌性阴道病及混合感染性阴道炎，也可用于痔疮	①大的开放性伤口、锂治疗患者、甲状腺疾病患者不宜局部或长期使用 ②临床应用的毒性监测参数为蛋白结合率、肾功能、电解质 ③用后不需乙醇脱碘 ④可引起过敏反应和对皮肤黏膜的刺激，但比碘要轻。婴儿外用时，因碘吸收，常见局部刺激、皮肤瘙痒和烧灼感等，使用应谨慎 ⑤烧伤严重的大面积、长期使用可导致中性粒细胞减少症、代谢性酸中毒、肝损伤等 ⑥不建议用于烧伤患者，尤其大面积烧伤者
聚甲酚磺醛	①凝胶剂妇科用于治疗宫颈糜烂 ②溶液剂和阴道栓用于治疗宫颈糜烂、宫颈炎、各类阴道感染、外阴瘙痒 ③溶液剂也可用于宫颈息肉切除或切片检查后的止血 ④加速电凝治疗后的伤口愈合，乳腺炎预防 ⑤皮肤伤口与病变的局部治疗（烧伤、肢体溃疡、压疮、慢性炎症等）及尖锐湿疣的治疗 ⑥口腔黏膜和齿龈的炎症、口腔溃疡及扁桃体切除后的止血	①36% 溶液为深红棕色，高酸性，pH值为0.6 ②溶液会加速和增强修复过程，用后若出现大片白色坏死组织从病灶处脱落，为正常现象。 ③月经期间应停止治疗，治疗期间避免性生活 ④治疗用具用后，应在水中浸泡，必要时可加入1%~2%的氢氧化钠
重组人干扰素α2a	治疗病毒感染引起的慢性宫颈炎、宫颈糜烂、阴道炎，预防宫颈癌	⑤使用栓剂期间禁止坐浴，避免性生活 ⑥月经期应停止治疗 ⑦妊娠期不宜阴道局部用药
硝呋太尔	由细菌、滴虫、霉菌和念珠菌引起的外阴、阴道感染和白带增多	①应尽量将阴道片置入阴道深部 ②为防止阴道片折碎，应小心拿放 ③治疗期间应避免性生活 ④治疗期间请勿饮用乙醇饮料
乳杆菌活菌	治疗菌群紊乱而引起的细菌性阴道病	①用药期间应避免性生活；不可冲洗阴道 ②勿同时使用抗菌类药物 ③宜于冷藏保存 ④不能用于滴虫、真菌、淋球菌、衣原体等引起的阴道病的治疗

第八节　消毒防腐药

考点1 药理作用和作用特点 ★

消毒防腐药是指用化学方法来达到杀菌、抑菌和防腐目的的抗菌药，它分为消毒药和防腐药两类。消毒药可杀灭病原微生物，防腐药是能抑制病原微生物生长繁殖。消毒药在低浓度时仅有抑菌作用，而防腐药在高浓度时也有杀菌作用。

（1）药物浓度越高，杀菌抑菌效果越好。但70%～75%乙醇比90%的杀菌效果要高。

（2）药物浓度越高和作用时间越长，对机体组织的刺激性越大，容易产生不良反应。

（3）苯酚的水溶液有强大的杀菌作用，其甘油剂和油溶液则作用显著降低。

（4）病变部位pH值能影响疗效，如苯甲酸在微酸性环境下，比在碱性环境中有效。

（5）病原微生物本身对药物的敏感性也不相同，如苯酚的杀菌作用强，但对病毒无效；70%～75%乙醇对细菌、病毒（包括新型冠状病毒）有效。

考点2 药物相互作用 ★★

1. 过氧乙酸　遇热、金属离子、碱性物质和有机物可加速分解失效。

2. 聚维酮碘　与过氧化氢混合可引起爆炸，与碱性溶液及还原物质合用会发生反应，对铜、铝、银等金属有一定腐蚀作用。

3. 氯己定　与肥皂、阴离子物质、碘化钾有配伍禁忌；0.05%浓度氯己定与硼酸盐、碳酸氢盐、碳酸盐、氯化物、枸橼酸盐、硝酸盐、磷酸盐和硫酸盐配伍可形成低溶解度的盐而析出，氯己定遇硬水可形成不溶性盐，遇软木失去药物活性。

4. 依沙吖啶　与含氯溶液、氯化物、碘化物、苯酚、碘制剂以及碱性药物等配伍会发生反应，不宜配伍使用。

考点3 典型不良反应和禁忌 ★

1. 不良反应　部分消毒防腐药可能会对皮肤、黏膜有一定刺激性，或可引起接触性皮炎、瘙痒和烧灼感等反应。

2. 禁忌

（1）过敏体质者。

（2）尽量不要接触眼结膜或其他敏感黏膜组织，避免刺激。

（3）聚维酮碘：禁用于非毒性甲状腺瘤、烧伤患者（尤其大面积烧伤者）。

（4）氯己定：禁用于脑、脑膜、中耳及其他敏感性组织，禁止高浓度用于冲洗膀胱等。

（5）戊二醛：禁用于面部、肛门、生殖器等部位。

（6）硼酸：禁止内服，禁用作药品或食品的防腐剂。

考点4 特殊人群用药 ★

（1）妊娠期女性尤其是3个月内的妊娠早期者，禁用氯己定。

（2）肝功能不全者禁用聚维酮碘，使用者可导致肝脏转氨酶AST升高。

考点⑤ 代表药品★

药品	适应证	临床应用注意
氯己定	①洗液：用于皮肤或黏膜的消毒；创面感染、阴道感染和子宫糜烂的冲洗 ②含漱液：用于牙龈炎、冠周炎、口腔黏膜炎等引起的牙龈出血、牙周脓肿、口腔黏膜溃疡等的辅助治疗	①含漱液使用后，偶见过敏反应或口腔黏膜浅表脱屑 ②长期使用能使口腔黏膜与牙齿着色，舌苔发黄，味觉改变 ③高浓度溶液可软化口腔上皮而发生溃疡，意外静脉用药可造成溶血 ④误服本品后，黏膜刺激性明显 ⑤有广谱杀菌、抑菌作用。抗菌谱涵盖革兰阳性和阴性菌、白色念珠菌等真菌以及 HIV、HBV 病毒等，但对芽孢、抗酸杆菌和其他真菌、病毒无效
戊二醛	①稀溶液用于医疗器械、餐具和室内用具的消毒 ②浓溶液用于器具和动物厩舍消毒	①皮肤接触后，可用肥皂和水清洗 ②使用时，应采取防护措施，保护皮肤和眼睛，避免吸入其蒸气和接触高浓度溶液 ③在消毒前将器械彻底清洗干净，再浸泡于消毒液中；消毒完成后，用蒸馏水或乙醇冲洗，确保无戊二醛残留 ④误服可使消化道黏膜产生炎症、坏死和溃疡，引起剧痛、呕吐、呕血、便血、血尿、尿闭、酸中毒、眩晕、抽搐、意识丧失和循环衰竭 ⑤禁用于面部、肛门、生殖器等部位 ⑥碱性溶液在 pH7.5～8.5 时杀菌作用最强 ⑦溶液在 14 日内可保持化学稳定性，杀灭细菌繁殖体、芽孢、真菌、病毒的作用比甲醛强 2～10 倍
依沙吖啶	①溶液用于外伤创面及感染创面的清洗 ②软膏用于各种小面积创伤、溃烂及感染性皮肤病	①用药部位若有烧灼感、瘙痒、红肿等，应停药 ②仅供外用，切忌口服 ③能抑制革兰阳性菌和少数革兰阴性菌繁殖，对人无害、无刺激 ④湿敷时，纱布保持药液饱和状态，敷后若病损结痂未变软，则应继续湿敷 ⑤为碱性染料，见光易分解，颜色加深，不可再用
呋喃西林	局部炎症及轻度化脓性皮肤病	①合成抗菌药，对革兰阳性、阴性菌均有抑制作用 ②皮肤破损处不宜使用，过敏者、鼻腔干燥、萎缩性鼻炎禁用 ③偶见皮肤刺激如烧灼感，或过敏反应如皮疹、瘙痒等 ④贴剂敷料为黄色，暴露于日光下逐渐褪色

第九节　抗过敏药

考点① 药物分类★★★

类别		代表药物
抗组胺药	第一代	苯海拉明、氯苯那敏、赛庚啶、异丙嗪、羟嗪、去氯羟嗪、曲普利啶、酮替芬、茶苯海明、安他唑啉、氯马斯汀、多塞平（三环类抗抑郁药）
	第二代	特非那定、非索非那定、氯雷他定、地氯雷他定、奥洛他定、卢帕他定、阿伐斯汀、贝他斯汀、咪唑斯汀、氮䓬斯汀、依巴斯汀、依美斯汀、西替利嗪、左西替利嗪

续表

类别	代表药物
肥大细胞稳定剂	酮替芬、奥洛他定、色甘酸钠、洛度沙胺、曲尼司特
白三烯受体拮抗剂	孟鲁司特、普仑司特、异丁司特
钙剂	葡萄糖酸钙、氯化钙
糖皮质激素	糖皮质激素
血栓素A_2受体拮抗剂	塞曲司特
生物制剂	奥马珠单抗（抗IgE）、美泊利单抗（抗IL-5）、雷珠单抗（抗IL-5）、本拉珠单抗（抗IL-5）、度普利尤单抗（抗IL-4、IL-13）、曲罗芦单抗（抗IL-13）、奈莫利珠单抗（抗IL-31R）、替塞单抗（抗TSLP）
免疫抑制剂	环孢素

考点2 药理作用和作用特点 ★★

超敏反应分为4型：Ⅰ型（速发型）、Ⅱ型（细胞毒型）、Ⅲ型（免疫复合物型）和Ⅳ型（迟发型）。Ⅰ型、Ⅱ型和Ⅲ型超敏反应是由抗体参与，由体液免疫介导的，而Ⅳ型超敏反应则是由T细胞参与，由细胞免疫介导的，与抗体无关。Ⅰ型超敏反应主要由特异性IgE介导，肥大细胞、嗜碱性粒细胞和嗜酸性粒细胞以释放生物活性介质方式参与反应，因此Ⅰ型超敏反应发生的很快，接触既往已经致敏的变应原后，几秒内即可发生，而且症状消退的很快。

1. 抗组胺药 抗过敏用途的H_1抗组胺药。

（1）目前定义为组胺受体反向激动剂。

类别	作用特点
第一代抗组胺药	易透过血–脑屏障，受体选择性差
第二代抗组胺药	不易透过血–脑屏障，对H_1受体选择性高，安全性好。

（2）可局部给药的抗组胺药

类别	药物
鼻用制剂	酮替芬、氮䓬斯汀、左卡巴斯汀
眼用制剂	奥洛他定、氮䓬斯汀、酮替芬、依美斯汀、左卡巴斯汀
皮肤外用制剂	苯海拉明、赛庚啶、多塞平

（3）治疗变应性鼻炎、过敏性结膜炎和慢性荨麻疹等变应性疾病的核心药物和一线药物，但对特应性皮炎、哮喘、速发过敏救治、非过敏性血管性水肿、上呼吸道感染、中耳炎等疾病疗效不佳。

（4）建议早用药、规律用药，对已发生的临床症状不起作用，给药要在症状出现前，规律连续用药才能预防后续的临床症状。

（5）第一代抗组胺药也广泛用于中枢神经系统和前庭疾病，如苯海拉明和异丙嗪用于围手术期镇静、镇痛和止吐，多塞平则主要用于治疗抑郁症及焦虑性神经症，不再常规作为抗过敏药使用。

2. 肥大细胞稳定剂 也称过敏反应介质阻滞剂。

（1）酮替芬和奥洛他定：兼有抗组胺和稳定肥大细胞膜的药效。

（2）色甘酸钠和洛度沙胺：肥大细胞稳定剂，洛度沙胺无全身给药剂型，只用于眼科疾病的局部治疗。

（3）曲尼司特：能稳定肥大细胞和嗜碱粒细胞的细胞膜，阻止细胞脱颗粒，抑制组胺和5-HT等过敏反应介质的释放。

3. 白三烯受体拮抗剂 与位于支气管平滑肌等部位上的受体选择性结合，竞争性地阻断白三烯的作用。

4. 钙剂 增加毛细血管的致密度，降低通透性，从而减少渗出，减轻或缓解过敏症状。抗过敏时，钙剂需静脉注射给药。

5. 糖皮质激素 是一种强烈的抗过敏、抗炎药物，对免疫功能具有非特异性抑制作用，除全身使用之外，可选用局部给药方式以减少全身不良反应。

6. 血栓素 A_2 受体拮抗剂 血栓素 A_2 不仅可以引起支气管收缩以及气道高反应性，还可引起咳嗽以及黏液高分泌等，塞曲司特能有效地拮抗血栓素 A_2 的上述作用，因此可用于支气管哮喘及咳嗽、多痰等症状的治疗。

7. 生物制剂 已有分别针对 IgE、IL-4、IL-5、IL-13、IL-31 和胸腺基质淋巴细胞生成素（TSLP）等细胞因子的多种生物制剂上市。

（1）奥马珠单抗：人源化单克隆抗体，可抑制 IgE 与肥大细胞或嗜碱性粒细胞表面高亲和力的 IgE 受体（FCeRI）的结合，限制过敏反应介质的释放。用于 H_1 抗组胺药治疗后仍有症状的成人和青少年（12岁及以上）慢性自发性荨麻疹。

（2）度普利尤单抗：用于6个月及以上儿童和成人中重度特应性皮炎。

8. 免疫抑制剂 环孢素是一种免疫抑制剂，属于钙调神经磷酸酶抑制剂。口服环孢素可用于治疗特应性皮炎。

考点3 药物相互作用★

（1）乙醇、镇痛药、镇静催眠药会加重抗组胺药的中枢抑制，要避免同时使用。

（2）大环内酯类药物、西咪替丁、茶碱或其他抑制 CYP3A4 的药物，能升高依巴斯汀、咪唑斯汀、氯雷他定等肝脏代谢药物的血药浓度，合用需慎重。

（3）皮试或划痕试验前，需提前停用抗组胺药，氯雷他定需停用2天，西替利嗪需停用3天，依巴斯汀则需停用5～7天。

考点4 典型不良反应★★

药物	不良反应
第一代抗组胺药	①易透过血-脑屏障，抑制中枢神经，镇静作用明显，引起困倦，嗜睡，以及注意力、警觉性、精神运动效率、学习和记忆能力下降 ②过量可能会导致极度嗜睡、精神错乱、谵妄、昏迷，呼吸抑制 ③婴儿和低龄儿童过量后，在出现困倦、嗜睡等中枢神经系统抑制症状之前，可出现反常的兴奋症状，如易怒、过于警觉、失眠、幻觉

药物	不良反应
第一代抗组胺药	④服药期间不能从事驾驶或操作，且停药后需再次评估药物后续影响，再决定何时恢复驾驶或操作 ⑤会产生抗胆碱能、抗5-HT、抗多巴胺作用，引起口干、便秘、排尿困难、心律失常、体位性低血压、心动过缓、散瞳、视物模糊、眼压升高等症状，前列腺增生、青光眼患者不宜使用
第二代抗组胺药	中枢抑制风险小，但仍可能引起嗜睡。我国第二代抗组胺药西替利嗪、依美斯汀和奥洛他定的说明书规定服药期间不能驾车或从事精密操作
孟鲁司特钠	神经系统不良反应需引起重视，相关症状包括噩梦、幻觉、失眠等
生物制剂	可导致严重的速发过敏反应

考点5 特殊人群用药★

（1）妊娠期和哺乳期女性使用抗组胺药均应权衡利弊。

（2）哺乳期女性使用抗组胺药，特别是第一代组胺药后，可能引起婴儿的不良反应，最常见的是易激惹和嗜睡。

考点6 代表药品★

药品	适应证	临床应用注意
西替利嗪	季节性鼻炎、常年性过敏性鼻炎、过敏性结膜炎及过敏引起的瘙痒和荨麻疹引起的对症治疗	①推荐剂量用药后，有轻微的中枢神经系统不良反应，包括嗜睡、疲劳、麻木、注意力障碍、头晕和头痛 ②严重肾功能损害患者禁用 ③服药期间不得驾驶机、车、船、从事高空作业、机械作业及操作精密仪器
氯雷他定	①缓解过敏性鼻炎有关的症状，如喷嚏、流涕、鼻痒、鼻塞以及眼部痒及烧灼感 ②缓解慢性荨麻疹、瘙痒性皮肤病及其他过敏性皮肤病的症状及体征	①常见不良反应有乏力、头痛、嗜睡、口干，胃肠道不适包括恶心、胃炎及皮疹等 ②当与乙醇同时服用时，氯雷他定无药效协同作用
奥马珠单抗	①过敏性哮喘：仅适用于治疗确诊为IgE介导的哮喘患者，适用于成人、青少年（≥12岁）和儿童（6岁至<12岁）患者，用于经吸入型糖皮质激素和长效吸入型β_2肾上腺素受体激动剂治疗后，仍不能有效控制症状的中至重度持续性过敏性哮喘 ②慢性自发性荨麻疹（CSU）：适用于采用抗组胺药治疗后仍有症状的成人和青少年（≥12岁）慢性自发性荨麻疹	①速发过敏反应：表现为支气管痉挛、低血压、晕厥、荨麻疹、喉或舌的血管性水肿 ②仅供皮下注射使用，不得采用静脉注射或肌内注射给药方法。在上臂的三角肌区进行皮下注射给药。如果因一些原因不能在三角肌区注射，也可在大腿部注射给药 ③在临床剂量水平，本品主要由网状内皮系统（RES）清除，而不太可能受肾或肝损害影响